ガスレス・シングルポート泌尿器手術

基盤・上級編

非気腹手技を修める
先端型ミニマム創内視鏡下手術

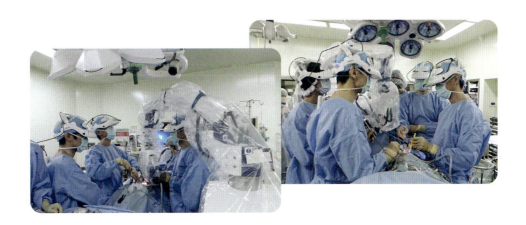

木原和徳 編著

医学図書出版株式会社

本手術の20要点

東京医科歯科大学腎泌尿器外科
木原和徳

はじめに，ガスレス・シングルポート手術の要点を20項目に絞って図示する。

1. 本手術のコンセプトは，「単孔（シングルポート）から，気腹をせずに（ガスレス），腹膜を温存して，内視鏡下に行う手術」。

　主に後腹膜領域を対象としているので，後腹膜アプローチで後腹膜鏡下に行う。ここで述べている単孔（シングルポート）とは，基本的にコイン程度の孔（径2～4cm台）を指している。状況に合わせて若干大きくしたり，対象臓器が取り出せるように延長することもある。「安全」が創サイズ設定の指標である。従来のミニマム創内視鏡下手術（保険名：腹腔鏡下小切開手術）の先端型に当たる。

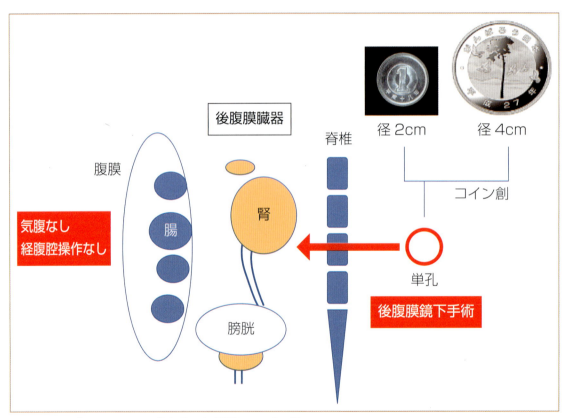

巻頭図1　ガスレス・シングルポート手術のコンセプト

2．リスク因子を除いた（脱リスク），費用対効果の良い低侵襲手術という条件設定。

下記の条件を，特別な場合を除き，ほとんどの患者で満たすことができる。5つの「ない」（下線）は，リスク因子の回避である。

脱リスク ＋ 低侵襲

- ひとつの孔（硬貨あるいは硬貨に近いサイズ）で完了する。

 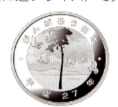

- 気腹（CO_2 使用）し<u>ない</u>。
- 腹膜を損傷し<u>ない</u>。
- 過剰なコストをかけ<u>ない</u>（費用対効果が良い）。
- 予防的抗菌薬を使わ<u>ない</u>（あるいは最小限）。
- 輸血し<u>ない</u>（出血は献血量以下）。
- 術翌日に歩行と食事ができる。
- 成績と QOL（生活の質）が良好である。

巻頭図2　本手術で達成できること

3. 本手術の低侵襲化の概念は，「創を単一のまま限界まで縮小すること」。

　いわゆる低侵襲手術は，従来の開放手術の創（傷）を小さくする手術である。具体的な目標は，創のサイズと数の最小化である。ガスレス・シングルポート手術は，"**創を単一のまま限界まで縮小する**"という概念であり，既存の腹腔鏡手術やロボット支援手術（daVinci手術）は，基本的に"**創を小さく分散する**"という概念である。

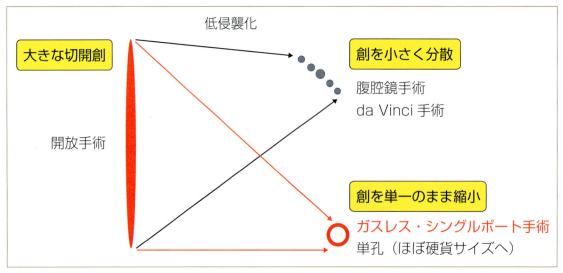

巻頭図3　低侵襲化の概念

4. 後腹膜臓器へのアプローチを他の低侵襲手術と比較すると，下図のようである。

　気腹と経腹腔操作（腹膜切開）はセットになることが多い。対象疾患によっては，気腹（後腹膜腔）をして経腹腔操作をしない方法も採られる。本手術では基本的に気腹も経腹腔操作もいずれも用いない。

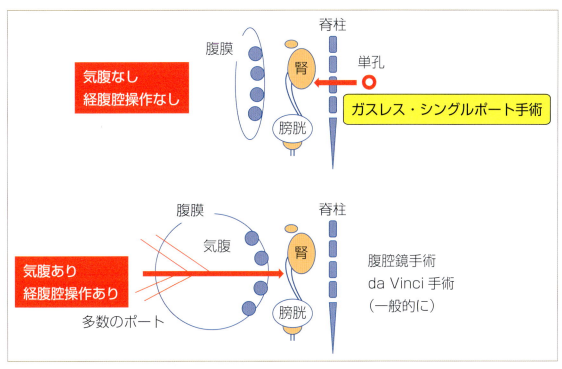

巻頭図4　後腹膜への到達法の違い

5. 腰部あるいは下腹部の2つの単孔で，すべての後腹膜臓器に対応する。整容を最重視する場合には，臍部の単孔を用いる。

　基本的に，腰部と下腹部の2つの単孔で，ほぼ全ての後腹膜臓器（泌尿器科臓器）に対応する。腰部の単孔から上部の臓器（副腎，腎，腎盂，上部尿管）を手術し，下腹部の単孔から骨盤内臓器（下部尿管，膀胱，前立腺）を手術する。整容を最重視する場合には，臍部の単孔のみから後腹膜的に行う。

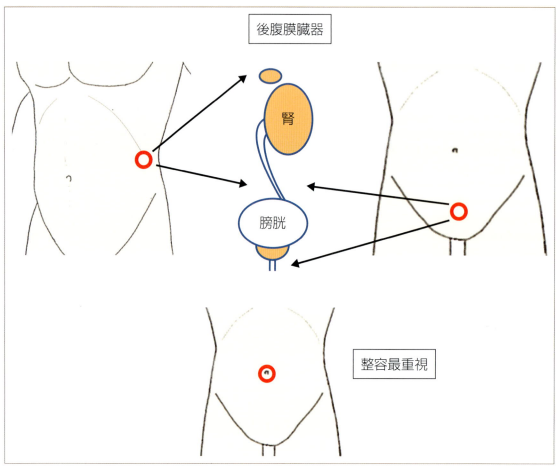

巻頭図5　単孔の位置と対象臓器

6. 術式は定型化されており，安全に，比較的容易に習得できる。すべての手術は，共通手順（術野の確保）と個別手順（対象ごとの操作）の2ステップで完了する。

術野は，腰部の単孔あるいは下腹部の単孔から，それぞれ共通の手順で確保する。すべての手術は，共通手順から個別手順に進んで完了する。

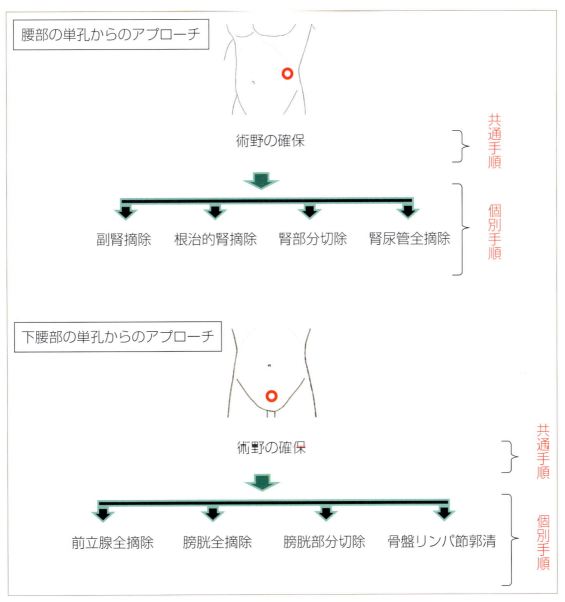

巻頭図6　2つの単孔からの共通手順と個別手順

7. 安全を担保する利点が多い。非気腹手技を習得できる。

　安全は，手術の最重要課題とも言える。ガスレス・シングルポート手術では，"術前術中いつでも状況に合わせて創長をきめ細かく調整できること，緊急時には瞬時に開放手術に移行できること"，が安全の担保となる。また，緊急時に必須となる非気腹手技（加圧なしに，出血をコントロールする手技や術野を確保する手技）を本手術で習得できる。また，気腹と経腹腔操作に関連したリスクを回避できる。

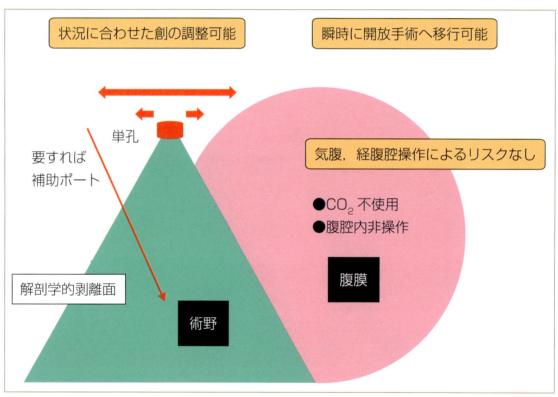

巻頭図7　安全の担保

8．術野は気腹ではなく，解剖学的剥離面を展開することで確保する．

単孔から，気腹を使わず，生理的な境界（解剖学的剥離面）を展開していくことで，比較的容易に腹膜の外に広い術野を作ることができる．

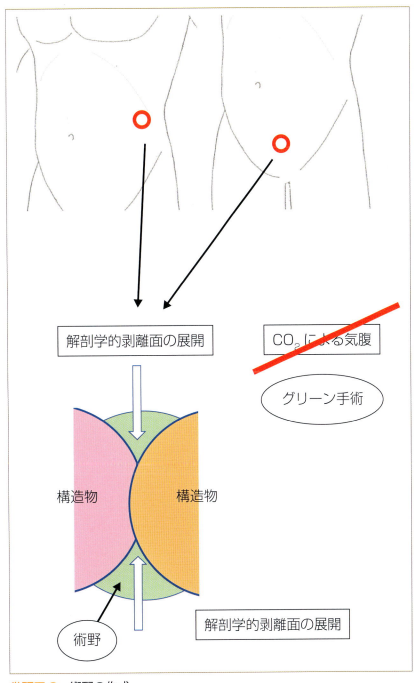

巻頭図8　術野の作成

9. 新止血器具および鏡視下の適切な解剖学的操作で，気腹による止血効果を代替する．

　新しく登場した血管シーリングシステム，ソフト凝固，超音波凝固装置などは，シングルポート手術における出血の抑制に非常に有効であり，止血処置は一新されたとも言える．

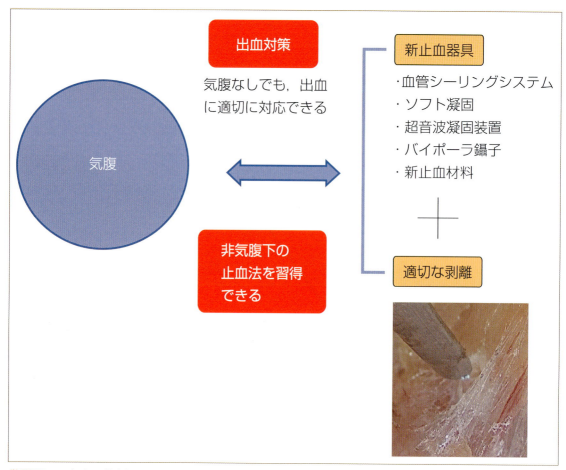

巻頭図9　出血の抑制

10. 本手術ならではの優れた特徴を持つ手術ができる。

各手術の主なキーワードを図に示す（本文で詳述）。

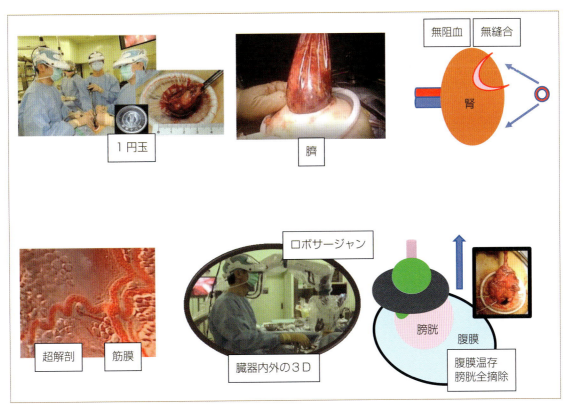

巻頭図 10　各手術のキーワード

11. 費用対効果が良い。

　費用対効果は，わが国を含む各国の医療において極めて重要である。費用対効果に優れた医療は，支払い能力による医療の格差を防止あるいは緩和することができる。本手術は，高価な使い捨て器具を最小限にし，超高価な機器（da Vinci 機器など）を用いないという選択肢でもある。成績は他の低侵襲手術と基本的に同等であるため，費用対効果が良い。

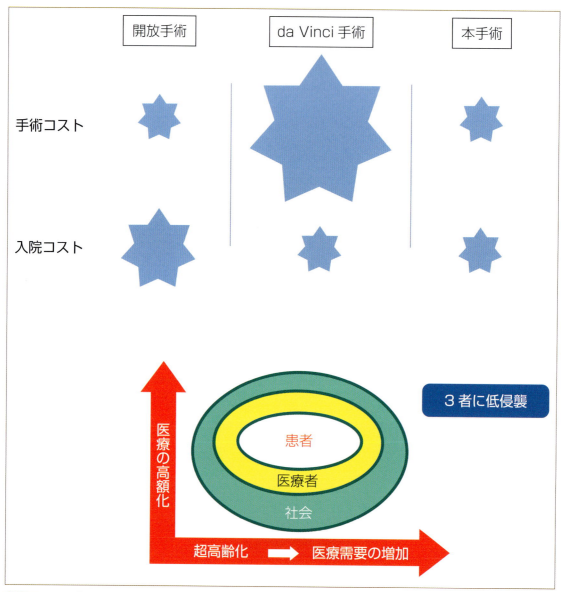

巻頭図 11　費用対効果
患者，医師，社会のいずれにも（経済的）低侵襲が望ましい。

12. ウエアラブルな新機器で術者を高機能化するロボサージャン・システムの導入を進めている。

　ガスレス・シングルポート手術を，より容易に，安全に，精緻に行うために，ウエアラブルな機器を用いた術者の高機能化を進めている。遠隔手術である da Vinci 手術とは異なる，もうひとつのロボット化（wearable robotic system）と捉えており，ロボサージャン・システム（RoboSurgeon system）と名付けている。現在のモデルは図のようである。まだプロトタイプの段階であるが，今後，各パーツごとに，さらなる高度化が進むものと思われる。将来，手のパートは AI 単孔ロボットになるイメージもある。

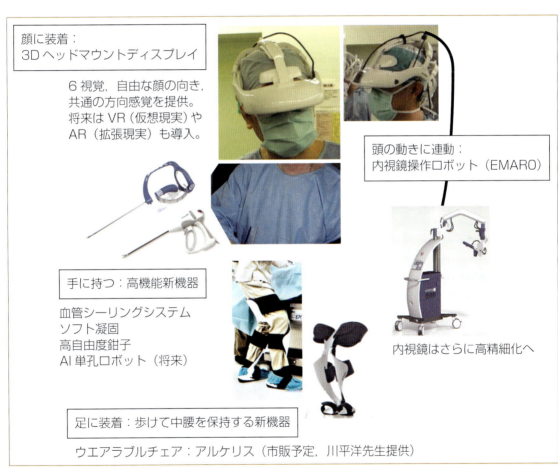

巻頭図 12　ロボサージャン・システムの現状

13. ガスレス・シングルポート・ロボサージャン手術は，ガスレス・シングルポート手術をロボサージャン・システムで行う手術。

　ガスレス・シングルポート手術をロボサージャン・システムで行う手術を，ガスレス・シングルポート・ロボサージャン手術と名付けている。ロボサージャン・システムのうち，少なくとも3Dヘッドマウントディスプレイを用いた手術をこのように呼んでいる。各個人が専用のディスプレイを用いて，様々な情報を眼前に共有しながら手術操作を行う。通常，「ガスレス・シングルポート」を冠した手術は，ガスレス・シングルポート・ロボサージャン手術を指すことが多い。

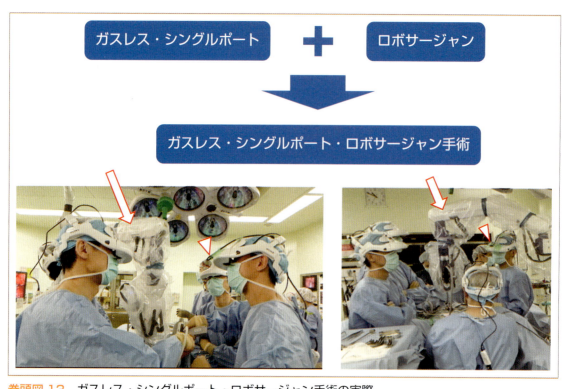

巻頭図 13　ガスレス・シングルポート・ロボサージャン手術の実際
手術参加者全員がヘッドマウントディスプレイを用いる。矢印：内視鏡操作ロボットEMARO®，矢頭：ヘッドセンサー（内視鏡操作ロボットをコントロールする）。

14. ロボサージャン・システムでは，執刀者が患者に触れて手術を行う．

da Vinci システムは遠隔操作システムであり，患者と同一の部屋の中で，執刀者は患者から離れた位置で，画面のみを見て手術操作を行い，助手が患者に寄り添って観察する．ロボサージャン・システムでは，執刀者が患者に触れて直接患者を見ながら手術を行う．

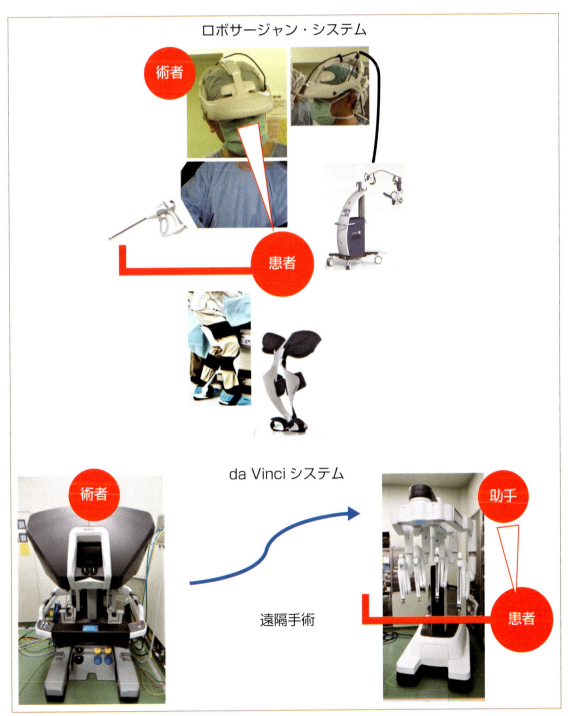

巻頭図 14　ロボサージャン手術と da Vinci 手術における執刀者と患者の位置

15. 画像モニターは，状況に合わせて選択する。

　3D ヘッドマウントディスプレイは多機能を持ち，本手術に非常に有用であるが，不可欠というわけではない。通常型の 2D モニターあるいは 3D モニターでも行える。高精細化は通常型モニターで進んでおり（通常型 3D 対応 4K モニターなど），状況に合わせて用いる。

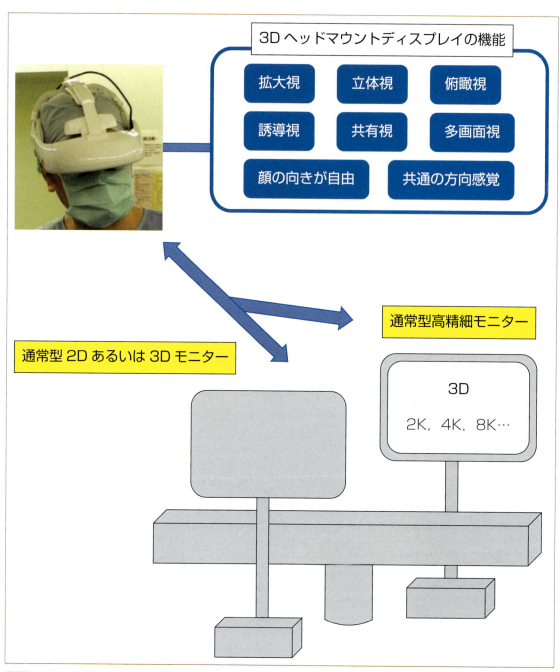

巻頭図 15　画像モニターの選択

16. 3Dヘッドマウントディスプレイは，多領域に応用できる。近い将来，仮想現実（VR）や拡張現実（AR）などの導入も想定される。

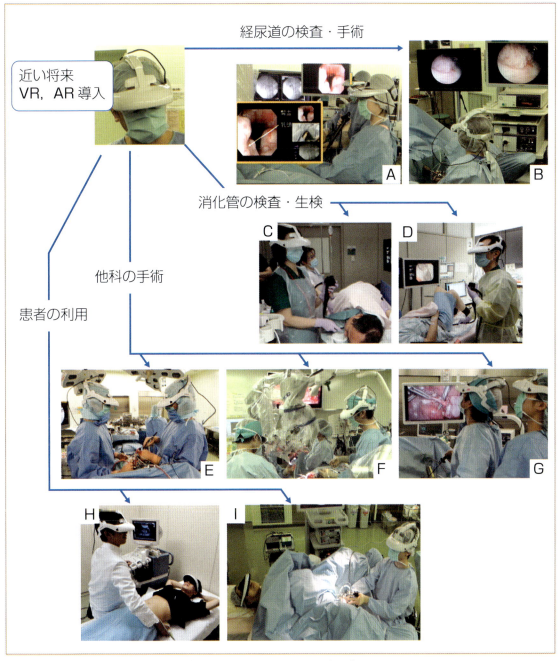

巻頭図 16 3Dヘッドマウントディスプレイの多領域への応用①
A：腎盂生検，B：経尿道的膀胱腫瘍切除，C：胃検査，D：大腸検査，E：脊椎手術，F：脳外科手術，G：肝臓手術，H：超音波検査における患者の使用，I：経尿道的膀胱腫瘍切除における患者の使用

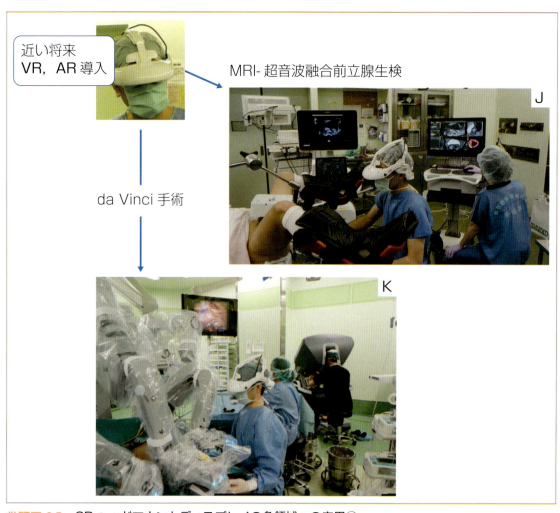

巻頭図 16 3Dヘッドマウントディスプレイの多領域への応用②
J：MRI-超音波融合前立腺生検，K：da Vinci 手術における助手の使用

17. 本手術とロボット支援手術の習得で，幅広い対応力を身につける。

　両手術を習得することで，互いの利点と欠点を良く理解することができ，幅広い対応力が身につく。非気腹手技と気腹手技，経後腹膜手技と経腹膜手技，別の視点ではウエアラブル・ロボット形式（現在は原型）と遠隔ロボット形式を身に着けることになる。

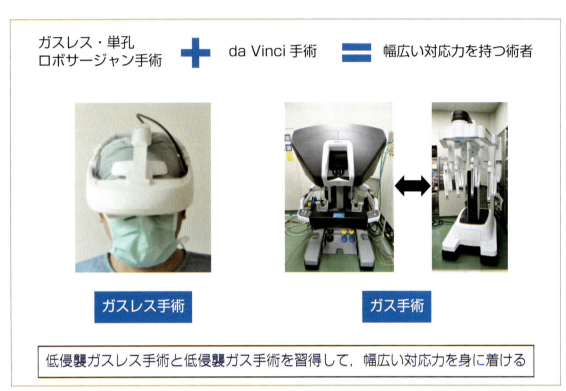

巻頭図 17　概念の異なるふたつの低侵襲手術の習得

18. 本手術の方向性。

コイン創化，術者の高機能化（ロボサージャン）へと進んできており，仮にda Vinci手術と比較すると図のようである。

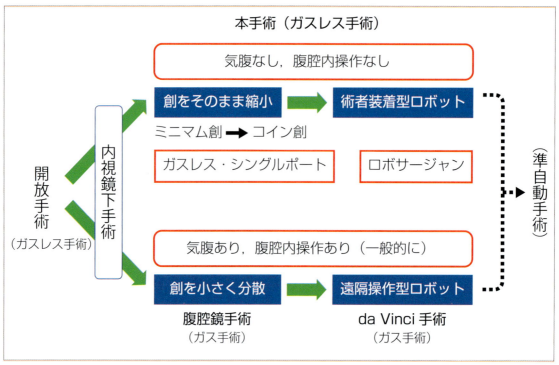

巻頭図18　本手術の方向性

19.「低侵襲」の次は,「脱リスク」と捉えている。

　手術は,開放手術から低侵襲手術へと進んだが,今後は脱リスクが,患者のための最適手術に向けた合理的な方向と捉えている。本手術は,図のような様々なリスクを回避する脱リスク・低侵襲手術として開発が進められてきたが,将来はさらに,術者に起因するリスクの回避も(準)自動化により実現されるものと想定される。車における,自動化(脱ヒト)と電動化(脱 CO_2)という急速な変化は,手術でも予想される。

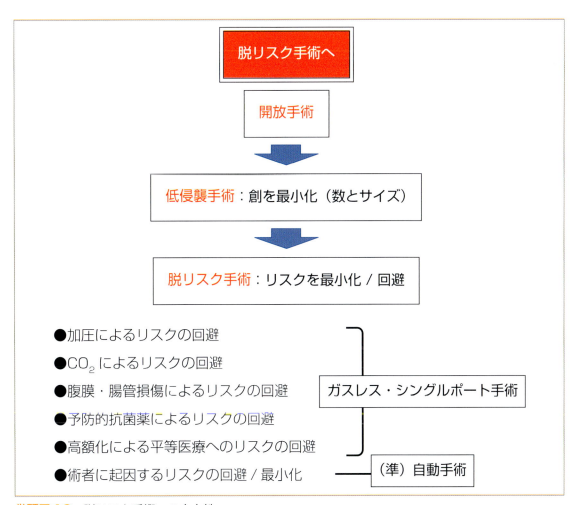

巻頭図 19 脱リスク手術への方向性

20. 期待される将来像は，「ガスレス・単孔・経後腹膜・準自動手術」。

患者のための将来の最適設計の手術として，図のような候補を本手術の延長上に描いている。ロボット化術者と手術ロボットの協働つまり，ガスレス・単孔・ロボサージャン手術にAI単孔ロボットを組み込んだ準自動手術である（脱リスク・準自動手術）。ロボサージャン・システムで，ロボットを監視するとともに不測の事態に対応する。手術操作のイメージは，TUR（経尿道手術）に近いものである（単孔が外尿道口で，術野が膀胱）。

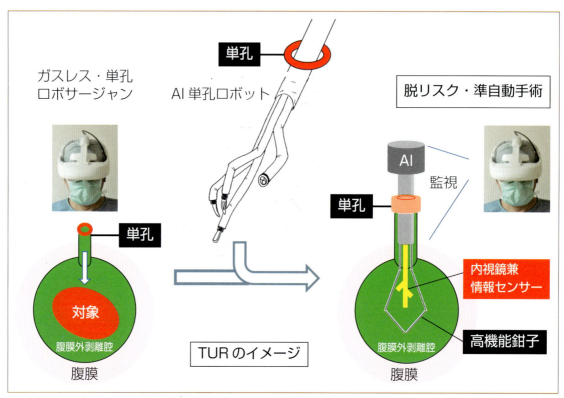

巻頭図 20　期待される将来像のキーワードは，単孔，脱リスク，ロボサージャン，単孔ロボット，準自動

単孔ロボットの開発は各社で進められている。

まえがき

　後腹膜領域において，腹腔鏡手術さらにロボット支援手術（da Vinci手術）が低侵襲を実現して世界に普及した。いずれも気腹を基本とした手術であり，多くの場合，経腹腔操作といくつもの孔を用いて低侵襲を実現している。一方，もし"気腹なし，経腹腔操作なし，ひとつの孔"で同等の低侵襲手術ができれば，さらに，より低コストで行えれば，患者にとって，もうひとつの良い選択肢になると考えられる。ガスレス・シングルポート手術（ミニマム創内視鏡下手術の先端型）は，このようなコンセプトで開発が進められてきたものであり，安全の担保でもある非気腹手技を将来にわたって維持することにもつながると考えられる。

　また，低侵襲の次に目指される患者への貢献は，手術のリスク因子をできる限り除くこと，つまり「脱リスク」であろうと推測される。近い将来，"術者に起因するリスク"も，クルマと同様に"自動化で回避する"ことを多くの研究者が考えている。まず目標とされる段階は，人が介在する準自動手術である。後腹膜手術において最適設計の脱リスクを考えた場合，ガスレス，単孔，腹膜温存，準自動は，いずれもキーワードになると考えられる。準自動手術には，"高機能化した術者と人工知能ロボットが協働するモデル"が候補のひとつとしてあげられる。本手術は，このような将来の脱リスク・準自動手術の構成要素（ガスレス，単孔，腹膜温存，高機能化術者）になることも期待している。

　様々な身体状況（高齢あるいは合併症）や経済状況にある国内・国外の患者に，リスクを避けた，経済性に優れた，質の高い低侵襲を提供することは，手術の目標のひとつである。この考えに沿って，低侵襲のレベル（創サイズ）を細かく選択できることが本手術の特徴でもある。現在，先端の創サイズは，ほぼ硬貨レベル（シングルポート）に達しており，さらなる安全な縮小に向けて洗練が進められている。本手術における費用対効果の重視は，超高齢化していく各国の逼迫する社会保障の中で，支払い能力による医療格差をできるだけ緩和するという考えに沿ったものである。今後，医療における費用対効果は手術の選択を含め，ますます大きな課題になっていくものと思われる。

　後腹膜領域におけるガスレス・シングルポート手術を理解していただくために，また，より良く実践していただくために，本書を含め2冊の手術書の刊行が企画された。2016年に入門編として，若手術者が，（指導医のもとに行った）自らの手術を解説した「ガスレス・シングルポート泌尿器手術—入門編，医学図書出版」が刊行された。「ほぼコインレベルの単孔から，若手術者でも，安全に，比較的容易に行えること」を実感していただけるように企画されたものである。

　続く本書では，「基盤・上級編」として，1)本手術の基盤を明確に伝えること，および，2)基盤をふまえて標準的な手順に則れば，安全に比較的容易に行えることを伝えること，に注力した。さらに，3)エキスパートが行っている，洗練された手技の解説，4)本手術ならではの優れた特徴を持つ手術法，5)術者の高機能化（ロボサージャン）の現状，6)本手術の将来展望，を記載することに重点をおいた。

　巻頭に本手術の20要点を図解で掲出したこと，本手術を構成する「共通手順」と「個別手順」に焦点を当ててイラストでわかりやすく解説したこと，各手術の解説の冒頭に長所のエッセンスを掲示したことなどは，この意図に沿ったものである。エキスパートの方々には，実臨床の中で日夜研鑽，探求に励んでこられた手技を，次の世代に引き継ぐという思いを込めて執筆していただいた。

　記載内容が「入門編」と「基盤・上級編」の2冊の手術書で重複することをできるだけ避けたので，この2冊を合わせて1冊と考えて読んでいただくことをお願いしたい。また，英文手術書「Gasless Single-Port RoboSurgeon Surgery in Urology, Springer, Tokyo, 2015」も刊行されているので参考にしていただければ幸いである。また，日本ミニマム創泌尿器内視鏡外科学会雑誌には，これまでの数多くの先生方の研鑽が掲載されているので，参照をお願いしたい（文献の章に論文名を掲載）。

　手術は，人の体を傷つけて行う医療であり，患者の切実な願いとその実現の繰り返しが近代手術の歴史であり，大切開で安全に行える開放手術は第一段階の夢の実現でもあった。次の願いは自ずと創

の最小化，すなわち「低侵襲手術」へと進み，内視鏡の発達に伴って登場した腹腔鏡手術さらにその課題を改善した da Vinci 手術が世界に普及した．一方，低侵襲化の恩恵の陰には，手術コストの高額化が伴った．

続く願いとしてリスクの最小化/回避，すなわち「脱リスク手術」へと進むのは自然な流れではないかと思われる．"気腹圧なし，CO_2 なし，腹膜損傷なし"は，この脱リスクという考えに沿ったものである．"過剰なコストなし"も破綻が危惧される国民皆保険制度からみると，脱リスクとも捉えられる．さらに，"人が行うことによるリスク（不良な手術や手術事故）"を避けたいというのは積年の願いである．ガスレス・シングルポート手術は，前の 4 項目を含んでおり，最後の"術者に起因するリスクの回避"は，外科医ロボット，人工知能，術者のロボット化などによる準自動手術で実現されて行くものと想定される．本手術では，術者のロボット化（ロボサージャン）の検討を進めている．

世界の多くの国が迎える超高齢社会では，手術のリスクとなる重要臓器の合併症も増える．少なくとも呼吸・循環・腎・肝など重要機能の障害患者では，可能なら気腹（および強いヘッドダウン）による負荷を避けることが合理的なリスク回避ではないかと思われる．また，"CO_2 ゼロ"は世界の環境問題の旗印でもある．後腹膜の低侵襲手術では気腹手技が一世を風靡しているが，将来は洗練された非気腹手技が高度な手技のイメージになるのでは，と推測している．

現在，手術教育において，腹腔鏡手術から da Vinci 手術という，気腹と経腹腔操作を主体とする低侵襲手術がメインルートとして整えられて行く一方，従来の大切開による開腹手術は患者からも避けられるようになり，非気腹＋腹腔外操作を習得し維持することは難しくなってきている状況である．しかし，少なくとも不測の事態では，非気腹手技（気腹圧なしに，出血をコントロールする手技や術野を確保する手技）は必須であり，安全を担保する最後の砦とも言える．また，将来の準自動手術では，人の役割は不測の事態への対応であるとも言われる．非気腹手技は，いつでも術者が基盤として習得しておくべき手技と考えられる．単孔から非気腹＋腹腔外操作で行う本手術は患者の受け入れもよく，非気腹手技を習得し維持することに役立つと考えられる．

本手術とロボット支援手術（da Vinci 手術）をともに学ぶことで，両手術の利点と欠点が良く理解され，幅広い対応力を持つ術者が養成されると考えられる．さらに，将来の準自動手術にもつながることが期待される．

言うまでもなく，"患者の役に立っているか，立っていればどの程度か"，ということが医療の基本的な価値判断基準である．"同じ効果で費用が高い"は避けたいというのは，誰しも願うことである．2017 年の AUA（米国泌尿器科学会年次総会）では，前立腺全摘除に関して次のテイクホームメッセージが出されている．

- Open ＝ robotic：outcomes and quality of life
  （アウトカムと生活の質は，開放手術とロボット支援手術で同等である）
- Technique（whether it is open or robotic is）not as important as experience
  （開放手術かロボット支援手術かということよりも，経験豊富な医師を選ぶことの方が重要である：口頭解説で括弧内を加えている）

同様のメッセージは，世界初の両手術のランダム化比較試験の論文（Lancet, 2016）でも結論として述べられている．とは言っても，開放手術の大切開は避けることが望ましい．上記のような評価も考慮に入れて，手術の選択においては，患者，術者，社会（国民皆保険）の利益を総合的に判断することが肝要ではないかと思われる．

繰り返しになるが，医療の前線において，気腹＋腹腔内操作を避けたい患者は稀ではなく，また，開腹手術への移行が頭をよぎる不測の事態にヒヤリとした経験を持つ術者は数多い．患者のリスク回

避は，医師のリスク回避でもある。低侵襲すなわち気腹ではなく，非気腹の低侵襲手術を腹腔鏡手術やda Vinci 手術とともに選択肢として持つことは，患者と医師の双方に望ましいと考えられる。何を重視してどの手術を選択するか，十分なインフォームドコンセントに基づいて，最終判断は患者側に委ねられる。ガスレス・シングルポート・ロボサージャン手術とロボット支援手術をともに提示できる施設は，患者にとって魅力ある施設と言えるように思われる。

　本手術が広く患者と社会に役立ち，さらに洗練され進化して，将来の最適設計の脱リスク・低侵襲手術へとつながっていくことを心から願っている。

平成 30 年 2 月吉日

日本ミニマム創泌尿器内視鏡外科学会　前理事長
木原和徳

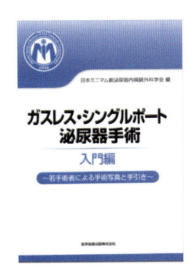
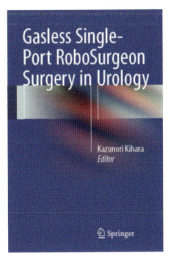

入門編：合わせて一冊　　　参考：英文テキスト

編集 / 執筆者一覧

編集者

木原　和徳	東京医科歯科大学（特任教授，名誉教授）
	日本ミニマム創泌尿器内視鏡外科学会　前理事長

副編集者

藤井　靖久	東京医科歯科大学大学院腎泌尿器外科
	日本ミニマム創泌尿器内視鏡外科学会　理事長

執筆者（執筆順）

木原　和徳	東京医科歯科大学腎泌尿器外科
井上　雅晴	国立がん研究センター東病院泌尿器・後腹膜腫瘍科
横山みなと	東京医科歯科大学大学院腎泌尿器外科
齋藤　一隆	東京医科歯科大学大学院腎泌尿器外科
古賀　文隆	がん・感染症センター都立駒込病院腎泌尿器外科
長井　辰哉	豊橋市民病院泌尿器科
川島　清隆	栃木県立がんセンター泌尿器科
藤井　靖久	東京医科歯科大学大学院腎泌尿器外科
木島　敏樹	東京医科歯科大学大学院腎泌尿器外科
吉田宗一郎	東京医科歯科大学大学院腎泌尿器外科
五十嵐辰男	聖隷佐倉市民病院泌尿器科
納谷　幸男	帝京大学ちば総合医療センター泌尿器科
中村　亮一	千葉大学フロンティア医工学センター
志賀　淑之	NTT東日本関東病院泌尿器科
影山　幸雄	埼玉県立がんセンター泌尿器科
増田　　均	がん研有明病院泌尿器科
	（現　国立がん研究センター東病院泌尿器・後腹膜腫瘍科）

編集協力者

沼尾　　昇	がん研有明病院泌尿器科
石岡淳一郎	東京医科歯科大学医学部附属病院（兼）腎泌尿器外科
安田　庸輔	東京医科歯科大学大学院腎泌尿器外科

目　次

本手術の 20 要点　　ii

まえがき　　xxiii

I　巻頭図解の解説　　2

1. 巻頭図解の要約　　2
2. ガスレス / 腹膜温存 / 予防的抗菌薬無投与 / ロボサージャン　　2
   1) ガスレス　　2
   2) 腹膜温存　　3
   3) 予防的抗菌薬無投与 / 最小投与　　3
   4) ロボサージャン・システム　　4

II　本手術の体系　　6

1. シングルポートの位置　　6
2. シングルポートのサイズ　　7
3. シングルポートの調節と安全の担保　　8
4. ふたつの単孔からのアプローチと腹膜との関係　　9
5. 主要手術におけるシングルポートのサイズ　　10
6. 共通手順と個別手順　　10
7. 腰部ポートからの共通手順と個別手順　　11
8. 下腹部ポートからの共通手順と個別手順　　11

III　共通手順の実際　　14

1. 腰部ポートからの共通手順（術野作成）　　14
2. 下腹部ポートからの共通手順（術野作成）　　16

IV 個別手順の実際　20

1. 個別手順のポイント …………………………………… 20
2. 副腎摘除の個別手順 …………………………………… 21
   1）副腎摘除のフローチャート ……………………… 21
   2）左副腎摘除のひと目図 …………………………… 21
   3）右副腎摘除のひと目図 …………………………… 22
3. 根治的腎摘除の個別手順 ……………………………… 24
   1）根治的腎摘除のフローチャート ………………… 24
   2）根治的左腎摘除のひと目図 ……………………… 24
   3）根治的右腎摘除のひと目図 ……………………… 25
4. 腎部分切除の個別手順 ………………………………… 26
   1）腎部分切除のフローチャート …………………… 26
   2）腎の可動性を利用する …………………………… 26
   3）腎部分切除（末梢型）のひと目図 ……………… 27
   4）腎部分切除（腎門型）のひと目図 ……………… 28
5. 腎尿管全摘除の個別手順 ……………………………… 29
   1）腎尿管全摘除のフローチャート ………………… 29
   2）腎尿管全摘除のひと目図 ………………………… 30
6. 前立腺全摘除の個別手順 ……………………………… 32
   1）前立腺全摘除のフローチャート ………………… 32
   2）前立腺全摘除のひと目図（4枚組） …………… 33
7. 膀胱部分切除の個別手順 ……………………………… 36
   1）膀胱部分切除のフローチャート ………………… 36
   2）膀胱部分切除のひと目図 ………………………… 37
8. 膀胱全摘除の個別手順 ………………………………… 38
   1）膀胱全摘除のフローチャート …………………… 38
   2）膀胱全摘除のひと目図 …………………………… 39
9. シングルポートからの操作器具使用例 ……………… 40
10. 周術期の予防的抗菌薬 ………………………………… 41
    1）ミニマム創内視鏡下手術における予防的抗菌薬の減量/無投与　41

V 手術の実際：エキスパートの手術　46

1. 副腎摘除と根治的腎摘除 ……………………………… 46
   1）2cm創（1円玉創）からのガスレス・シングルポート副腎摘除　47
2. 腎部分切除 ……………………………………………… 55
   1）ガスレス・シングルポート無阻血・無縫合腎部分切除：腎門型腫瘍 …………………………………………………………… 56
   2）ガスレス・シングルポート無阻血腎部分切除のポイント …… 67

3）経臍アプローチによるミニマム創内視鏡下手術―腎部分切除と
　　　　腎尿管全摘除 ……………………………………………………… 71
　3. **腎尿管全摘除** ………………………………………………………… 82
　　　1）臍単一創から行うガスレス・シングルポート腎尿管全摘除 …… 84
　4. **前立腺全摘除** ………………………………………………………… 94
　　　1）ガスレス・シングルポート前立腺全摘除のポイント―尖部処理法
　　　　……………………………………………………………………… 96
　　　2）前立腺全摘除―出血を少量にするコツ ………………………… 101
　　　3）高リスク前立腺癌に対する解剖学的拡大前立腺全摘除
　　　　－Anatomical En-bloc Radical Prostatectomy …………… 111
　　　4）前立腺全摘除後の鼠径ヘルニア発症を防止する腹膜鞘状突起切断法
　　　　……………………………………………………………………… 133
　5. **膀胱部分切除** ………………………………………………………… 138
　　　1）ガスレス・シングルポート膀胱部分切除―膀胱内外アプローチに
　　　　よる3Dハイブリッドテクニック ………………………………… 139
　6. **膀胱全摘除** …………………………………………………………… 146
　　　1）経腹腔操作を用いないガスレス・シングルポート膀胱全摘除 … 147
　7. **骨盤リンパ節郭清** …………………………………………………… 156
　　　1）ガスレス・シングルポート骨盤リンパ節郭清 ………………… 157

VI ロボサージャン・システムの解説　172

　1. **顔に装着する機器** …………………………………………………… 173
　　　1）ロボサージャン・システムにおける3Dヘッドマウント
　　　　ディスプレイ（HMD）…………………………………………… 173
　2. **頭の動きに連動する機器** …………………………………………… 176
　3. **手に装着する（持つ）機器** ………………………………………… 176
　4. **足に装着する機器** …………………………………………………… 177

VII 将来展望　180

　1. ガスレス・シングルポート・ロボサージャン・準自動手術 …… 180
　2. 灌流下鏡視手術（水中手術）とミニマム創手術の親和性 ……… 180
　3. 泌尿器科におけるVR/AR/MRナビゲーション手術 ………… 184

VIII オピニオン―本手術と他の低侵襲手術との比較　190

　1. オピニオン-1）
　　 ミニマム創内視鏡下前立腺全摘除と腹腔鏡下ロボット支援前立腺
　　 全摘除（RARP）の比較 ………………………………………… 190

2. オピニオン-2）
ミニマム創内視鏡下手術とロボット支援手術の比較—前立腺全摘除 ……………………………………………………………………………… 192

3. オピニオン-3）
腹腔鏡，ロボット支援手術の経験をふまえてミニマム創内視鏡下手術を再考する …………………………………………………… 194

4. オピニオン-4）
編者のオピニオン …………………………………………………… 197

IX 文献　200

1. 本文中の文献 ……………………………………………………… 200
2. 本手術に関する主な手術書 ……………………………………… 204
3. 日本ミニマム創泌尿器内視鏡外科学会雑誌　掲載論文 ………… 204
4. 本手術に関する主な英文論文 …………………………………… 210

X 本手術の沿革　214

索引　216

あとがき　219

I

巻頭図解の解説

I 巻頭図解の解説

東京医科歯科大学腎泌尿器外科
木原和徳

1. 巻頭図解の要約

　巻頭図解は，1〜11が概念と特徴を，12〜16がロボサージャン・システムを，17が教育・修練を，18〜20が方向性と将来像を示している。枝葉を取り，幹をひと続きで表すと次のようになる。

　ガスレス・シングルポート手術は，コイン程度の単孔から，気腹をせずに，後腹膜アプローチで，後腹膜鏡下に行う手術である。リスク因子を除いた，費用対効果の良い低侵襲手術という条件設定である。低侵襲を達成するために，創を単一のまま限界まで縮小するというコンセプトであり，後腹膜臓器へは腹腔を経由せずに到達する。

　腰部，下腹部，臍部の3つの単孔で全ての泌尿器科臓器に対応し，術野は気腹ではなく解剖学的剥離面を展開することで確保する。術式は定型化されており，安全に比較的容易に習得でき，すべての手術は共通手順とそれに続く個別手順で完了する。

　創長を細かく調節できることや即時に開放手術に変更できることは，安全の担保となる。また，本手術で行う非気腹手技は，不測の事態の救急手技の習得・維持に役立つ。気腹による出血抑制は，新しい止血器具と解剖学的操作で代替する。本手術は費用対効果が良く，本手術ならではの優れた特徴を持つ手術ができる。

　ウエアラブルな機器で術者を高機能化するロボサージャン・システムを導入することで，本手術をより精緻に安全に行えるように洗練を進めている。このシステムは，多領域に応用することができる。

　本手術と da Vinci 手術をともに習得することで，互いの利点と欠点をよく理解することができ，幅広い対応力を持つ術者が養成されると考えられる。

　「低侵襲」の次は，「脱リスク」が，患者のための最適手術に向けた合理的な方向と捉えており，本手術は脱リスク・低侵襲手術という概念で開発を進めてきたものである。将来はさらに，術者に起因するリスクの回避も（準）自動化により実現されると想定される。ガスレス・シングルポート・ロボサージャン手術に AI 単孔ロボットを組み合わせた準自動手術を，将来の最適設計の脱リスク・準自動手術の候補と考えている。

2. ガスレス / 腹膜温存 / 予防的抗菌薬無投与 / ロボサージャン

　ガスレス，腹膜温存，予防的抗菌薬無投与，ロボサージャンについて，入門編でも一部記載しているので，脱リスクという視点のもとに簡潔に要点を述べる。

1）ガスレス

　気腹は，低侵襲手術において，広い術野を容易に確保し，かつ出血を抑制する方法として世界的に

広く用いられている。一方，麻酔医は，気腹（加圧とCO_2：高炭酸ガス血症）による患者の変化に，終始，細心の注意を払い，時期を失しない適切な対応に気を配っている。具体的には，呼吸，循環，腎，肝などの機能障害のリスク，稀には横隔膜損傷による気胸のリスク，さらにガス塞栓などの致死的なリスクなどを念頭に置いている。気腹とともに骨盤内手術で用いられる強い頭低位がもたらす呼吸・循環系への負荷も頭に入れている。皮下気腫はそれほど稀ではなく，腸の循環不全や癌の腹膜播種のリスクが検討課題になっていることも承知している。すでに呼吸，循環，腎など重要機能に障害を持つ患者では，気腹やヘッドダウンに，特に注意をするよう麻酔のテキストには記載されている。

世界の多くの国が迎える超高齢社会では合併症の頻度は高くなるが，とりわけ泌尿器科では高齢患者の比率が高い。泌尿器科の主要臓器である腎に関しては，先進国の入院患者の5人に1人が急性腎障害（AKI）を起こしているとの最近の知見もあり，注目度は高い。AKIと多臓器不全との関連も指摘されている。気腹圧の上昇に伴い腎血流量や糸球体濾過量は低下し30mmHgでは無尿になるが，通常用いられる15mmHg以下でも長時間の気腹で尿量減少が経験される。少なくとも呼吸，循環，腎，肝などの機能障害患者では，可能であれば気腹（＋強い頭低位）による負荷を避けることが，合理的なリスク回避であろうと思われる。

また，気腹圧を上下することで出血をコントロールする手技は簡便で効果的であるが，これのみに頼っていると，加圧を使えない場合（不測の緊急事態など）に適切に対応できるか，不安も生じかねない。"加圧なしに，出血をコントロールする手技や術野を確保する手技"の習得と維持は重要な課題と思われる。

一方，気腹に使うCO_2は様々な利点（血液に溶けやすい，呼気で排出される，不燃性である，血中濃度の測定が容易である）を持つが，"CO_2ゼロ"は，領域を問わず世界の潮流でもある。

2）腹膜温存

気腹と腹膜切開は，セットになっていることが多い。経腹腔操作では，後腹膜腔に達するために2回腹膜を破るが，2回目（背側の腹膜）は大きく切開することが多い。腹膜損傷により，頻度は低くとも，術後の腸通過障害，イレウス，腸管の腹膜外脱出，鼠径ヘルニアなどのリスクを生じることになり，これらは術後長期を経てから発症することも稀ではない。また，腹腔内操作による腸管損傷も起こりうる。手術の後に再び，腹腔内の疾患に対して腹腔内手術を行う可能性もある。患者にとっては，できれば腹腔内は手を付けずに温存しておくことが望ましい。

後腹膜領域の手術では，必ずしも腹腔内を経由する必要はなく，特に腹腔内の強い癒着が想定される場合などでは，経腹膜的アプローチを避けることが合理的なリスク回避と考えられる。

3）予防的抗菌薬無投与／最小投与

予防的抗菌薬は，感染のない患者に投与されるため，その有効性の検証は必ずしも十分とは言えない。もし効果がないのであれば，逆に，臓器障害，アレルギー，ショック，耐性菌の助長，無駄なコストなどのマイナス面が浮かび上がる。広範な外科領域で，予防的抗菌薬の減量あるいは不使用の検討が進められているが，私たちの検討では，本手術の副腎摘除，腎摘除，腎部分切除（尿路開放なし）では予防的抗菌薬は不要（投与した場合と差がない）という結果を得ており，投与していない（本文で詳述）。前立腺全摘除などでは単回使用である。単孔は感染リスクの低減・回避にも有効と考えられる。

予防的抗菌薬不使用あるいは最小使用で同じ結果が得られるのであれば，それが望ましい。各診療科で腎機能が格段に重視される現在，気腹と予防的抗菌薬という腎へのリスクを重複させることは，特に腎機能の低下している患者では避けることが合理的なリスク回避と考えられる。

4）ロボサージャン・システム

　ロボサージャン・システムは，術者に"人の能力を超える機能を付加する"というウエアラブル・ロボットシステムのコンセプトである。巻頭図12に，その概略を示している。今はプロトタイプの段階であるが，各パーツごとの開発・改良が進められている。

　本文で詳述されるのでポイントのみ述べると，手術操作の中心は，「目」と「手」であるが，「目」の高機能化として3Dヘッドマウントディスプレイを導入している。「手」については，すでに血管シーリングシステム，超音波凝固装置，ソフト凝固などは，見方によっては「人の能力を超えた手」という捉え方もできる。「内視鏡の操作」は，術者の頭の動きでコントロールする内視鏡操作ロボットを導入している。「足」については，術者の負担を軽減する，歩けて中腰を保持できる器具（アルケリス®）の導入を図っている。このシステムは，術者に起因するリスクの回避にも貢献すると考えている。

　現在，少なくとも3Dヘッドマウントディスプレイを用いた手術をロボサージャン手術と呼んでいるが，この名称は幸い，国際学会での発表，国際論文，英文手術書においてアクセプトされている。

II

本手術の体系

II 本手術の体系

東京医科歯科大学腎泌尿器外科
木原和徳

本手術の体系をできるだけわかりやすく，図を用いて解説する。

1. シングルポートの位置

シングルポートの基本的な位置は，腰部と下腹部正中である。傷をわからなくするという整容を最重視する場合には，臍からのアプローチを選択する（本文で詳述）。そのほか，状況に合わせて傍腹直筋部，肋骨弓下などを選択する（図1）。

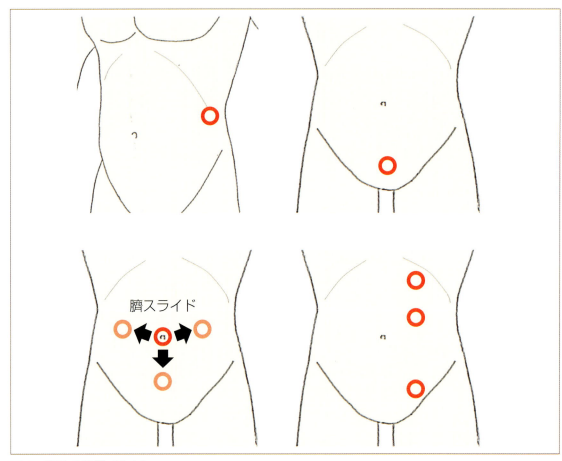

図1　単孔の位置（赤丸）

2. シングルポートのサイズ

シングルポートのサイズは，基本的に硬貨程度（径 2 ～ 4 cm 台）であり，指で言えば 1 ～ 2 横指前後である（図2）。患者側の状況（腫瘍サイズ，癒着，高度肥満など）や術者側の状況（習熟度など）に合わせて若干の延長など，調整を行う。単孔式と冠される腹腔鏡下単孔式副腎摘除の第1例目は 4 cm の創で行われている。

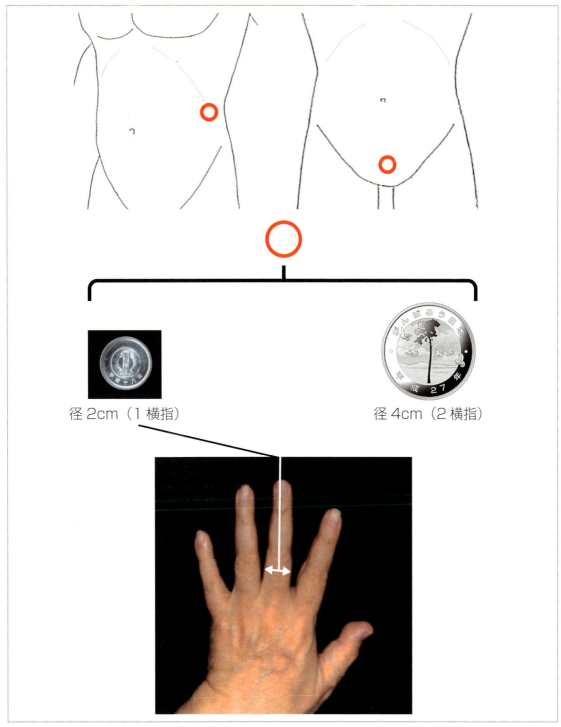

径 2 cm（1 横指）　　　径 4 cm（2 横指）

図2　単孔と硬貨と指のサイズ

3. シングルポートの調節と安全の担保

　硬貨レベルを基本として，ポートサイズをきめ細かく設定することで低侵襲と安全を両立させる。術中いつでも状況に合わせて調整でき，不測の事態では瞬時に開放手術に移行できる（図3）。

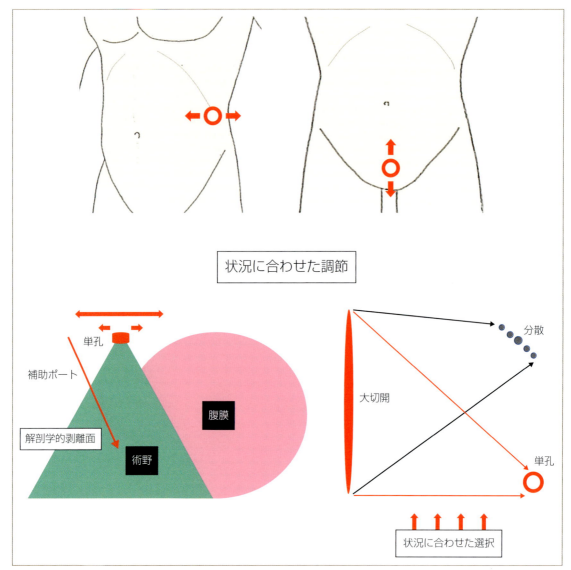

図3　状況に合わせた単孔の調節

4. ふたつの単孔からのアプローチと腹膜との関係

　腰部のポートから後腹膜的に上部臓器を手術し，下腹部のポートから後腹膜的に骨盤内臓器を手術するが，腹膜との関係は図4のようである。上部臓器と骨盤内臓器を同時に手術する場合には，この2つの後腹膜アプローチをともに用いる。また，臍部の単孔から上部臓器と骨盤内をともに後腹膜的に手術することもできる（本文で詳述）。

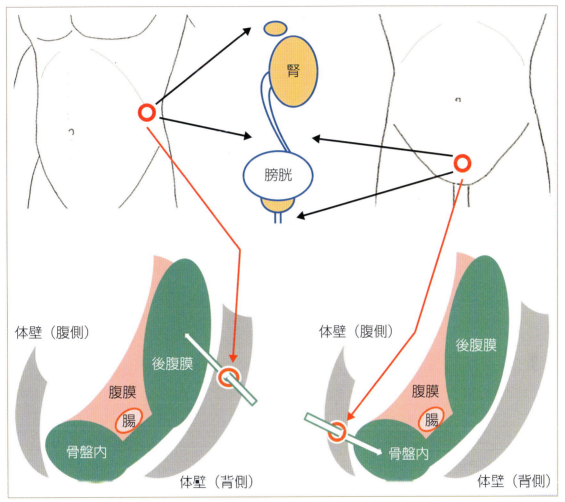

図4　ふたつの単孔からのアプローチと腹膜

5. 主要手術におけるシングルポートのサイズ

　主要手術における標準的なシングルポートのサイズは，図5のようである。患者の状況あるいは術者の状況（入門編にあるように，経験の浅い術者では範囲上限あるいは1cm程度大きく設定することもある）に合わせて調整する。

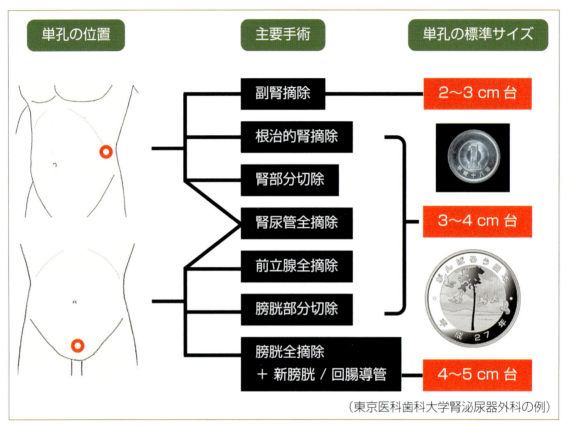

図5　単孔の標準サイズ

6. 共通手順と個別手順

　本手術は定型化されており，難易度の調整もできるので，安全に比較的容易に習得できる。全て，「共通手順」から「個別手順」に進んで完了する。共通手順は術野の確保であり，個別手順は対象とする臓器への操作である。両手順のポイントを解説する（図6）。

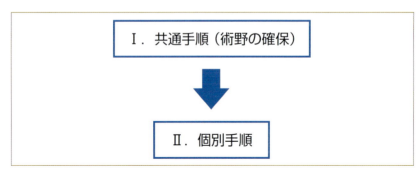

図6　共通手順と個別手順

7. 腰部ポートからの共通手順と個別手順

　上部臓器（副腎，腎，腎盂，上部尿管など）の手術は，腰部の単孔から行うが，図7のように共通手順から個別手順へと進む。

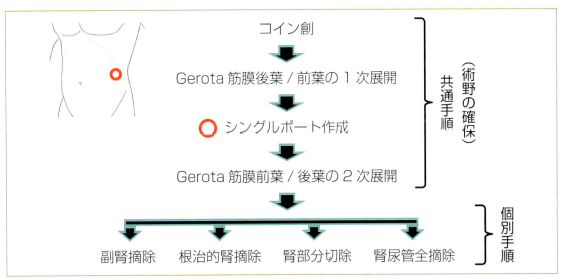

図7　腰部ポートからの手術手順

8. 下腹部ポートからの共通手順と個別手順

　骨盤内臓器（前立腺，膀胱，骨盤リンパ節など）の手術は，下腹部の単孔から行うが，図8のように共通手順から個別手順へと進む。

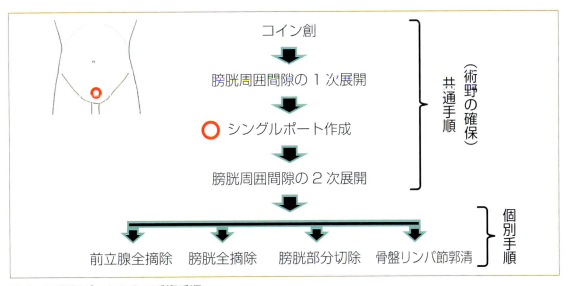

図8　下腹部ポートからの手術手順

III

共通手順の実際

Ⅲ 共通手順の実際

東京医科歯科大学腎泌尿器外科
木原和徳

気腹を用いなくても，術野は比較的容易に作れる。

1. 腰部ポートからの共通手順（術野作成）

①初めに，単孔から作る術野（緑）を頭に描く（図1）。

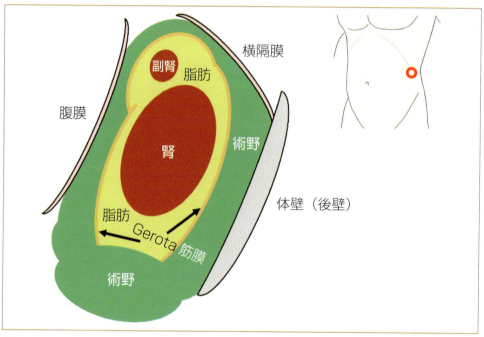

図1

②続いて，第12肋骨先端を触知する（図2）。

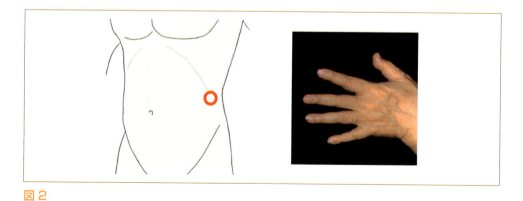

図2

③第12肋骨先端部に皮切をおき，筋の下にある第12肋骨先端を触知して確認する（図3）。
④第12肋骨先端をわずかに露出させる（図4）。

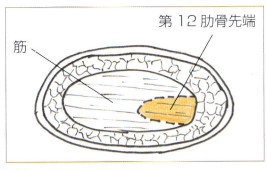

図3

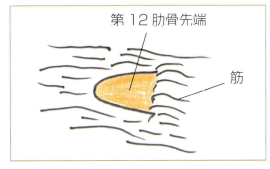

図4

⑤第12肋骨先端（肋軟骨）を，爪を切るように少し削り落とし，その下に露出する肋骨床を切開する（図5）。第12肋骨が短い場合には削らない。
⑥肋骨床の切開を肋骨の走行に沿って前方に広げると，その裏に，薄い膜（横筋筋膜）につつまれたフランクパッド（脂肪）が確認できる（図6）。フランクパッドを目印にして，腹側にある筋（外腹斜筋，内腹斜筋，腹横筋）を筋の方向に分ける。

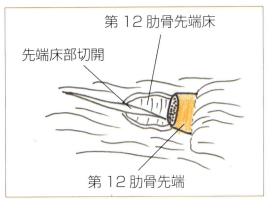

図5

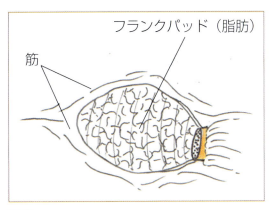

図6

⑦横筋筋膜を切開してフランクパッドをよけると，下に外側円錐筋膜が確認できる（図7）。
⑧外側円錐筋膜を小さめに切開すると，疎な網目状の組織（Gerota筋膜後葉）と背側に腰方形筋を確認することができる（図8）。網目状組織に沿って剥離展開を進める（Gerota筋膜後葉の展開）。

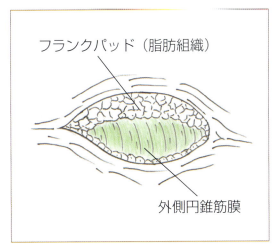

図7

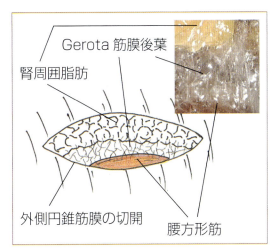

図8

⑨次いで，内側で外側円錐筋膜と腎脂肪被膜との間に，疎な網目状の組織（Gerota筋膜前葉）を確認する。網目状の組織に沿って腹側に剥離展開する。剥離を少し進めると腹膜が確認されるので，腹膜と腎脂肪被膜との間の網目状組織を展開していく（図9）（Gerota筋膜前葉の展開）。

⑩ Gerota筋膜の後葉と前葉を必要十分なだけ展開して，開創・創保護器具（ウーンドリトラクター®など）を装着する（図10）（シングルポート作成完了）。

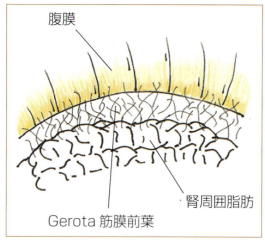

図9

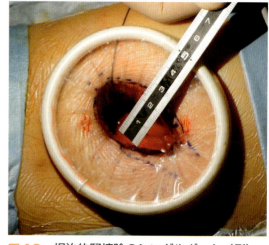

図10　根治的腎摘除のシングルポート（例）

● 使用する主な器具は，PLES鉤，細腸ベラ，金属吸引管である。必要に応じてサージカルアームを術野の確保に用いることもある。

2. 下腹部ポートからの共通手順（術野作成）

①はじめに，単孔から作る術野（緑）を頭に描く（図11）。

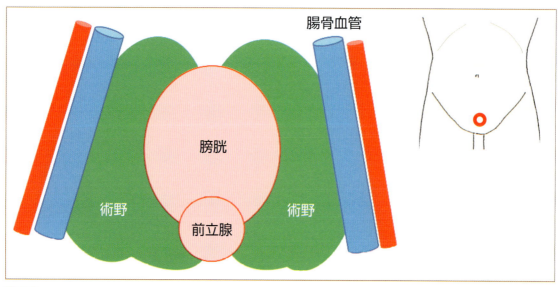

図11

②続いて，下腹部正中に皮切（通常3〜4cm台）を置く．前鞘を露出させ，その正中を縦切開する（図12）。

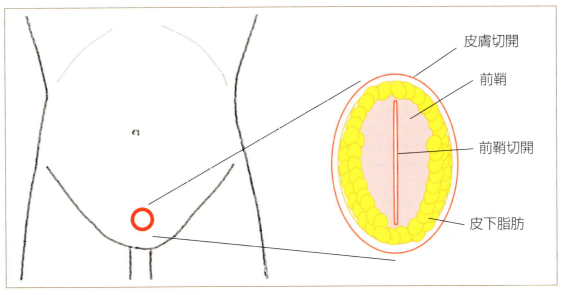

図12

③薄い筋膜（横筋筋膜）に包まれた脂肪組織が出る．これに沿って鼠径靭帯の方向に剥離展開していくと，すぐに膀胱と腸骨血管との間にある脂肪組織に到達する（図13）．この膀胱と腸骨血管との間の生理的な間隙を展開する．膀胱に沿うように，脂肪組織を目印にして足側，頭側に展開すると，すぐに広い剥離腔ができる．通常，両側で行う．

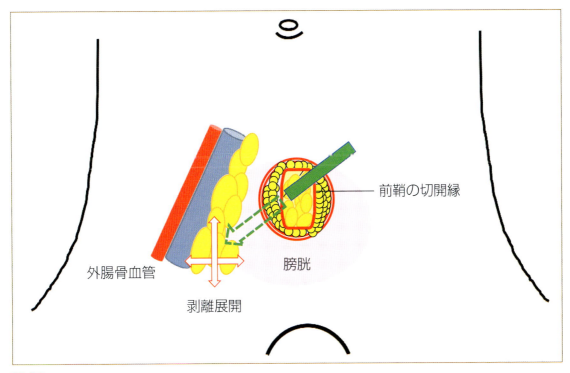

図13

④必要十分な剥離腔ができたら，開創・創保護器具（ウーンドリトラクター®など）を装着する（図14）（シングルポート作成完了）。

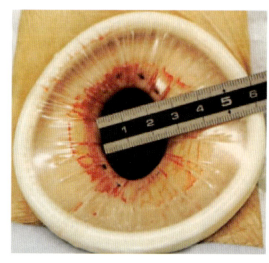

図14　前立腺全摘除のシングルポート（例）

⑤オムニトラクトなどを用いて，術野を確保する（図15）。

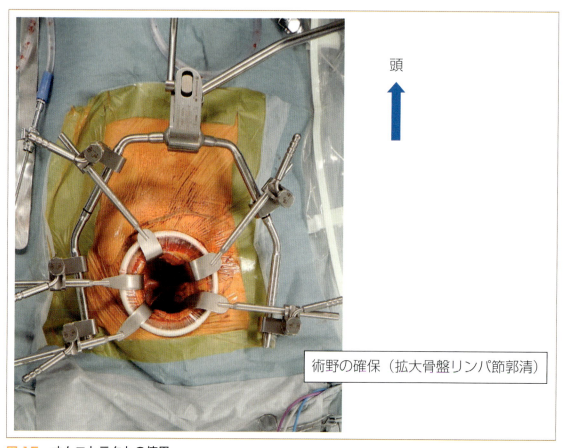

術野の確保（拡大骨盤リンパ節郭清）

図15　オムニトラクトの使用
創を大きく広げる拡大骨盤リンパ節郭清の例。

●使用する主な器具は，PLES鈎，金属吸引管，細腸ベラである。オムニトラクトで術野を確保する。

IV

個別手順の実際

Ⅳ 個別手順の実際

東京医科歯科大学腎泌尿器外科
木原和徳

1. 個別手順のポイント（図1）

共通手順 → 個別手順

「共通手順」（術野の確保）を終えたら，対象臓器ごとの「個別手順」に進む。頭に描く「個別手順」のひと目図（個別手順のポイント）を次項以下に記載する。

個別手順として，次の3手術を習得すれば，他はその応用である。

根治的腎摘除　　腎部分切除　　前立腺全摘除

臓器を丸ごと取り出す手術は，
→ かろうじて取り出せる単孔のみで完了できる。

出血の抑制は，新止血機器により格段に向上し容易になった。

ロボサージャン・システムは，ガスレス・シングルポート手術に有用である。

図1

2. 副腎摘除の個別手順

● ポイント：単孔（通常，径2～3cm台），ガスレス，腹膜温存，低コスト，翌日歩行食事，良好な成績

1）副腎摘除のフローチャート（図2）

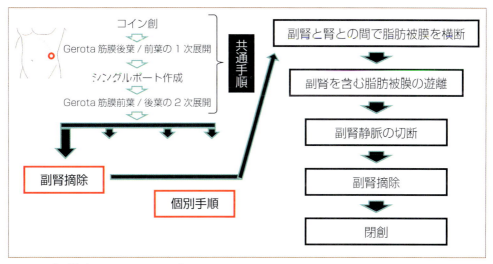

図2　副腎摘除のフローチャート

2）左副腎摘除のひと目図（図3）

①左副腎と腎との間で脂肪被膜を横断し，腎を足側へ押し下げる。
②左副腎を包む脂肪被膜を遊離する。
③左副腎静脈（AV）を切断する。

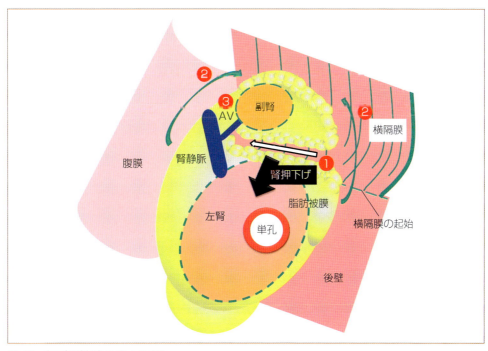

図3　左副腎摘除のひと目図

3）右副腎摘除のひと目図（図4）

①右副腎と腎との間で脂肪被膜を横断し，腎を足側へ押し下げる。
②右副腎を包む脂肪被膜を遊離し，右副腎と下大静脈とを分離する。
③右副腎静脈（AV）を切断する。

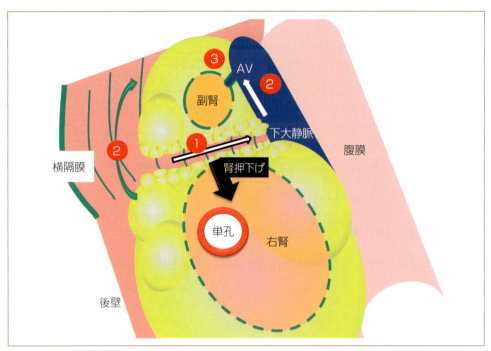

図4　右副腎摘除のひと目図

コイン創からの摘出写真を示す（図5）。

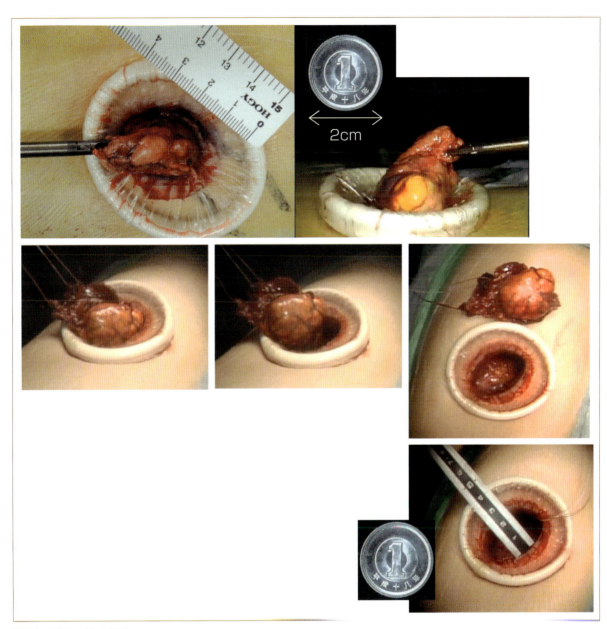

図5 副腎の摘出写真

3. 根治的腎摘除の個別手順

●ポイント：単孔（通常，径4cm台あるいは腎が辛うじて取り出せるサイズ），ガスレス，腹膜温存，低コスト，翌日歩行食事，良好な成績

1）根治的腎摘除のフローチャート（図6）

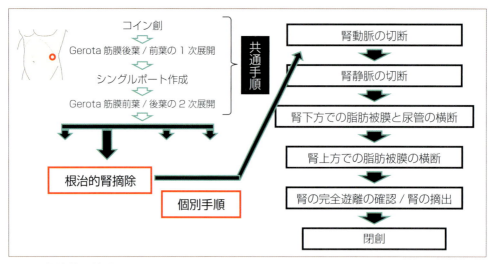

図6　根治的腎摘除のフローチャート

2）根治的左腎摘除のひと目図（図7）

①左腎動脈を確保して切断する。
②左腎静脈を確保して切断する。

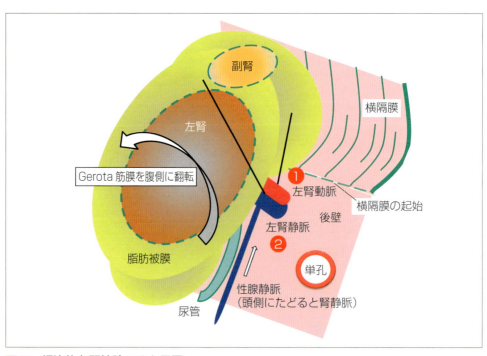

図7　根治的左腎摘除のひと目図

3）根治的右腎摘除のひと目図（図8）

①右腎動脈を確保して切断する。
②右腎静脈を確保して切断する。

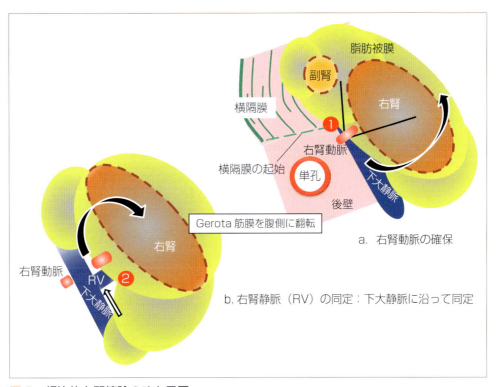

図8　根治的右腎摘除のひと目図

腎の摘出写真を示す（図9）。

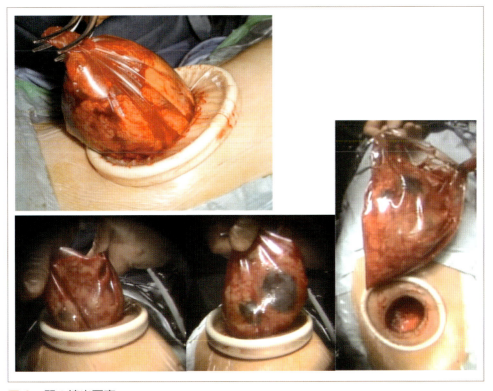

図9　腎の摘出写真

4. 腎部分切除の個別手順

●ポイント：単孔（通常，径3～4cm台），ガスレス，腹膜温存，低コスト，翌日歩行食事，良好な成績
●腎癌の位置にかかわらず，ほとんどの場合，無阻血・無縫合で部分切除を行うことができる。

1）腎部分切除のフローチャート（図10）

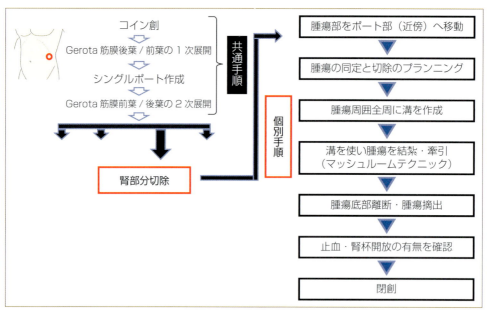

図10　腎部分切除のフローチャート

2）腎の可動性を利用する（図11）

　腎は，基本的に腎動静脈のみで連なっているので，極めて可動性が高いことを利用する。腫瘍の部位に関わらず，必ず単孔あるいはその近くに腫瘍部を持ってくることができる。

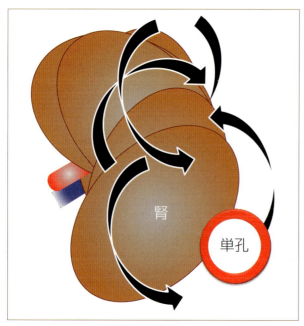

図11　腎の良好な可動性

3）腎部分切除（末梢型）のひと目図（図12）

　末梢型も埋没型も同様の操作である。基本的に無阻血，無縫合で行う。必要があれば阻血するが，慣れた施設であれば阻血率は低い（数％）。
①術中超音波検査で腫瘍のアウトラインを把握し，腫瘍周囲に溝を作成する（超音波凝固装置あるいは電気メスのドライカットを使用）。
②溝に牽引糸を回して腫瘍を適度に牽引しながら，主にパドル型ソフト凝固を用いて剥離と止血を少しずつ反復して，腫瘍を遊離する。

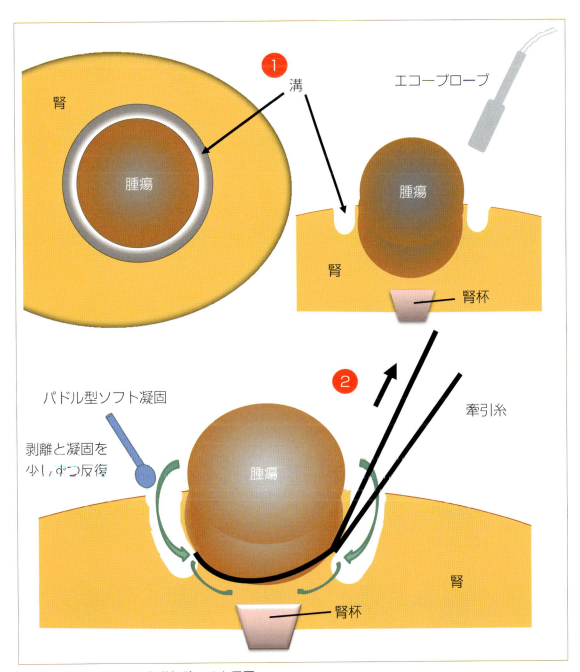

図12　末梢型腫瘍の腎部分切除のひと目図

4）腎部分切除（腎門型）のひと目図（図 13）

①術中超音波検査で腫瘍のアウトラインを把握した後，腎盂と腫瘍との間に十分なスペースを作る。必要なら腫瘍を起こして，すき間にスペーサー（インテグラン®など）を挿入する。
②腫瘍周囲の溝作りを末梢型と同様に行う。引き続き，末梢型と同様の操作を行って腫瘍を遊離する。通常，底部では腎洞脂肪組織を露出させて目印にする。
③明瞭な栄養血管があれば，遮断あるいは切断する。

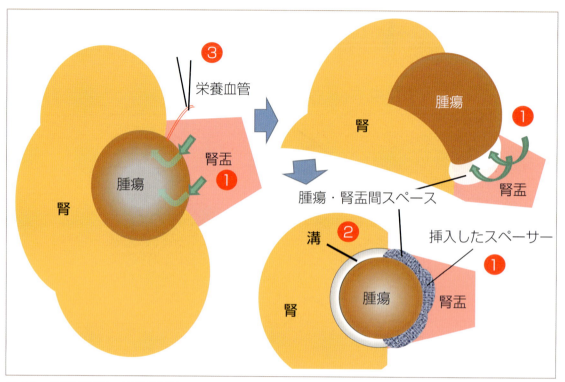

図 13　腎門型腫瘍の腎部分切除のひと目図

コイン創からの摘出写真を示す（図 14）。

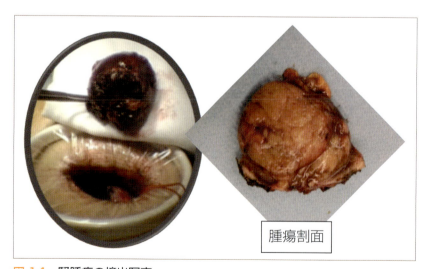

図 14　腎腫瘍の摘出写真

5. 腎尿管全摘除の個別手順

● ポイント：2孔，ガスレス，腹膜温存，低コスト，翌日歩行食事，良好な成績

1）腎尿管全摘除のフローチャート（図15）

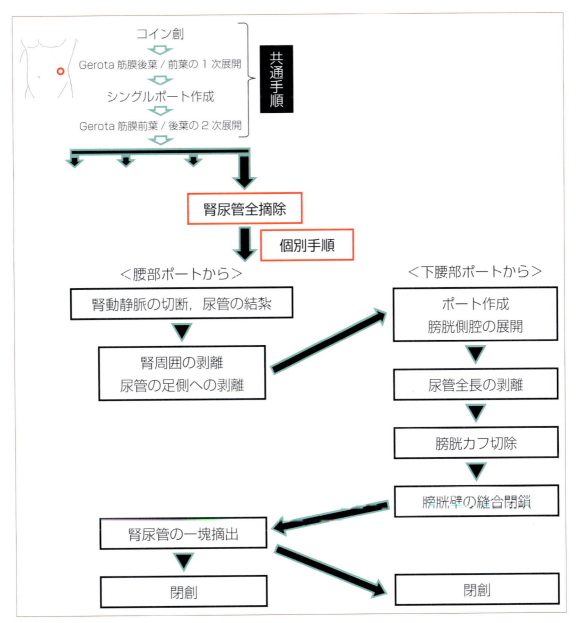

図15 腎尿管全摘除のフローチャート

2）腎尿管全摘除のひと目図（図16）

①腰部ポートより，腎および上部尿管を遊離する。根治的腎摘除に準じる。
②下腹部ポートより，下部尿管を膀胱カフ付きで遊離する。
　言葉を変えれば，根治的腎摘除＋膀胱部分切除である。
③臍の単孔のみからでも行える。

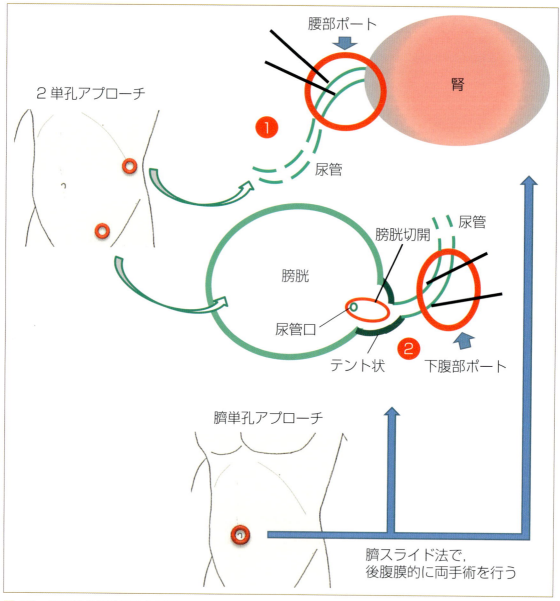

図16　腎尿管全摘除のひと目図

2創と摘出写真を示す（図17）。臍単孔からの手術は本文で詳述する。

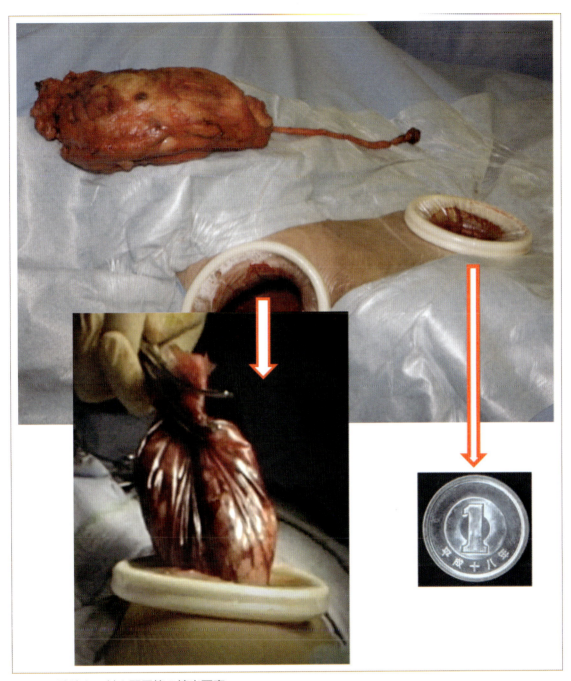

図17　膀胱カフ付き腎尿管の摘出写真

6. 前立腺全摘除の個別手順

- ●ポイント：単孔（通常，径3～4cm台），ガスレス，腹膜温存，鼠径ヘルニア回避，輸血なし，低コスト，翌日歩行食事，良好な成績
- ●術後の鼠径ヘルニアを防止できる（腹膜鞘状突起の切断）。
- ●通常，出血は少ない（慣れた施設では100mL以下～献血量以下）。

1）前立腺全摘除のフローチャート（図18）

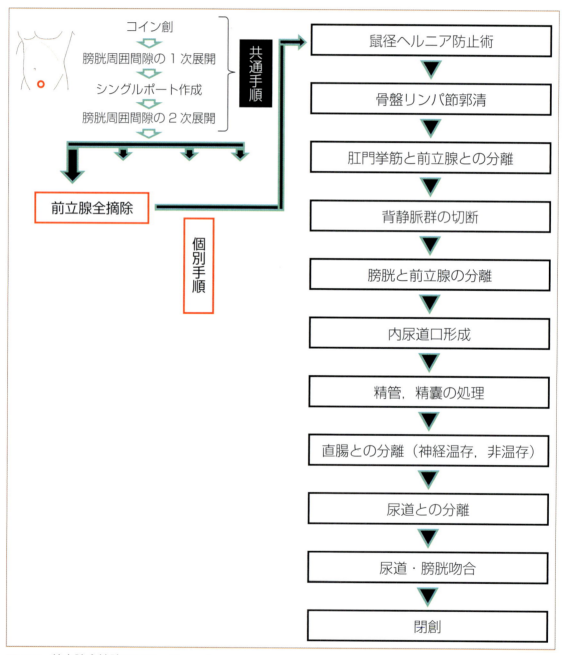

図18　前立腺全摘除のフローチャート

2）前立腺全摘除のひと目図（4枚組）

4枚構成で示す。はじめに鼠径ヘルニア防止術を行う（本文で詳述）。

（1）前立腺を肛門挙筋，恥骨前立腺靱帯，背静脈群から分離（図19）

①肛門挙筋，恥骨前立腺靱帯との分離
②背静脈群との分離

直上から内視鏡を入れ，垂直に対象を見ながら，この操作を行える。

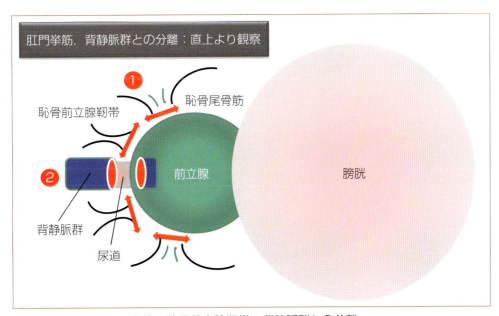

図19　前立腺を肛門挙筋，恥骨前立腺靱帯，背静脈群から分離

（2）前立腺を膀胱から分離（図20）

③膀胱との分離

直上から内視鏡を入れ，垂直に対象を見ながら，この操作を行える。

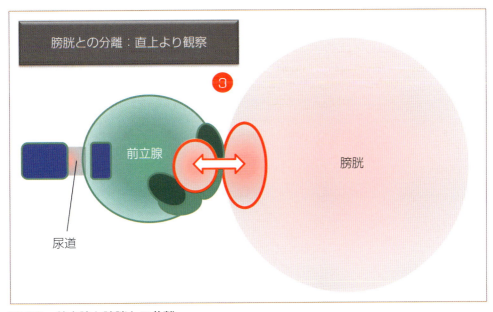

図20　前立腺と膀胱との分離

（3）前立腺を直腸，神経，尿道から分離（図21）
④直腸，神経，尿道との分離

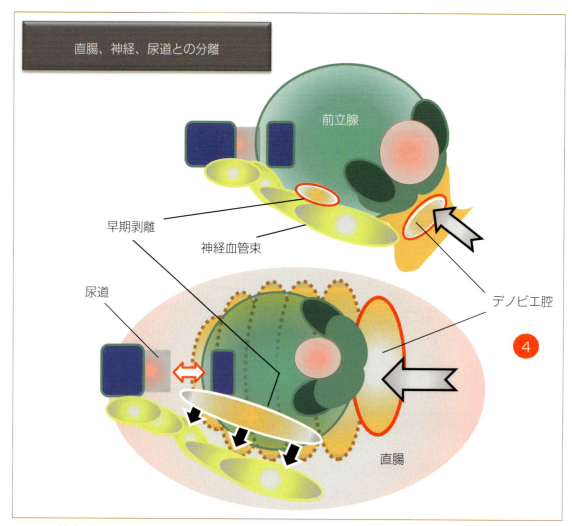

図21　前立腺と直腸，神経，尿道との分離

（4）前立腺摘出と尿道―膀胱吻合（図22）

⑤尿道との分離（前立腺摘出）
⑥尿道と膀胱の吻合

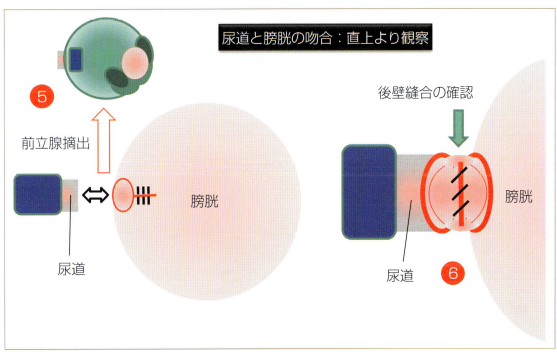

図22　前立腺の摘出と尿道―膀胱吻合

摘出写真を示す（図23）。

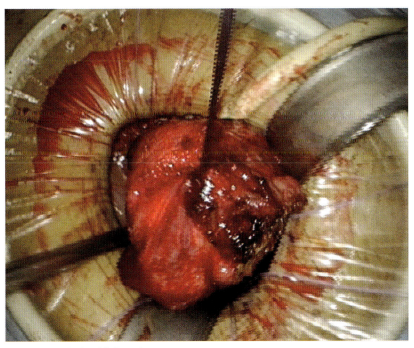

図23　前立腺の摘出写真

7. 膀胱部分切除の個別手順

- ポイント：単孔（通常，径 2〜3cm 台），ガスレス，腹膜温存，低コスト，翌日歩行食事，良好な成績
- シングルポートと尿道から 2 本の内視鏡を挿入し，膀胱内外から同時に観察および操作を行うことで，精緻な部分切除ができる。
- 3D ヘッドマウントディスプレイの画面上に，両アプローチを 3D で同時に見ることができる。

1）膀胱部分切除のフローチャート（図 24）

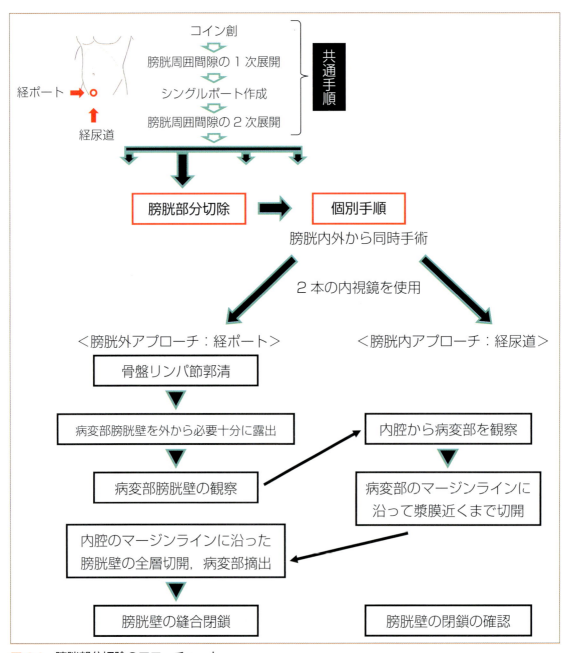

図 24　膀胱部分切除のフローチャート

2）膀胱部分切除のひと目図（図25）

①2本の内視鏡を下腹部ポート経由および尿道経由に用いて，膀胱内外の像を，同時に3Dヘッドマウントディスプレイ上で見る。

＜浸潤性膀胱癌の膀胱温存における，化学放射線療法後の地固めとしての腫瘍原発部の部分切除を例にあげると＞

②膀胱内より，腫瘍原発部周囲を漿膜近くまで切開する。
③膀胱外から腫瘍原発部周囲の全層を切開する。

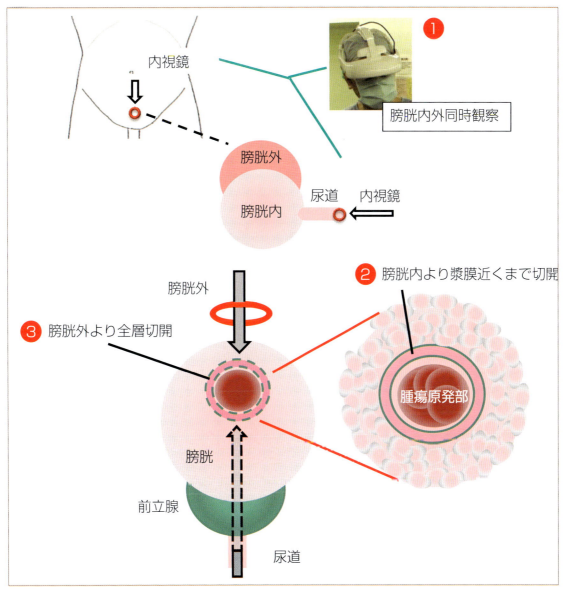

図25　膀胱部分切除のひと目図
浸潤性膀胱癌の膀胱温存：化学放射線療法後の地固めの膀胱部分切除。

8. 膀胱全摘除の個別手順

- ポイント：単孔（通常，径4〜5cm台），ガスレス，膀胱・前立腺・尿道の摘出直前まで腹腔内非操作，輸血なし，低コスト，良好な成績
- 経腹腔操作なしに，シングルポートから膀胱・前立腺を遊離する（最後に，膀胱に癒着した腹膜を周囲の腹膜から切離して，そのまま膀胱・前立腺・尿道を体外に摘出する）。

1）膀胱全摘除のフローチャート（図26）

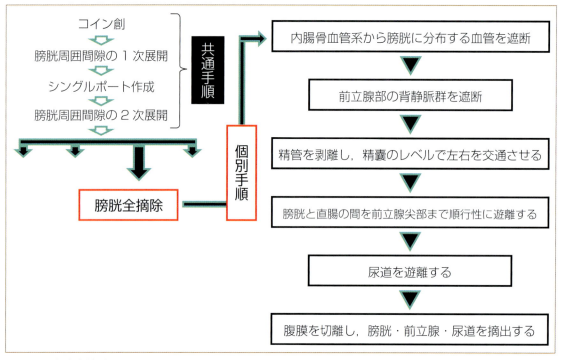

図26　膀胱全摘除のフローチャート

2）膀胱全摘除のひと目図

①腹膜を温存した状態で膀胱・前立腺を遊離する（図27）。

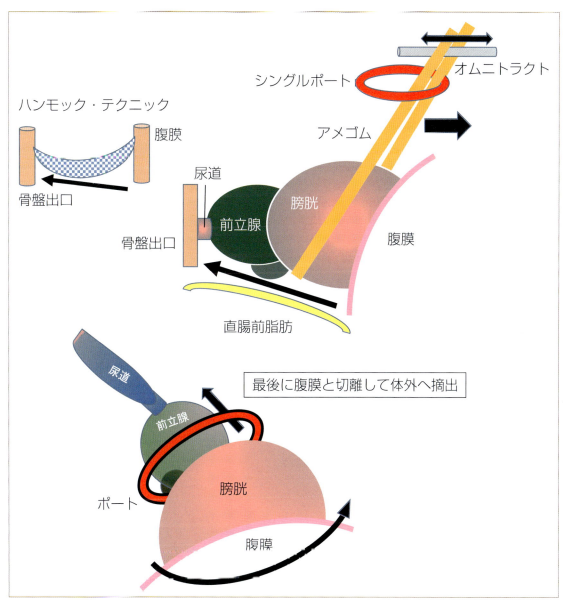

図27　膀胱全摘除のひと目図

摘出写真を示す（図28）。

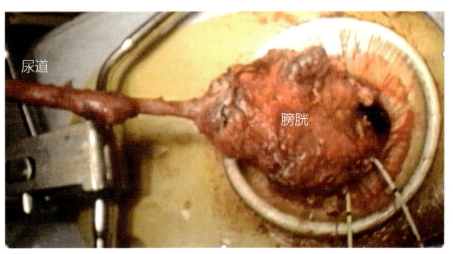

図28　膀胱全摘除写真

9. シングルポートからの操作器具使用例

　シングルポートからの操作器具は，基本的に右手に組織を切開/凝固する器具，左手に組織を把持する器具を持つ。器具は，細長く先端が開閉する器具（図29），あるいは長鑷子，長い電気メスを多用する。ロボサージャン・システムでは，執刀者の対面から内視鏡を挿入し，執刀者の見る画面は180度回転させる。

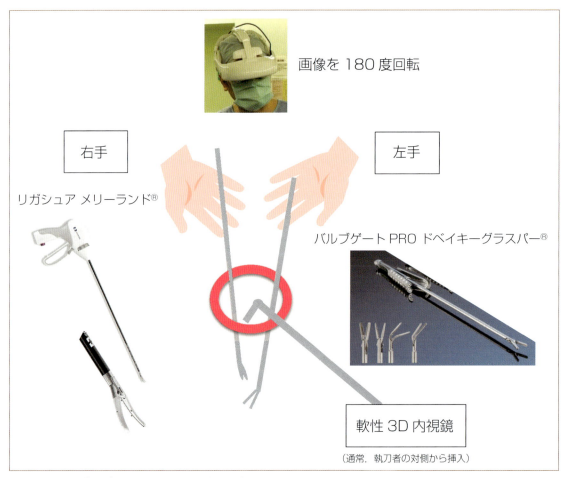

図29　シングルポートからの器具の使用例

10. 周術期の予防的抗菌薬（図30）

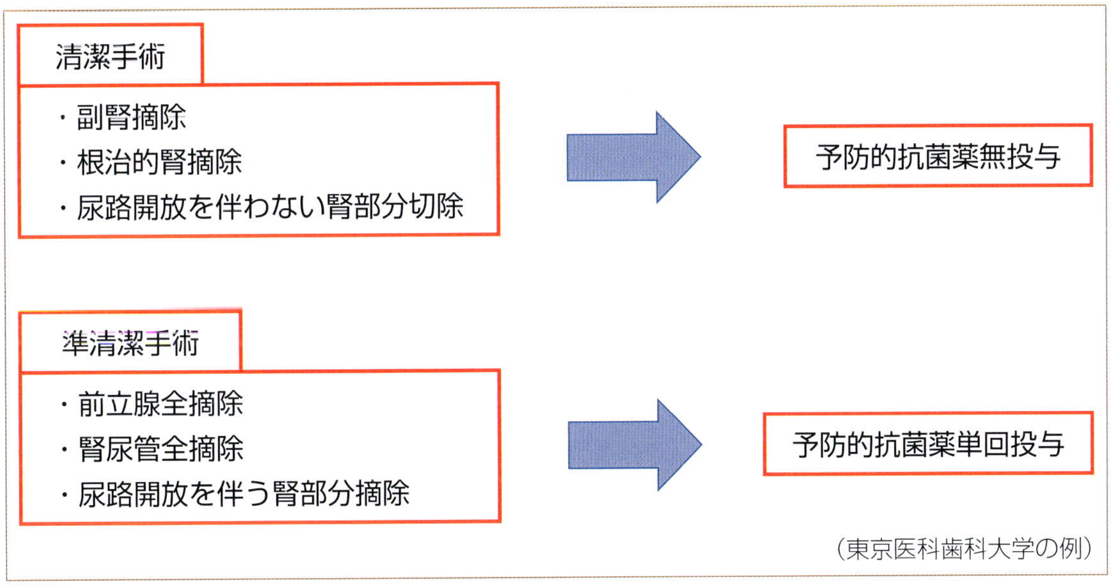

```
清潔手術
・副腎摘除
・根治的腎摘除
・尿路開放を伴わない腎部分切除
        → 予防的抗菌薬無投与

準清潔手術
・前立腺全摘除
・腎尿管全摘除
・尿路開放を伴う腎部分摘除
        → 予防的抗菌薬単回投与
```
（東京医科歯科大学の例）

図30

1）ミニマム創内視鏡下手術における予防的抗菌薬の減量／無投与

国立がん研究センター東病院泌尿器・後腹膜腫瘍科
井上雅晴
東京医科歯科大学腎泌尿器外科
木原和徳

（1）はじめに

　手術部位感染症（Surgical site infections：SSI）は，開放された創が周囲の常在細菌によって汚染され，閉創後にその細菌が増殖し発症するもので，院内感染のなかでも高頻度にみられる感染症のひとつである。Centers for Disease Control and Prevention（CDC）ガイドラインはSSI発生率から，手術のカテゴリーを清潔手術，準清潔手術，汚染手術に分類しており，泌尿器科領域の手術では，尿路を開放しない副腎摘除，根治的腎摘除は清潔手術，尿路を開放する腎部分切除，腎尿管全摘除，前立腺全摘除は準清潔手術に相当する。

　創部を常在細菌の汚染から防御する目的で，清潔手術であっても手術開始前には予防的抗菌薬の投与が慣習的に行われてきた。しかし，抗菌薬を不必要に投与することは，MRSAをはじめとする耐性菌発生のリスクを上昇させるのみならず，薬剤に対するアレルギー反応，薬剤投与による肝・腎機能障害などの有害事象発生のリスクを作ることになり，また不要なコストをかけることにもなり，予防的抗菌薬は適正に使用することが望ましい。

　表1に示したように，2015年に改定された本邦の周術期感染予防ガイドラインでは，予防的抗菌薬の推奨投与期間は，海外のガイドラインと同程度にまで短縮されたが，2006年に本邦のガイドラインが発表された当時は抗菌薬投与期間の短縮に関するエビデンスが乏しく，また多くの施設で予防的抗菌薬が長期に投与されていたため，予防的抗菌薬の推奨投与期間は長めに設定されていた。

　ミニマム創内視鏡下手術は，切開創が小さくSSIをきたしうる部位が極めて限局しているのみならず，創内に手指を挿入しないことにより創内への細菌の持ち込みが抑制されること，また腹腔鏡手術

においてSSI発生のリスクとなりうる気腹圧による心肺機能の低下や臓器血流の低下などがないことから，SSI発生の抑制に有利になることが想定される。これらの背景のもと，東京医科歯科大学ではミニマム創内視鏡下手術における予防的抗菌薬を段階的に減量し，その安全性を報告してきた。

この項では，当大学における本手術の抗菌薬減量／無投与について解説する。

表1 ガイドラインにおける予防的抗菌薬の推奨投与

手術カテゴリー	2006年本邦ガイドライン[a]	2015年本邦ガイドライン[b]	EAU guideline[c]
清潔手術	単回または24時間以内	単回	投与なし
準清潔手術（尿路開放手術）	48～72時間以内	単回または24時間以内	単回
汚染手術（消化管利用手術）	72～96時間以内	48時間以内	単回または24時間以内
TURBT	24～72時間以内	単回	投与なしまたは単回

a）泌尿器科領域における周術期感染予防ガイドライン．UTI共同研究会周術期感染予防ガイドライン作成ワーキンググループ編，2006
b）泌尿器科領域における周術期感染予防ガイドライン2015．日本泌尿器科学会編，2015
c）EAU Guidelines on Urological Infections 2017. Bonkat G, Pickard R, Bartoletti R, et al, European Association of Urology, 2017

（2）準清潔手術における予防的抗菌薬の単回投与

ミニマム創内視鏡下準清潔手術（前立腺全摘除，腎尿管全摘除および尿路開放を伴う腎部分切除）における予防的抗菌薬は2005年より単回投与としている。2008年に代表的な準清潔手術であるミニマム創内視鏡下前立腺全摘除における予防的抗菌薬単回投与の安全性を報告している[1]。同報告では，予防的抗菌薬としてTAZ/PIPC 2.5gを1日2回，3日間投与した52例および，TAZ/PIPC 2.5gを術前単回投与した49例におけるSSIの発生率を比較した。SSI発生率は，予防的抗菌薬3日間投与症例において2/52例（3.8％），予防的抗菌薬単回投与症例において3/49例（6.1％）であり，両群間に有意差を認めなかった（$p=0.60$）。2011年には予防的抗菌薬を術前単回投与とした300例を対象にSSI発生率を再検証し報告しており，SSI発生率は11/300例（3.7％）であった[2]。開腹または腹腔鏡下前立腺全摘除におけるSSI発生率は1.7～9.5％と報告されており[3,4]，ミニマム創内視鏡下前立腺全摘除で予防的抗菌薬を単回投与とした症例におけるSSI発生率は，これとほぼ同等であり，ミニマム創準清潔手術における予防的抗菌薬を単回投与とすることは妥当であると考えられる。

（3）清潔手術における予防的抗菌薬の無投与

ミニマム創内視鏡下清潔手術（副腎摘除，根治的腎摘除および尿路開放を伴わない腎部分切除）における予防的抗菌薬は，2003年より単回投与とし安全性を確認した後，2006年以降は無投与へと段階的に減量を行った。2007年にミニマム創内視鏡下清潔手術における予防的抗菌薬無投与の安全性を報告した[5]。同報告では，予防的抗菌薬としてABPC/SBT 1.5gを術前単回投与した31例，LVFX 300mgを術前単回投与した36例および予防的抗菌薬を無投与とした28例におけるSSI発生を比較した。SSIはABPC/SBT単回投与を行った症例で1例に認めたのみであり，予防的抗菌薬無投与とした症例ではSSI発生を認めなかった。2012年には予防的抗菌薬を無投与とした373例を対象にSSI発生率を再検証し報告しており，SSI発生率は6/373例（1.6％）であった[6]。

2006年から2015年までの期間に，東京医科歯科大学においてミニマム創内視鏡下副腎摘除・腎摘除・腎部分切除を施行した症例は973例であった。腎部分切除において術前に尿管ステント留置を行った症例，コントロール不良の糖尿病，その他の感染リスクを有する症例には術前に予防的抗菌薬の投

与を行っており，腎部分切除の際に尿路開放を認めた症例では術中に予防的抗菌薬の投与を行っている。これらを除いた683例では予防的抗菌薬を無投与とした。683例においてSSIの発生は7例（1.0％）であった。

　開腹または腹腔鏡下腎摘除および副腎摘除におけるSSI発生率は0〜3.7％と報告されており[3, 4]，ミニマム創内視鏡下清潔手術（腎摘除，副腎摘除，尿路開放を伴わない腎部分切除）で予防的抗菌薬を無投与とした症例におけるSSI発生率は，これとほぼ同等であり，無投与は妥当という結果であった。

(4) 手術部位感染（抗菌薬使用）に関するミニマム創内視鏡下手術の特性と留意点

　ミニマム創内視鏡下手術は，切開創が小さくSSIをきたしうる部位が極めて限局するのみならず，創内に手指を挿入しないことにより創内への細菌の持ち込みが抑制されることからSSI発生の制御に有利と考えられる。創縁を保護する開創器具（ウーンドリトラクターなど）の使用，十分な創内洗浄が可能であること（腹腔が開放されないため），皮下洗浄，真皮縫合なども貢献していると考えられる。

　ミニマム創内視鏡下手術において，予防的抗菌薬は清潔手術では無投与，準清潔手術では単回投与という使用法が妥当であることが検証された。しかし，実際の運用においては，それぞれの患者のリスクを十分に評価すること，および各施設の感染対策状況を十分に把握することが肝要である。

参考文献

　文献の章に記載。

V

手術の実際：
エキスパートの手術

本章において，「ガスレス・シングルポート」を冠した手術はすべて，ロボサージャンシステム（一部）を用いた，「ガスレス・シングルポート・ロボサージャン手術」である。

V 手術の実際：エキスパートの手術

1. 副腎摘除と根治的腎摘除

- 腎の摘出は，かろうじて取り出せる単孔のみで行える。
- 副腎摘除は，1円玉サイズの単孔からでも行える（図1）。

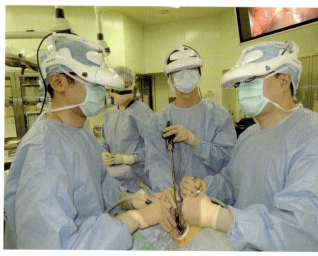
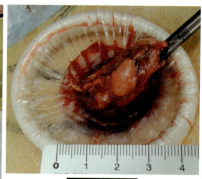

図1

<・腎の摘出は，かろうじて取り出せる単孔のみで行える>

副腎摘除と根治的腎摘除は，本手術の初心者が最初に行う比較的容易な手術に分類される。手技は，「ガスレス・シングルポート泌尿器手術—入門編」に解説がある（副腎摘除は 76 〜 90 ページ，根治的腎摘除は 14 〜 31 ページ）。

<・副腎摘除は，1円玉サイズの単孔からでも行える>

このテーマについて，1）で解説。1円玉サイズはルーティンという訳ではなく，本手術のポテンシャルを示している。

1）2cm 創（1 円玉創）からのガスレス・シングルポート副腎摘除

東京医科歯科大学大学院腎泌尿器外科
横山みなと

(1) はじめに

副腎摘除は，①副腎周囲を剥離して，②副腎静脈を切断する手術と要約され，シンプルな術式であるため泌尿器科領域では最も早く腹腔鏡手術が行われた。現在，リデュースドポートあるいはシングルサイト手術も行われている。

ガスレス・シングルポート・ロボサージャン手術においても，副腎摘除は創の縮小が進めやすく，原発性アルドステロン症（腫瘍が小さいことが多い）やクッシング症候群（サブクリニカルも含む）では，2cm 程度のコイン創からでも行うことができる。この 2cm 創（1 円玉創）手術を左副腎摘除で解説する。

(2) 手術器具

- 1 円玉創（1 横指）での手術になると，使用する器具は細径のものに限られる。通常のミニマム創手術で頻用する PLES 鈎や 25mm 以上の幅のスパーテル，鑷子などの鋼製器具の挿入が難しいため，細径 PLES 鈎や 15 〜 20mm 径のスパーテル，細径の金属吸引管，バルブゲート鑷子などを用いる（図 2, 3）。腹腔鏡手術で用いる鉗子やハサミなども細径のため有用とも考えられる。
- 組織の凝固，切開，剥離には 5mm 径のリガシュアー®を多用する。1 本の器具で多くの操作を行うことにより手術時間の短縮も図れる。
- 糸による結紮をクリップで代用できる場面では，5mm 径のエンドクリップを用いている。
- 3D 軟性内視鏡＋3D ヘッドマウントディスプレイ（3D-HMD）システム（ロボサージャンシステム）を用いている。3D-HMD は参加者全員が装着する。

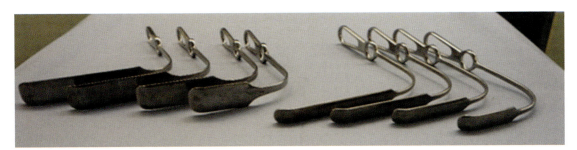

図 2 PLES 鈎と細径 PLES 鈎
通常のミニマム創内視鏡下手術で用いる PLES 鈎（左）はポートからの挿入が難しいため，細径 PLES 鈎（右）を用いる。

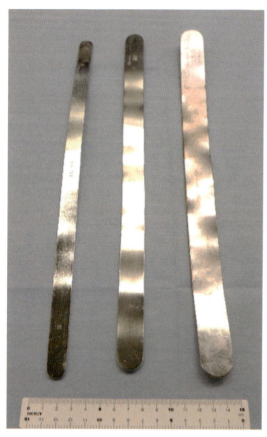

図3 スパーテル
2.5cm幅のスパーテル（右）はポートからの挿入が難しいため，2.0cm（中）あるいは1.5cm幅のスパーテル（左）を用いる。

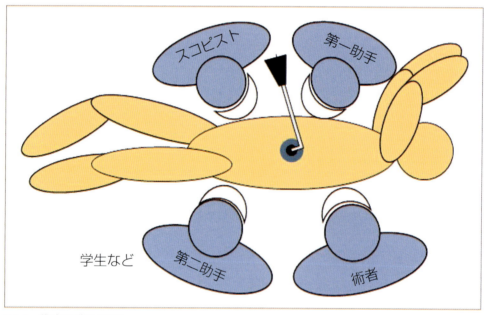

図4 術者の立ち位置
術者と第二助手は腎摘位の患者の背側に立ち，第一助手とスコピストは術者の対面に立つ。術者と第二助手は3D-HMDで180度回転した映像を見ながら手術を行う。第二助手は必須ではなく，学生などの立ち位置である。

（3）手術手技

①体位と術者の配置

- 体位は患側を上にした腎摘位とする。
- 術者は患者の背側に立ち，スコピストは術者の対面足側に立つ。第一助手は術者の目の前に立ち，第二助手は術者の足側に立つ（図4）。なお，本手術では術者と第二助手が立ち位置を入れ替わって，頭側の深いところを操作する場面も多い。第二助手は必ずしも必要ではない。

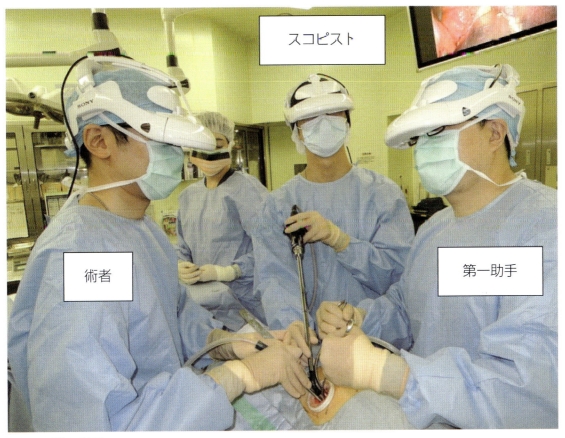

図5　手術の外景
スコピストは術者の対面から，先端を約90度曲げて内視鏡を挿入している。

- 一円玉創からの手術では，術者と同じ側から内視鏡が挿入されると，術者の器具と内視鏡の干渉が大きくなるため，内視鏡を対面から先端を約90度曲げた状態で挿入することにより干渉を抑えている（図5）。
- 内視鏡の映像は，術者の視線からは約180度回転した状態となっている。そこで，術者（および第二助手）は3D-HMDの画面回転機能により内視鏡映像を180度回転させ，ほぼ正対視した形で操作ができるようにする。内視鏡はできるだけ術者に正対するように，また，術者側に内視鏡が乗り出さないように，スコピストは内視鏡を構える。

②**皮切からシングルポートの作成**

- 第12肋骨先端に2cmの斜切開をおき（図6），皮下をよく剥離し，外腹斜筋の筋膜を切開する。皮膚切開は小さくても，筋鈎でできるだけ皮下を引き，筋膜を広く露出させ長く切開しておくことが，手術の操作性を向上させるポイントと考えている。なお第11肋骨先端の皮切の方が副腎に近いため，手術が容易になるかもしれないが，胸膜損傷のリスクを考え原則として行っていない。第12肋骨からでも操作性にそれほど遜色はない。
- 筋束はできるだけ鈍的に分けるが，必要ならば少しだけ切開する。筋膜同様，筋束もできるだけ広い範囲で分けておき，ポートの内縁が少しでも広がるようにしておく。
- 外側円錐筋膜を切開し，Gerota筋膜後葉，前葉を可及的に剥離してウーンドリトラクターXS®を装着してシングルポートを完成させる（図7）。狭い皮切からの後腹膜腔の展開は，バルブゲート鑷子®や細いスパーテル，細径PLES鉤，金属吸引管などを用い，粘り強く少しずつ進める。通常の後腹膜鏡下手術のようにバルーンによる剥離も可能とは思われるが，出血や腹膜損傷などのリスクを回避するため，丁寧に確認しながら剥離操作を行っている。鈍的剥離に，必要なら鋭的操作（電気メスやリガシュア®を用いる）を加えて，剥離を進めていく。

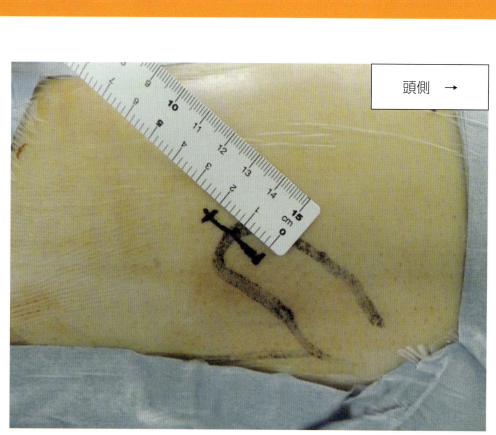

図6　皮膚切開ライン
第12肋骨先端に2cmの皮切をおく。

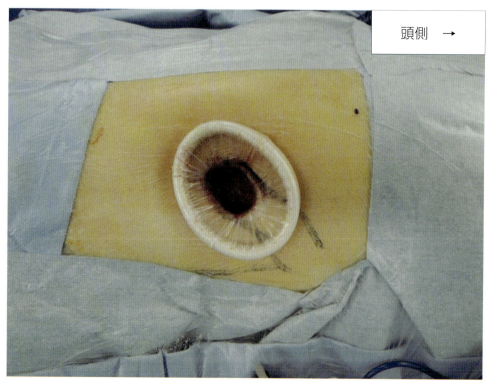

図7　完成したシングルポート
手術操作はこのポートのみから行う。

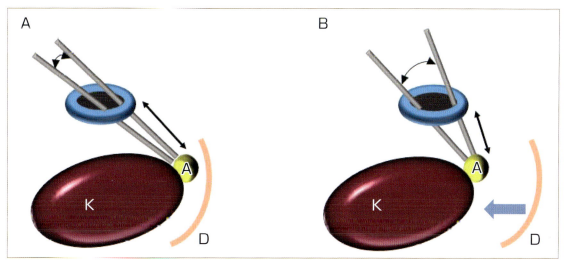

図8 ワーキングスペースのシェーマ
A：術野が頭側に偏ったままでは，良好な triangulation が得られない。B：腎（K）・副腎（A）を足側に牽引することで浅い術野となり，器具の triangulation も大きくなり操作性が向上する。D：横隔膜

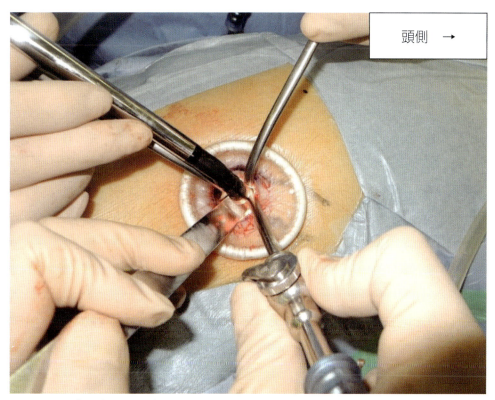

図9 シングルポートから操作している外景
術者は左手に 1.5cm 幅のスパーテルを，右手に金属吸引管を持ち，第一助手は細径 PLES 鉤を持ち，カウンタートラクションをかけている。

③ワーキングスペースの確保

- 1円玉創からの深部の操作では，術者の両手の器具がほぼ平行に並ぶ形となって窮屈になる。できるだけ器具の角度をつけるために，後腹膜腔を大きく剥離，展開し，広いワーキングスペースを確保する。また，腎・副腎の頭側を横隔膜などから剥離し，足側に下げることにより操作野をポートに近い位置に持ってくることで，比較的大きい triangulation が得られるようになる（図8）。周囲の剥離の際には，細径のスパーテルや PLES 鉤で適切なトラクション，カウンタートラクションをかける必要がある（図9）。
- 副腎頭側の剥離では，下横隔系の細い血管が副腎と交通しており（図10A），ガスレス手術では

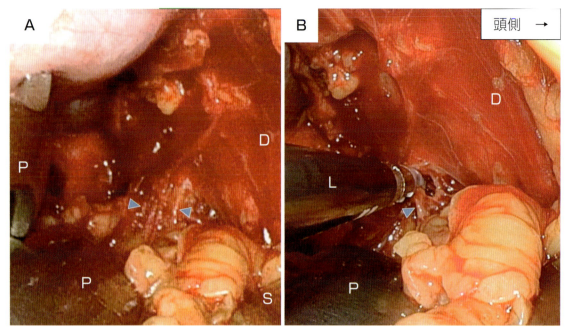

図10 副腎頭側の剥離
A：術者左手の細いスパーテル（S）と，第一助手両手の2本の細径PLES鈎（P）でトラクション，カウンタートラクションをかけることにより，副腎頭側には比較的広いワーキングスペースが確保される。副腎に連続する下横隔系の細い血管がみられる（矢頭）。B：これらの細い血管（矢頭）は主にリガシュアー（L）で処理する。D：横隔膜

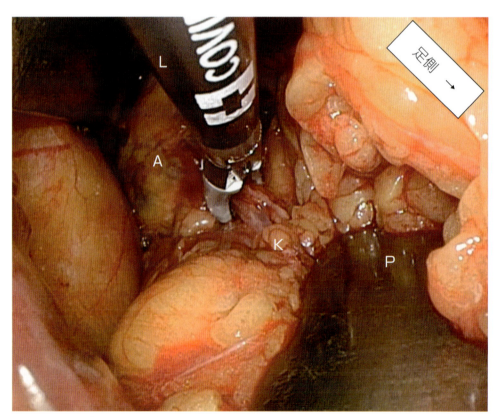

図11 腎と副腎の間の横断
腎（K）と副腎（A）の間をリガシュアー（L）で剥離している。助手がPLES鈎（P）で腎を足側に牽引することで，操作は創直下の浅い位置で比較的容易に行える。

　気腹圧による出血の抑制が得られないことから，丁寧に処理していく。1円玉創からでは，出血した際の対応に手間がかかる可能性があり，無理な鈍的操作は行わず，リガシュアー®を用いるなどして確実な止血を行いながら剥離することを心掛ける（図10B）。

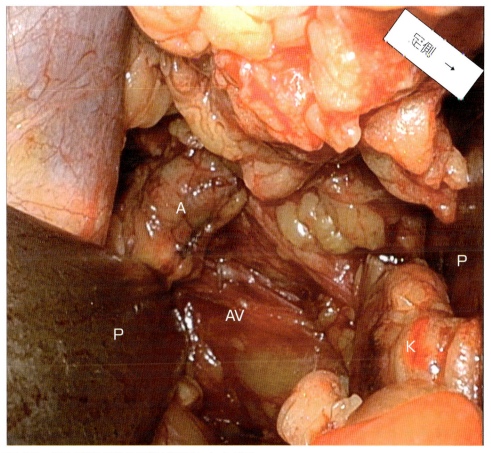

図12 腎と副腎の間の横断が終了したところ
助手が2本のPLES鈎（P）で腎（K）を足側に，副腎（A）を頭側に牽引すると副腎静脈（AV）が良く確認できる。

- なお，副腎の頭側の剥離の前に副腎静脈を処理すると，副腎頭側の剥離を非常に深い位置で操作することになるため，できるだけ副腎周囲，特に頭側の剥離を先にしておくことはポイントのひとつと考えている。

④左副腎静脈の処理
- 外側から腎と副腎の間の脂肪織を横断していき（図11），ある程度両者の分離が進んだら，細径PLES鈎2本を用いて腎を足側に，副腎を頭側に牽引する。この操作により副腎静脈が確認される（図12）。ここで腎・副腎に適切なトラクションをかけ，処理すべき副腎静脈をできるだけ長く露出させる。
- 1円玉創からの手術では，副腎静脈の切断において，鉗子を通して糸を渡し結紮する操作や通常のクリップの使用が難しいため，細径のエンドクリップを用いて中枢側に二重（図のように余裕があれば三重）にクリップをかけ（図13A），末梢側にも一つクリップをかけ，その間をリガシュアーで切断する（図13B）。

⑤副腎摘出および閉創
- 副腎静脈を切断した後は，残る付着部を剥離，切断し，副腎を摘出する（図14）。
- 出血や近接臓器損傷がないことを確認し，温生食で創内を洗浄した後，閉創する。
- ドレーンは術中の状況を勘案し留置を検討する。

（4）おわりに

　本手術を，2cm程度の創のみで完了するためには，適切なワーキングスペースの確保が肝要であり，それに対応した細径PLES鈎やスパーテルの選択が重要である。はじめから2cm程度のコイン創で行うのは，不慣れな術者にとってはハードルが高いと思われ，また，慣れた術者であっても患者の体型

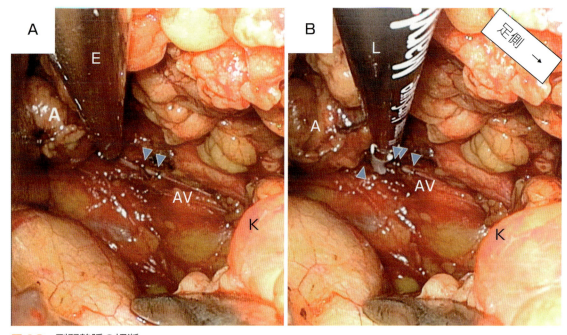

図13　副腎静脈の切断
A：十分に副腎静脈（AV）を剥離し，エンドクリップ（E）でクリップ（矢頭）をかけ，B：リガシュアー（L）でクリップの間を切離する。A：副腎，K：腎

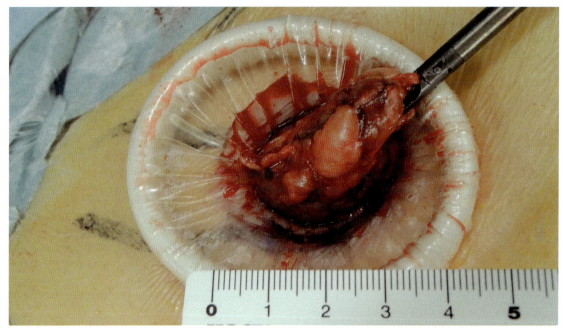

図14　シングルポートからの副腎の摘出
2cm径のポートから，ほぼ同じサイズの副腎が摘出される。

などの状況により困難なこともある。そのような場合には，皮切を若干（1cm前後）延長するだけで，通常のPLES鈎やスパーテルなどが使えるようになり，操作を進めやすくなる。整容性や低侵襲性をそれほど損なうことにはならない。あるいは，シングルサイト手術のように5mm以下のポートを1本追加しても良いかもしれない。きめ細かな調節が可能であるという本手術の利点を生かして，必要十分なサイズの創で，安全な手術を行うことが基本である。

2. 腎部分切除

- 腎癌の位置にかかわらず，無阻血・無縫合で単孔から腎部分切除ができる（図15）。
- 臍部の単孔からでも後腹膜的に腎部分切除ができる（図15）。

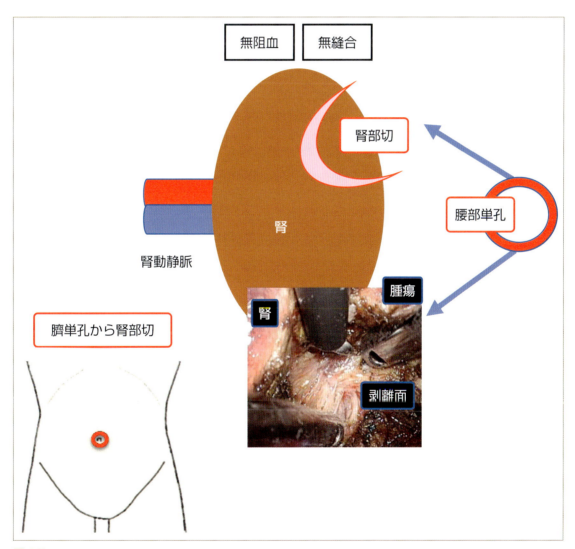

図15

<・腎癌の位置にかかわらず，無阻血・無縫合で単孔から腎部分切除ができる＞

手技は，「ガスレス・シングルポート泌尿器手術―入門編」に解説がある（34～53ページ）。腎癌の位置にかかわらず基本的に無阻血で行い，阻血は必要な場合にのみ行う（慣れた施設では阻血率は数％）。

このテーマについて，1）および2）で経験豊富な術者が解説。

1）ガスレス・シングルポート無阻血・無縫合腎部分切除：腎門型腫瘍

東京医科歯科大学大学院腎泌尿器外科
齋藤一隆

（1）はじめに

腎部分切除は，根治的腎摘除とほぼ同等の制癌効果を有し，腎機能が良好に温存されることより，小径腎腫瘍に対する標準術式となっている[1,2]。また，単腎あるいは低腎機能症例や，外方突出型のT1b症例などに対しても腎部分切除が選択されることもある。

当施設では，安全かつ確実な腫瘍の摘除と，最大限の確実な腎機能温存を目的として，腎血管を遮断（阻血）しない無阻血での腎部分切除を行ってきた[3]。これにより阻血・再還流による腎機能障害が回避され[4~6]，切除が完了した時点で無阻血下に完全な止血が得られているため，腎実質縫合も不要となる。その結果，腎実質縫合による有効腎実質量の低下[7,8]，および術後仮性動脈瘤のリスクが回避あるいは軽減される[9]。

無阻血での腎部分切除では，阻血による切除時間の制約がなくなる一方，切除時の確実な止血操作が要求される。当施設で進めてきた無阻血下の腎部分切除では，手術ステップが定型化され，安全かつ確実に手術を遂行することが可能になっていると考えられる。

3Dヘッドマウントディスプレイ（3D-HMD：HMM-3000MT®）を併用することで，眼前に立体拡大視野が得られ，より精細な止血操作に役立つ。3D-HMDの画面回転機能により，術者の立ち位置によらず自然な向きの視野が得られ，より直感的な鏡視下操作を行うことが可能となった[10,11]。

以下にガスレス・シングルポート／腎無阻血・無縫合／腎部分切除（腎門部腫瘍）について解説する。

（2）対象症例

腫瘍の解剖学的位置や大きさによらず，腎部分切除の適応となる全症例を，ガスレス・シングルポート腎部分切除（無阻血・腎実質無縫合）の対象としている。この項では，腎門型の手術を提示する。

（3）術前の準備

- 術前にCTやMRIで，腫瘍の位置，大きさ，形状，描出される栄養血管がある場合にはその走行，を十分に確認しておく。特に，腫瘍深部の形状と深さを十分に評価しておくことが重要である。
- 腫瘍の切除は原則無阻血で行うが，腎動静脈をあらかじめ確保することもあり，根治的腎摘除の際と同様，腎動静脈の本数と走行も確認しておく。
- 根治的腎摘除および副腎摘除と同様，コントロール不良の糖尿病やステロイド内服など，特記すべき感染リスクのない症例では，原則として周術期抗菌薬予防投与は行わない。

（4）手術手技

①患者の体位および術者の立ち位置

- 患側を上にした腎摘位にて手術を行う。腰部を屈曲させ，第12肋骨と腸骨稜との間を十分に伸展させ（図16），術者は患者の背側に，第一助手は，術者の対面に位置する。
- ロボサージャン手術では，スコピストは，術者の対面，第一助手の横に立ち，内視鏡は術者の真

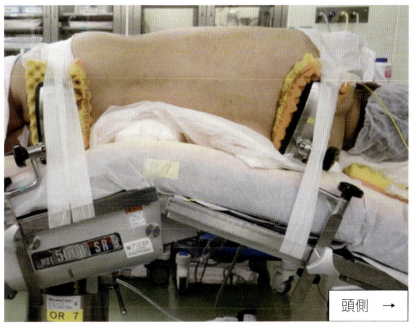

図16 体位（左腎部分切除）

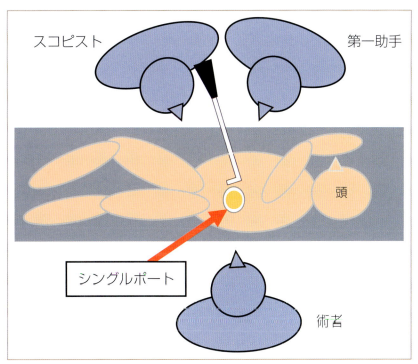

図17 ガスレス・シングルポート・ロボサージャン腎部分切除の術者配置（左腎部分切除）

向かいから挿入することを原則とする。これにより，内視鏡と術者の器具のバッティングが避けられる。
- 術者（および第二助手）は，内視鏡で撮影している映像を180度回転させて3D-HMDに映し出すことで，立ち位置によらず，肉眼視した場合と同じ向きの映像を見ることが可能となる（図17）。

②シングルポートの作成（図18）
- 腎摘位にて，左第12肋骨先端部に皮切（通常4cm台）をおき，斜筋群を可及的に筋層に沿って分けて展開し，横筋筋膜，外側円錐筋膜を切開し，後腹膜腔に到達する。
- いわゆるGerota筋膜後葉・前葉と呼ばれる網目状の結合織を剝離し，後腹膜の操作腔を広げて，

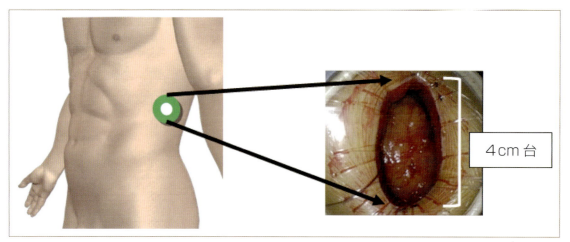

図18　シングルポート作成

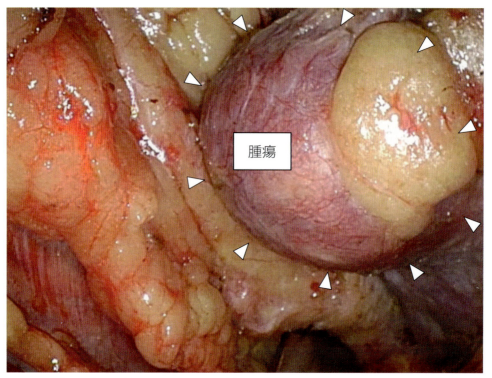

図19　ポート直下に位置する腎門型腎腫瘍

ウーンドリトラクター®を装着し，シングルポートを作成する。この操作は根治的腎摘除と同様である。

③腎の授動
- シングルポートを作成したら，ポート直下に腫瘍が位置するようになるまで腎を十分に授動する（図19）。この操作により腎の上極や，腎門部など，腫瘍がポートから遠方に位置する例においてもシングルポートアクセスでの切除が可能となる。
- 腎周囲脂肪被膜と周囲（腰方形筋，腹膜）との間を剥離し，さらに上極部では部分的に脂肪被膜と腎被膜の間で剥離し，十分に腎を授動する。脂肪被膜が固く肥厚し，ワーキングスペースの確保や，腎の授動化が困難な場合には，脂肪被膜の一部を摘除する場合もある。
- また，脂肪被膜と腎実質との癒着を認める例もあるが，その場合でも，腎実質の切除ラインが確実に確認できるように丁寧に剥離をするように心がける。
- 腎門型腫瘍の切除では，腎門部での腫瘍血管の処理が必要となる場合もあるため，あらかじめ腎

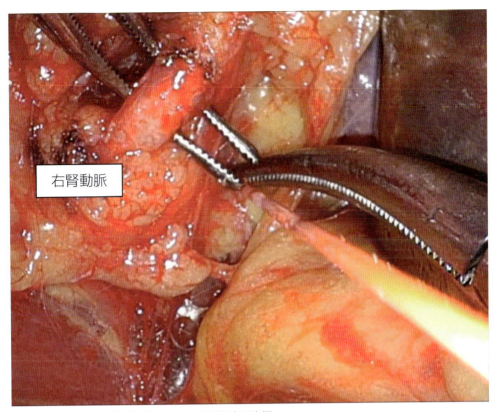

図20　腎門型腫瘍切除時における腎動脈の確保

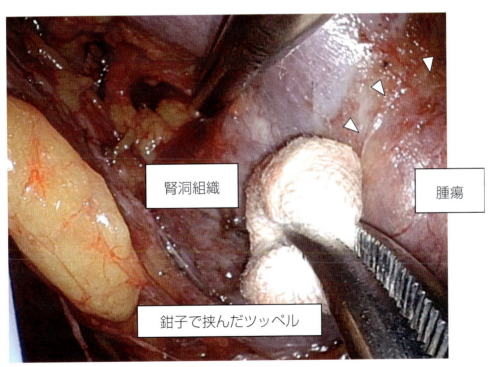

図21　腎門型腫瘍切除における腫瘍（矢頭）と腎洞組織の剥離
腫瘍を腎門から起こしている。

動（静）脈をテーピングしておく（図20）。
- いわゆる Gil-Vernet 様アプローチにて，腎門部で腫瘍と腎洞組織（腎動静脈などの血管および尿路を含む）との間を剥離し，腎門側の切除面を明らかにしていく（図21）。
- 個別手順の項で示したように，腫瘍と腎洞組織との間にスペーサーを挟むこともある。

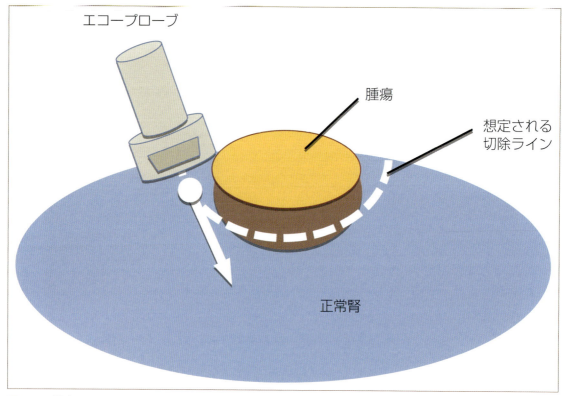
図22　術中エコーを用いた切除のプランニング

(5) 無阻血腫瘍切除 (Mushroom technique)
①腫瘍周囲腎実質の凝固切開
- 必要十分な腎の可動性を得た後，術中エコーで腫瘍の位置を確認し，切除のプランニングを行う（図22，23）。
- 腫瘍の形状を全周性に十分観察し，必要十分なマージンを取って切除が行えるよう，腎表面での切開ラインと，そこから深部に向かって切開を進める角度をイメージする。
- 次に腎実質の切開を開始するが，超音波凝固切開装置，またはドライカットモード電気メスを用いる。最近では，ドライカットモードの電気メスを多用している。電気メスを使用することにより，腫瘍の形状に合わせた，より微細な切除ラインが作成できると思われる。
- マーキングラインに沿って，腎実質を電気メスで5mm程度の深さで全周性に切開し，溝を作成する。その後にソフト凝固モードのパドル型のイオアドバンス電極を用いて適宜止血を行いながら，溝を鈍的に剥離し，腫瘍のアウトラインを明らかにする。
- 超音波凝固装置を用いる場合には，アクティブブレードを7〜8mmの間隔で腫瘍周囲の全周にわたって刺入・凝固（約40秒間）し，刺入孔の間を凝固切開し，腫瘍周囲の全周に溝を作成する（図24〜26）。この操作によりキノコ状に切除される腫瘍のアウトラインが明らかとなる。

②腫瘍底部の結紮牽引
- 次のステップとして，腫瘍周囲に作成した溝をさらに鈍的に剥離をすすめる（図27）。この際になるべく腎実質の線維構造に沿った鈍的剥離を行い，出血があった場合にソフト凝固で止血する。
- 鏡視下に得られる拡大視野を生かし，出血点を正しく認識して，精細な止血を行うように心がける。これを繰り返し，溝を深くしていくと腫瘍は底部で腎実質と繋がった状態になる。
- これを絹糸などで結紮し牽引挙上すると，キノコの茎状に，次に切離する腫瘍底部の形状が明ら

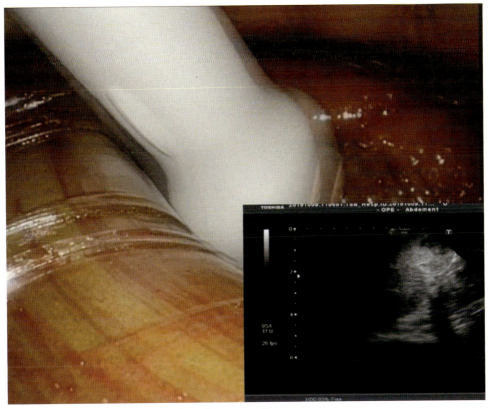

図 23　術中エコーを用いた切除のプランニング
ピクチャーインピクチャー機能により 3D-HMD に映し出される 2 画面。ここでは内視鏡像は 3D，エコー像は 2D である。

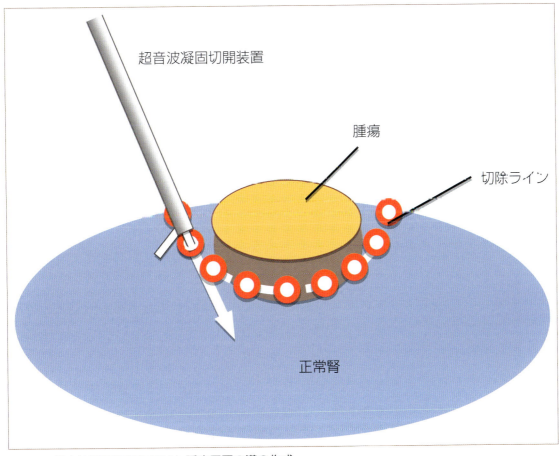

図 24　超音波凝固装置を用いた腫瘍周囲の溝の作成

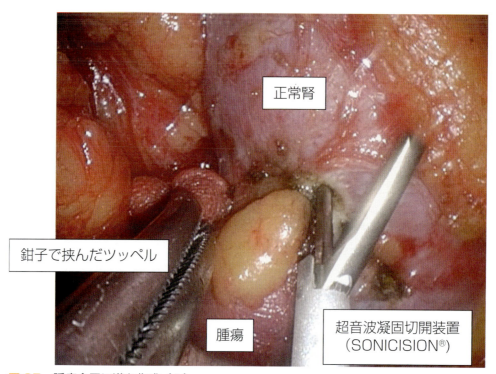

図25　腫瘍全周に溝を作成（1）
超音波凝固切開装置を用いて腫瘍全周性に孔を作成する。

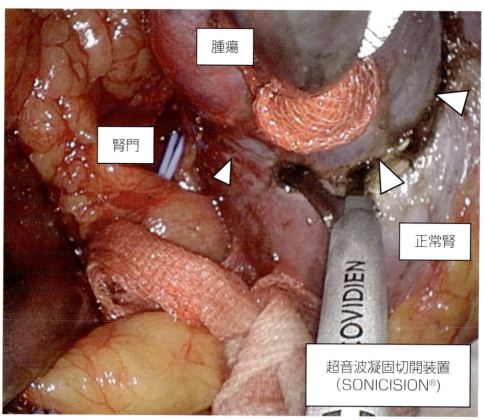

図26　腫瘍（矢頭）の全周に溝を作成（2）
孔と孔の間を超音波凝固切開装置で切開する。

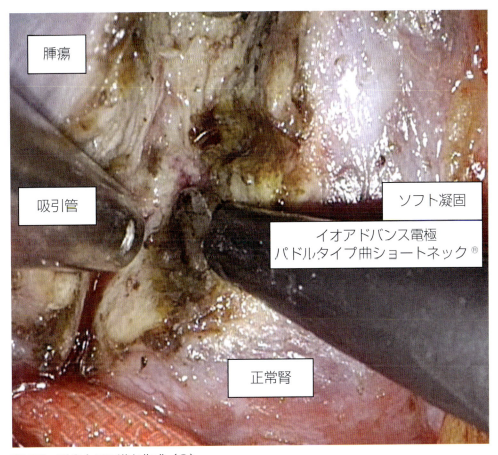

図27 腫瘍全周に溝を作成（3）
ソフト凝固を用いて剥離，止血し，溝を完成させる。

かとなる（図28, 29）。

③腫瘍底部の切断，腫瘍摘出
- 結紮牽引された腫瘍底部を切離し，腫瘍を摘出するステップである。
- 先のステップで，切離される腫瘍底部が結紮されて，形状も明らかとなっており，イオアドバンス電極にて，底部組織を少しずつ丁寧に，適宜止血を行いつつ切離を進めていく（図30）。
- 中心型・腎門型腫瘍に対する腫瘍底部の切離に際しては，腎洞脂肪組織を目印として脂肪組織を確認しながら切除する（図31）。
- また，結紮保持される腫瘍茎部に腎杯，腎盂などの尿路が含まれることが多く，これを同定し連続縫合を加えながら腫瘍茎部を切離して，尿路開放を避けるようにする。

(6) 腎実質切離面の処理
- 腫瘍摘除後の腎切離面の止血を丁寧に確認するとともに，インジゴカルミンを静注して，尿の流出の有無をチェックする。
- 無阻血すなわち腎に血流がある状態での止血が得られているため，腎実質縫合は行わない。
- 尿路が解放された時には，連続縫合用吸収糸にて尿路を縫合閉鎖する（図32）。
- 縫合閉鎖したのちに，タコシール®にて切離面を被覆することもある（図33）。

(7) 閉創
- 術野を生理食塩水で洗浄し，脂肪被膜で腎実質欠損部を補填するように縫合閉鎖する（図34）。
- ドレーンを切除部近傍に留置し，創を層別に縫合する。
- 皮膚は真皮埋没縫合にて閉創する。

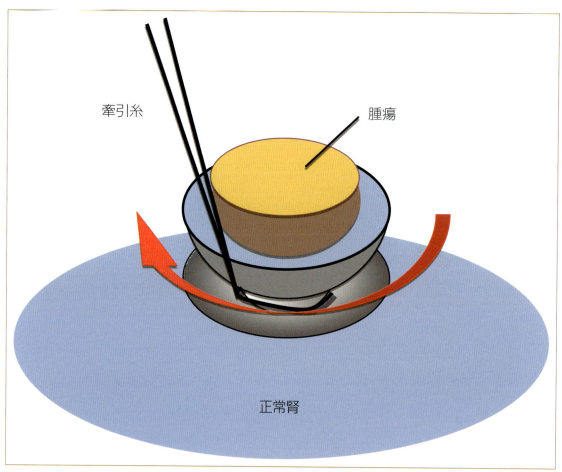

図28　マッシュルームテクニック
ゆるく結紮した糸で適度に牽引し，腫瘍底部を離断する。

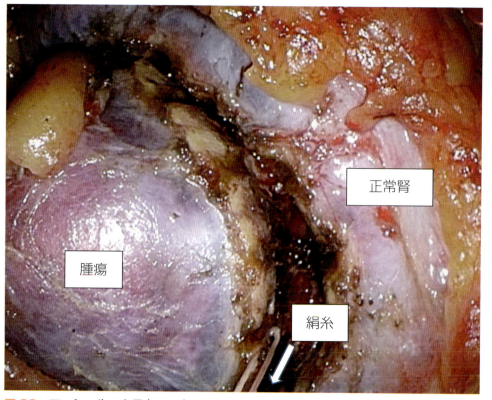

図29　マッシュルームテクニック
腫瘍底部に絹糸をかけて適度に牽引する。

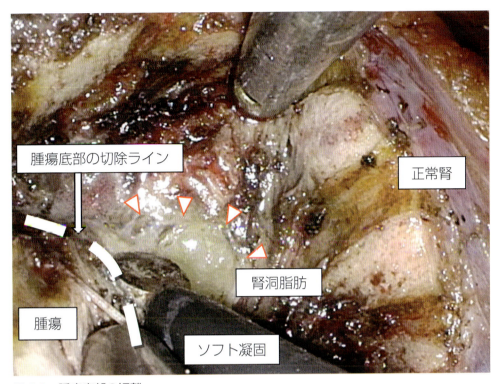

図 30　腫瘍底部の切離
腎門型腫瘍では，腎洞脂肪組織（矢頭）を剥離面として底部を切離する。

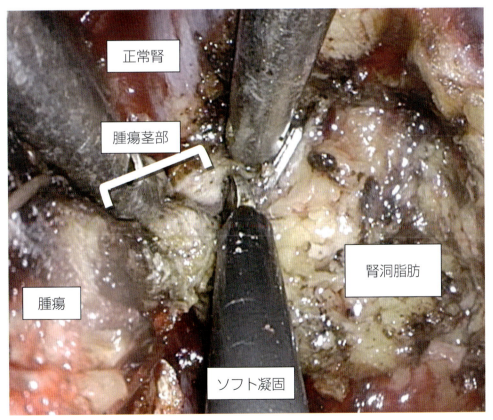

図 31　腫瘍底部の離断
腎洞脂肪が広汎に露出している。

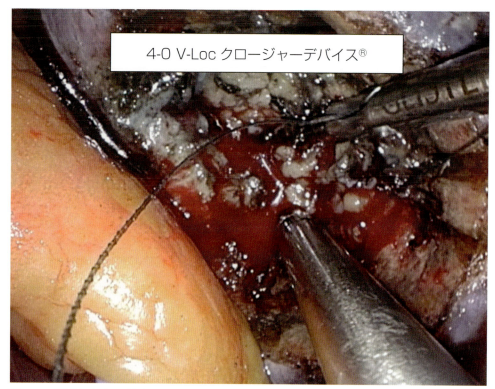

図32　尿路開放部の縫合閉鎖

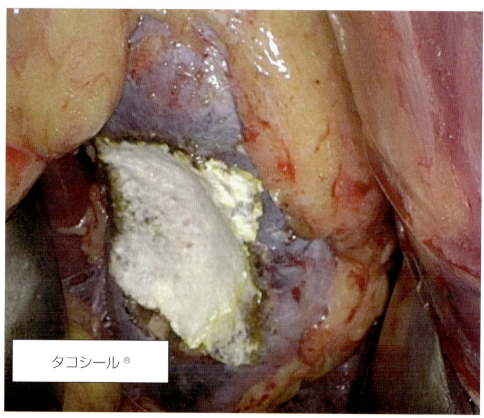

図33　切除部をタコシール®で被覆

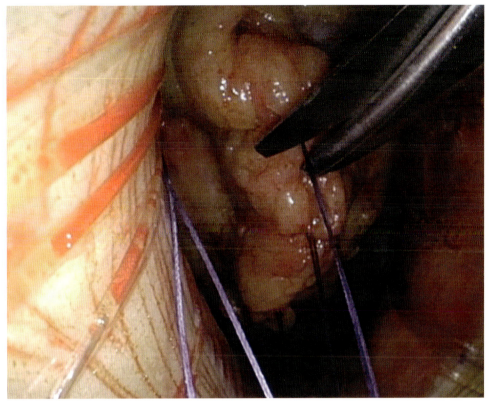
図34 腎脂肪被膜で切除部を被覆

(8) おわりに

　ガスレス・シングルポート／腎無阻血・無縫合／腎部分切除は，ソフト凝固装置などの適切な止血・剥離機器を用いることで，中心型・腎門型によらず，ほとんど全ての小径腎腫瘍が適応となる。HMDシステムにて得られる精細な立体拡大像により確実な切離・止血操作が可能となり，本手術がより安全・確実に行える。

参考文献

　文献の章に記載。

2）ガスレス・シングルポート無阻血腎部分切除のポイント

がん・感染症センター都立駒込病院腎泌尿器外科
古賀文隆

(1) はじめに

　小径腎細胞癌に対する腎部分切除は，根治性，腎機能温存，安全性の全ての要件を満たすことが望ましい。当施設では，PADUA score≧10 の complicated case を含め腎部分切除の適応がある症例全てに対し，3D－ヘッドマウントディスプレイ（3D-HMD）システムを用いたガスレス・シングルポート・無阻血・腎部分切除を行っている。腎部分切除のアウトカムの総合的評価法の1つとして trifecta（切除断端陰性＋最大限の腎機能温存＋合併症なし）達成率による評価法があるが，当施設では本術式で95％を越える高い trifecta 達成率を示すことを報告してきた[1]。本項では，無阻血・腎部分切除を安全かつ円滑に行うためのポイントを述べる。

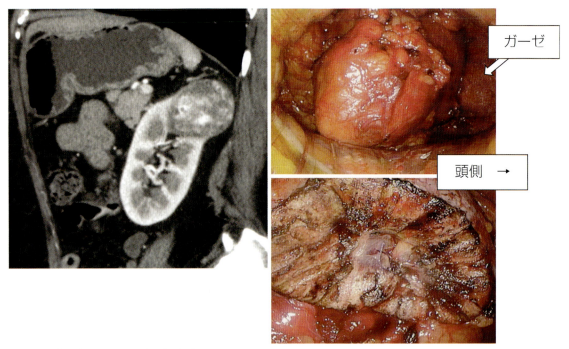

図 35　左上極の cT1b 淡明細胞癌
腎の授動により第 12 肋骨先端部の径 5cm のシングルポート直下で手術操作が可能となる。腎頭側にガーゼを詰めて腎上極がポートに向かって立つように術野を確保している（右上）。腫瘍底部中心部の腎杯近傍の出血はエナジーデバイスを使用せず縫合結紮にて止血した（右下）。

（2）使用器具

3D ハイビジョン内視鏡はオリンパス社製の deflectable scope を，HMD はソニー社製医療用ヘッドマウントディスプレイを使用している。シングルポートの作成は Alexis Wound Retractor S（Applied Medical）を，術野の展開には各種 PLES 鉤・スパーテルを，腫瘍底部の処理の際の術野の作成にはツッペル鉗子の他，プラスチック製の細い吸引嘴管を使用している。前方からの腎動静脈の剥離が必要な症例では，術野の固定に Omni-Tract FastSystem（小児用ブレード：Integra）を用いている。超音波凝固装置はワイヤレスタイプのソニシジョン（Covidien）を使用している。止血にはバイポーラプレミアムフォーセプスと腎実質の剥離操作にも有用な IO ソフト凝固パドル電極（いずれも Erbe）を，圧迫止血には吸収性止血剤であるインテグラン（日本臓器製薬）を使用している。持針器と鑷子はペンホルダータイプの ValveGate PRO（Geister）を，腎血管の剥離が必要な症例には腹腔鏡手術用のメリーランド型鉗子を用いている。

（3）腎部分切除をシングルポートから無阻血で安全かつ円滑に行うポイント

術式の詳細はすでに報告した通りであり[2]，本書の別項を参照されたい。無阻血腎部分切除は大きく分類すると以下の3ステップで構成される。1）シングルポート直下で腎部分切除を行うための腎の授動，2）腎皮質部の切除マージンの確保，3）腫瘍底部の処理。無阻血腎部分切除を安全かつ円滑に行うポイントとして，①シングルポートの設置部位と体位，および，②合併症低減のための留意点について述べる。

①シングルポートの設置部位と体位

- 通常は，第 12 肋骨先端部の 4～5cm 前後の皮膚切開でシングルポートを作成し，腎の授動によりポート直下に腫瘍を移動させて腎部分切除を行う。
- 腎上極の腫瘍は第 12 肋骨先端部ポートから距離が遠く一見手術操作が困難そうに思えるかもしれないが，Gerota 筋膜外層，さらには腎線維被膜外層での腎の授動によりほとんどの症例でポート直下での手術操作が可能となる（図 35）。
- 腎は腎茎で固定されているため，腎茎から遠い部位ほど授動により可動性が高くなる。逆に，腎

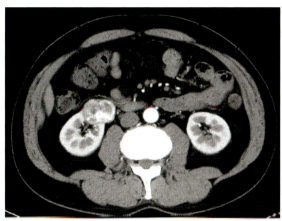
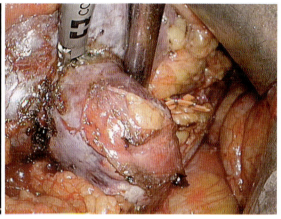

図36　腹側よりの側腹部ポートから無阻血腎部分切除を施行した右腎門部下極よりの淡明細胞癌症例
右第12肋骨先端部から4cm腹側を外側端とする皮切で，4cmの側腹部ポートを作成した。

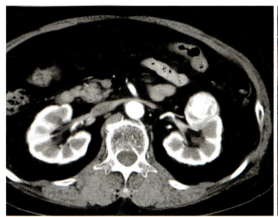
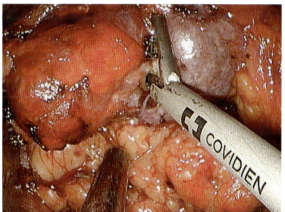

図37　上腹部ポートからの腹膜外前方到達法により無阻血腎部分切除を施行した左腎門部腹側の淡明細胞癌症例
4cmの左上腹部ポートからの腹膜外前方到達法により展開された術野で，高い自由度での手術操作が可能である。

　茎周囲は十分に腎の授動を行った状態でも可動性に乏しい。腎の前後方向の可動性は，腎腹側には柔らかい構造物である腹膜が存在するため腎の前方への可動性は良好で腎背側には広い操作空間を作成できる。一方で，後方への可動性は大腰筋や体壁筋の存在により制限される。

- 無阻血腎部分切除では，直線的な器具である超音波凝固装置を用いて腫瘍周囲に切除マージンを確保するため，可動性の乏しい腎門周囲かつ腎腹側に位置する腫瘍では，第12肋骨先端部ポートから超音波凝固装置を適切な角度で刺入することが困難な状況にしばしば遭遇する。当施設では，腎門周囲かつ腹側に腫瘍が位置する症例に限り，シングルポートを第12肋骨先端より腹側に設置するようにしている。
- 具体的には，通常の側臥位より仰臥位気味に体位をとり，シングルポート位置を第12肋骨先端部から4〜5cm前方に設置することで適切な超音波凝固装置のブレード刺入が可能となる（図36）。
- 仰臥位で行う上腹部ポートからの腹膜外前方到達法は，より良い術野を固定できて有用であるが（図37），側臥位での前方ポートからのアプローチの方が通常の側腹部アプローチとほぼ同様の操作で後腹膜を展開できるので，経験の浅い術者でも時間をかけず容易に行うことができる。

②合併症低減のための留意点
　術後合併症のリスクの低減と最大限の腎機能温存のために，特に腫瘍底部の処理の際に留意しているポイントを述べる。
ⅰ）出血，仮性動脈瘤・後出血および腎機能低下
- 腎実質内の細動脈からの出血はバイポーラによるピンポイントの止血を行う。動脈は切断端が腎

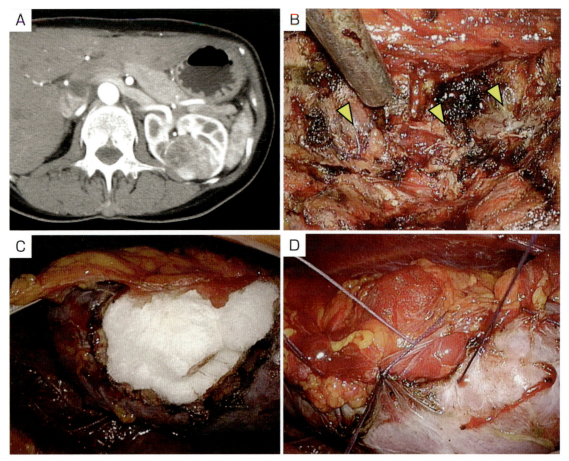

図38 完全埋没型の左cT1b嫌色素性腎細胞癌症例
術中インジゴカルミン静注で3ヵ所の腎杯開放（矢頭）が確認され縫合閉鎖した（B）。腎実質欠損部には吸収性止血剤（インテグラン）を充填し（C），脂肪被膜で被覆し縫合閉鎖した（D）。この症例は腎背側の脂肪被膜が極めて薄い症例であり，腹側の脂肪被膜を腎実質欠損部背側縁の線維被膜と縫合した。

実質の奥に埋没することが少ないため比較的容易に止血できる。
- 切離面表面からの静脈性出血はバイポーラやIO電極によるソフト凝固で止血する。切離面より深部からの静脈性出血はエナジーデバイスでの止血が困難な場合がある。エナジーデバイスでの広範囲に亘る盲目的止血は深部血管の閉塞による腎機能低下をきたすため回避し，吸収性止血剤の補填で一次止血を図り，部分切除終了後に浅く縫合結紮し止血するようにしている。
- 無阻血腎部分切除では仮性動脈瘤や後出血の発生は極めて稀である[3]。その理由として，無阻血であるがゆえ，出血点を確実に止血しながら腫瘍底部の処理を行うこと，腎実質縫合を行わないことがあげられる。
- 腎実質欠損部の止血を確認後，後出血の予防目的に吸収性止血剤を腎実質欠損部に充填し，脂肪被膜を縫合閉鎖する（図38）。

ⅱ）尿漏
- 腫瘍底部の処理を行っている間にインジゴカルミンを静注し，腎部分切除終了後に腎実質切離面を十分に観察することで尿路開放の有無を確認する。
- 腫瘍底部の処理は全周性に中心部に向かうように進めていくが，錐体は鈍的剥離で出血もほとんどなく容易に深部まで進んでいく。錐体剥離の行き着く先には腎杯が存在することを意識しておくことが重要である。
- 腫瘍が腎洞に接触している症例では，腎洞脂肪に到達して腫瘍被膜に沿って鈍的に腎洞脂肪を剥離していく必要があるが，術前の画像診断で腫瘍底部が腎実質内に止まる末梢型腫瘍の場合は，錐体剥離を深く行き過ぎないよう，不必要に腎杯を開放しないよう留意する。

- 腎杯の開放が確認された場合は，吸収糸による縫合閉鎖を行う。開放した腎杯組織の熱損傷が強いと閉鎖不全や創傷治癒機転の遅延による尿漏の長期化のリスクに繋がると考えられる。繰り返しになるが，腫瘍底部，特に腎杯および錐体組織周囲のエナジーデバイスの使用の際は腎杯粘膜の熱損傷に十分留意する必要がある（図35）。
- 腎実質欠損部への吸収性止血剤の充填は，腎杯を縫合閉鎖した症例の術後尿漏予防にも有効と考えている（図38）。尿路上皮細胞は再生増殖能が高く，多少腎杯粘膜の間に隙間があっても，尿路上皮細胞がシート状に増殖する足場があれば開放した腎杯は短期間で閉鎖しうる。
- 吸収性止血剤の中でインテグランは，細胞培養プレートのコーティング剤として使用されるアテロコラーゲンを主成分とする。アテロコラーゲンは上皮細胞増殖促進作用があり，尿路上皮化の良い足場になると考えられ，腎杯開放部のインテグラン充填が早期腎杯閉鎖に寄与すると期待して用いている。
- 術中は開放尿路が縫合閉鎖されていても，術後の尿流鬱滞による腎盂内圧の上昇が原因で尿漏が発生するケースもありうる。このような理由によると考えられる術後尿漏症例は，筆者の経験ではいずれも下極腫瘍である。
- 内側に突出する下極腫瘍では尿管を腫瘍から剥離する必要がある。剥離操作および術野の確保の際に上部尿管にダメージが加わっている可能性があり，尿管の蠕動不良などによる腎盂内圧上昇を引き起こし，術後尿漏が発生するものと考えている。したがって，尿管の手術操作は愛護的に行い，かつ最低限に止めるべきであろう。
- 下極腫瘍で腎杯が開放した症例では，後腹膜留置ドレーン抜去前にエコーで尿流鬱滞がないことを確認し，尿流鬱滞の所見があればドレーン抜去の時期を遅らせている。

参考文献
　文献の章に記載。

＜・臍部の単孔からでも後腹膜的に腎部分切除ができる。腎尿管全摘除もできる＞
　このテーマについて，3）で解説。

3）経臍アプローチによるミニマム創内視鏡下手術―腎部分切除と腎尿管全摘除

豊橋市民病院泌尿器科
長井辰哉

(1) 経臍アプローチとは

　ミニマム創内視鏡下手術は，数cm以下の小切開創から後腹膜腔を大きく展開し，内視鏡観察下に後腹膜臓器の摘出などを行う手術である。主な対象臓器は上腹部では副腎および腎・尿管，下腹部では膀胱と前立腺であり，それぞれに対しXⅡ肋骨先端付近と，下腹部正中の皮膚切開が多用されている[1]。多くの場合，この二つの到達法は最も安全であり，かつ必要十分な術野を得ることができる優れた方法である。
　われわれは，これに加えて新たなアプローチ法として上腹部傍腹直筋切開にて腹膜外で腎に到達する前方腹膜外アプローチを報告し，仰臥位のまま，前方からでも容易に腹膜外に後腹膜臓器に到達可能であることを示し，後方に張り出す大きな腎腫瘍や，腹膜側にある小腫瘍の腎部分切除，あるいは腎尿管全摘除などに有用であることを報告してきた[2〜4]。ただし前方からのアプローチは背側からのそれに比し，どうしても創が目立ちやすいという欠点がある。この欠点を解決する方法として，前方

からではあるが臍からの小切開下に，腹膜外に後腹膜腔に到達する，臍創アプローチ法を報告し，さらには，その発展型と言える，臍創から皮下を剥離して可動性を増すことにより，臍創を外側や，頭側，尾側にスライドさせた後，傍腹直筋切開で後腹膜に入る臍創スライド法についても報告してきた[5,6]。臍創アプローチは特に整容性の点で従来のミニマム創手術のアプローチ法より優れていると言え，また，皮膚の可動性の大きさを有効に利用する臍創スライド法は，創の整容性を全く損なうことなく，適応を上腹部，下腹部に大きく拡げられるという利点がある。現在では臍創スライド法を臍創アプローチの基本としている[7]。

われわれは本法を主に腎部分切除，腎尿管全摘除に行ってきたが，それぞれの術式につきその詳細を解説する。

（2）臍創アプローチ，臍創スライド法の対象

創の小ささを最大限に生かせる腎部分切除，および創スライドの恩恵の最も大きな腎尿管全摘除の患者がよい対象となるが，それ以外にも後腹膜臓器の多くの手術が可能である。

腎部分切除では，その対象になる腎癌の患者のうち背側，上極を除いた患者が対象になる（上極の腫瘍も可能ではあるが難易度が高い）。ただし，導入時については3cm以下，下極の腫瘍で，できれば阻血不要の患者を選択する方が安全である。また一般的に女性の方が腹部が比較的薄く，臍から腎までの距離が近いためより容易である。また皮膚も柔らかくスライドも容易に行えるため，前方から腹膜外に腎に到達する方法に慣れている施設以外では，女性患者で経験を積む方が，習得が容易であると思われる。また肥満症例は特に初期症例としては避けた方がよいと考える。

腎尿管全摘除は臍創単独から，腎上極〜尿管下端までの処理をすべて行えるため臍創スライド法の最もよい適応である。特に女性においては創の整容性の点から見て最も優れた方法と言える。

（3）手術方法

①手術体位

- 患者を仰臥位に置き，臍の直下背側に低めの腰枕を入れ，腹部がわずかに伸展するような体位とする。
- このようにすると，臍部と後腹膜腔との距離が縮まり手術が容易になる。あまり高い腰枕を入れすぎると創から対象臓器への距離がむしろ大きくなることもあるので注意が必要である（図39）。

②皮切

- 臍外縁に全周性の皮切を加える。切開部位としては臍縁ぎりぎりで十分であるが，やや縦長の楕円型にすると創がより大きく広がり，手術が施行しやすくなる（図40A）。
- また，どうしても創が小さく手術に支障をきたすようであれば，上下に1cm程度の縦切開を加えれば整容性をあまり損ねることなくさらに大きな開口部が得られる。臍のレベルでの皺の状態によっては横長の楕円形の方がより目立たない創になる可能性もあるため，症例の状況によってはこちらを選択する（図40B）。

③皮下剥離

- 皮下を切開剥離する。皮下脂肪織は切開創から垂直に筋膜に向かって切開するのではなく，臍からやや離す方向に臍を頂点として底部が筋膜上にくる富士山型をイメージするように皮下脂肪織を切離する。あまり臍に近く切開しすぎると，臍の血流障害を起こす可能性がある。
- 次いで腹直筋前鞘に到達したら，ここから両外側，頭尾側に向かって皮下脂肪織はできるだけ広く剥離する。大きく剥離するほど創の可動性がよくなり，後述の創スライドがやりやすくなり，より手術は容易になる。
- 特に，病側だけでなく反対側も広く剥離することが，十分な可動性を得るコツである（図41）。

④臍創スライド

- 十分に皮下を剥離した後，創部にWound Protector（当科ではLapprotector HF1210を使用）を

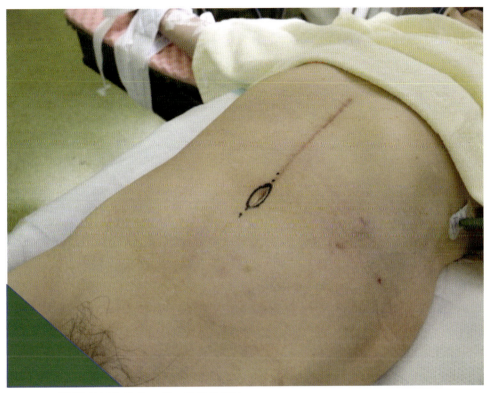

図39　手術体位は仰臥位，軽い腹部伸展位

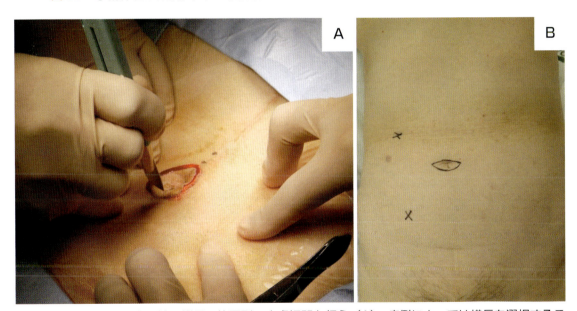

図40　臍の周囲に，全周性に縦長の楕円型の皮膚切開を行う（A）。症例によっては横長を選択することもある（B）。図の×印は下腹部と上腹部のスライド先の目安。

装着する。
- 次いでRetractorを用いて創を目的の位置までスライドさせる。腎部分切除の場合には下極であればほぼ真横にスライド，それ以外では腫瘍の位置に合わせ斜め頭側へスライドさせる（当科ではThompsonのRetractorを使用している）（図42）。
- また，腎尿管全摘除の場合，われわれはまず尿管下端側の処理を先行させることが多いが，下端側の場合にはまず下側方へスライド，ついで上側方へスライドと術中に必要に応じてスライド方向を変化させる（図42）。

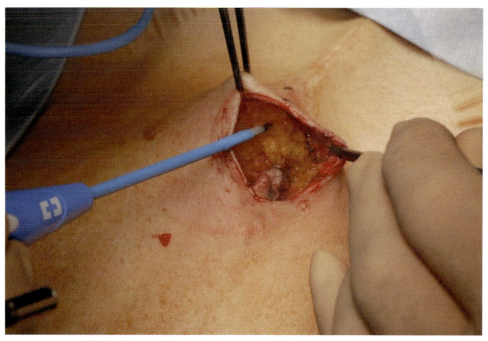

図41　皮下脂肪織を大きく剥離する

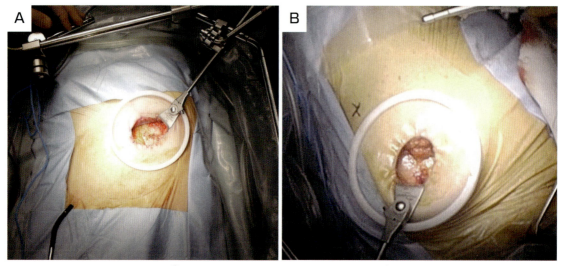

図42　創縁にLapprotector®を装着してThompsonのRetractor®で創を牽引し，上腹部（A）または下腹部（B）にスライドさせる。

⑤筋膜切開
- 腹直筋外側，いわゆる傍腹直筋切開で腹直筋前鞘，（上腹部であれば）後鞘を切開剥離し，腹膜前脂肪を経て腹膜前面に至る。

⑥腹膜剥離
- 腹膜を丁寧に外側に向かって剥離する。この時点では，すでに通常の傍腹直筋切開と全く同じである。
- 一定の経験を得るまでは，あるいは上腹部で腹膜が薄く通常の方法では剥離困難な場合には，横筋筋膜を腹膜側につけるようにして剥離すると比較的容易に剥離できる。
- 腹膜が破れた場合には適宜3-0 vicrylなどで縫合する。腹腔内容が出てきてしまうような大きな損傷でなければ，ガーゼなどでそれ以上広げないように保護しながら剥離を進め，閉創時に修復でも十分である。
- 手術操作に慣れれば，PLES鈎を用いて大きく剥離するなど多少大胆に剥離を行っても問題は生

じない。
- 頭尾方向の剥離に関しては，できるだけ大きく剥離することが望ましいが，特に最初の段階で大きく剥離しようとすると腹膜損傷をきたすこともあるため，慣れるまでは2～3cmの幅にとどめ，先に腹直筋外縁より外側，さらには背側に向かう剥離を先行し（Flank Padが見えてくれば大胆な剥離でもまず腹膜損傷は起きない），次に外から創に向かって手前に戻りながら剥離を広げるようにすると比較的容易である。
- 創直下では直視により手術操作を行うが，十分に側方，背側まで剥離した時点では直視での視野確保は難しくなるため，内視鏡の挿入が必要になる。体腔鏡としてはOlympus flexiblescope LTF TYPE VP®，最近ではHD画質の得られるENDOEYE FLEX LTF-S190-5®を用いている。
- 腎尿管全摘除の骨盤内操作の場合には臍創を下側方へスライドさせた後は，通常のミニマム創腎尿管全摘除の尿管処理時と同様に，腹直筋外縁から後腹膜腔に容易に入っていくことができる。腹膜鞘状突起を処理すればより容易に十分な手術操作腔が得られる。

⑦ 後腹膜腔への到達
- 十分に外側まで剥離すると，腹膜外にFlank Padが見えてくる。PLES鈎を用いて，腹膜を腹壁から十分に剥離する。
- この時点で，それまで皮膚皮下組織のみにかけていたラッププロテクターHF1510®を一度外した後，筋組織も含めて再装着し，皮膚と筋層をThompsonのRetractor®を用いて一括してスライドさせ，十分な視野を得るように注意を払っている。
- Flank Padは，特に肥満症例ではその後の操作に邪魔になることがあるので取り除いておく方がよい。
- 腹膜の折り返しは，骨盤内操作時には容易に判別できるが，腎尿管全摘除や腎部分切除などの上腹部操作の症例ではかなり背側にあるので十分に注意が必要で，術前にCT等で少なくとも臍レベルでの結腸と位置関係を十分に確認しておくと安心である。
- この時点で，外側円錐筋膜に小切開を加えGerota筋膜との間の泡状の組織を確認し，これを頭尾方向に大きく拡げ，後腹膜腔へ入る。腎部分切除であっても腎摘除であってもこの最初の切開は比較的腎下極の高さ，あるいはそれよりやや尾側で行い，必要に応じてそれを頭側に拡げるような順序で行うと容易である。
- 目的部位によってリトラクターを用いて創を左右，上下に牽引し，創直下に目標がくるようにあらかじめ術野を整えてから次の手術操作に移るようにするとよい。

以下，腎部分切除と腎尿管全摘除に分けて記載する。

⑧ 腎部分切除
- 外側円錐筋膜切開部を頭尾方向に広げ（特に頭側では腹膜がより後方へ回り込んでくるため注意が必要である）十分に腎筋膜を露出する。
- 腎前面の腹膜を対側，頭側に向かってリトラクターの鈎で牽引すると，腎門部処理に必要十分な視野が得られる。
- 腹膜の伸展が不十分で十分に腹膜が内側によらない場合には，頭尾方向へ外側円錐筋膜の切開を延長する。頭側は肝臓や脾臓により延長に限界があるため，むしろ尾側に伸ばした方が有用なことが多い。
- どうしても腹膜が伸びず必要な視野が得られない場合には，腹膜の最も伸展の悪い部位に腹腔内容に気をつけながら数cmの横切開を加え，これを縦方向に延長することで必要な視野が得られる。切開部は，牽引した状態で縫合閉鎖する。必要なら腎周囲脂肪織を剥離すると腎門部より尾側，腎前面の腫瘍が術野に現れてくる（図43）。
- われわれはT1aの外方発育型の腫瘍に関しては，血流遮断は必ずしも必要ではないと考えており，現在は腎門部で血管を確保することは行っていない。内包型や腎洞に近接または達する腫瘍の場合には腎門部の露出は十分に可能であり，腎動脈遮断後crushed iceで冷却し冷阻血下に部

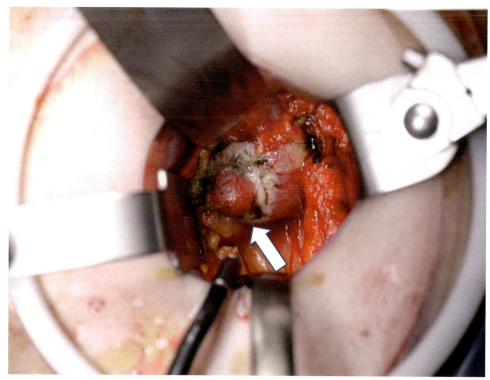

図43　腎下極の腫瘍（矢印）が創直下に直視できる

分切除を行っている。
- 阻血の有無にかかわらず腎周囲脂肪織を十分に剥離後，腫瘍から数mm離した部位にマーキングの後，Soft凝固で止血しながら主として電気メスを用いて腫瘍を切離している。
- 皮質の部位では腎表面に垂直に切り込み，髄質の部位では繊維を裂くように剥離を加えていく。通常は，出血のコントロールはSoft凝固のみで十分であるが，腎洞近傍で比較的大きな静脈があいたときなどは縫合止血を行っている。
- 出血が多くなると切離面が見えにくくなるが，十分に止血に注意しながら行えば正常組織と腫瘍との判別は難しくはなく，腫瘍に切り込むことなく切除が可能である（図44）。
- 腫瘍切除後，切除部を確認，必要あれば追加切除を行う。十分に止血を行い，腎杯の開放の有無を確認，もし開放があれば縫合閉鎖する。
- 最後にタコシールを貼付，脂肪織を充填し，腎の開放部を閉鎖している。腎実質の縫合は症例により必要あれば行うが通常は行っていない。

⑨腎尿管全摘除
- 腎尿管全摘除は尿管処理と腎摘除の二つの手術操作を一つの臍創のみから行う。われわれはまず尿管操作を先行させている。
- まず臍創を下側方へ大きくスライドする。通常のミニマム創腎尿管全摘除における下腹部傍腹直筋の皮膚切開を行った時と同位置で筋膜を5cm程度切開し，前述の通り腹直筋外縁から後腹膜腔に入る。Lapprotectorを使用している。腹膜を骨盤壁から内側へ向かって剥離すれば容易に尿管が同定でき，通常通りに骨盤内操作が行える。
- 尿管の剥離，壁内尿管の処理，必要あればリンパ節郭清も膀胱の縫合も通常と同様である（図45）。
- 尿管下端の処理が終わったら，頭側に向かってPLES鉤などを用いて腹膜を腹壁から内側に向かって剥離しておく。骨盤内尿管外側の薄い筋膜はそのまま外側円錐筋膜に移行するため頭側に向かって切開しておくと，後の操作が容易である。腎下極のレベルまでは十分な剥離をしておく。
- 次いで腎摘除の操作に移る。いったんLapprotectorを外し，臍創に鉤をかけ，頭側へ牽引する。

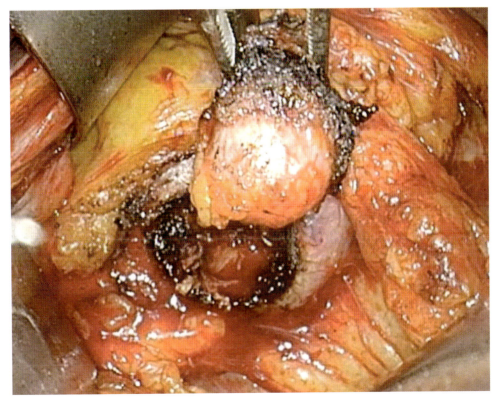

図44　腫瘍の摘出

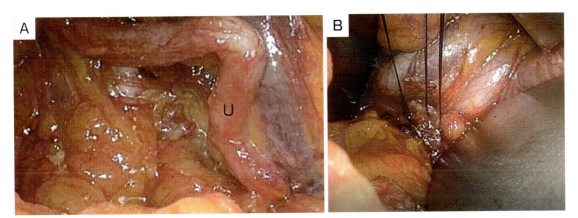

図45　A：尿管剥離後
　　　B：膀胱縫合時

U：尿管

肋骨弓下まで十分に到達する。ここからは先述の腎部分切除と同様な方法で腹膜を内側へ剥離し腎筋膜前面を明らかにする。
- 腎尿管全摘除の場合には，先に尾側の腹膜を腹壁から大きく外してあるため，腎にのみアプローチする場合に比べ腹膜の剥離操作は容易である。
- なお通常，肋骨弓下5cm程度の筋膜切開をおいているが，骨盤から創を少しずつ頭側にずらしながら筋膜を下腹部から上腹部まで連続して切開する方法も可能である。
- 通常通りに腎門部，腎上極も処理し，腎尿管すべてをfreeとする（図46）。最後に創からFlexible Catcherを挿入し腎尿管をこれに納め，一塊として臍創から摘出する（図47）。

⑩閉創
- 摘除後は創内を温生食で洗浄し，閉鎖式ドレーンを留置し創を閉鎖する。筋膜の縫合は通常と同様に行う（図48）。

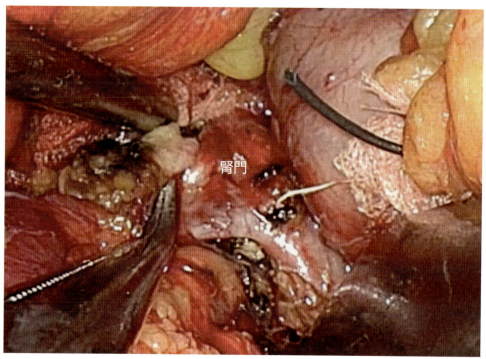

図46　腎茎処理において，腎動脈確保中
腎静脈，下大静脈が確認できる。

- 筋膜縫合終了後，創スライドを元に戻し皮膚縫合を行う。臍皮膚の縫合は，皮下に細めのペンローズドレーンを，臍を取り囲むように留置後，細かくなりすぎない程度に全周性に真皮縫合を行っている。
- なお特に腎尿管全摘除の場合には，腎摘除のために臍創が大きく伸びてしまうことが多いが，これも全体の形に注意しながら縫い縮めれば以外と元通りに戻る（図49）。

(4) 術後管理
- 手術翌日は，朝から飲水開始，昼より食事を開始，歩行も手術後24時間以内に開始している。ドレーンは通常第二病日に抜去としている。創痛は極めて軽微であり，早ければ第三または第四病日には退院可能である。
- 図50に術後の臍部を示す。

(5) 考察
　小切開創の部位として臍，あるいは臍周囲を使う方法にはすでに多くの報告がある。外科領域では橋本らにより，臍周囲切開からの吊り上げ法による，広範な腹腔鏡手術が報告されている[8]。また腹壁の柔らかな小児領域では臍周囲からの多様な手術が報告されている[9]。また，木原らは臍周囲の切開から1度腹腔内に入り腸管を排除しながら行う経臍のミニマム創内視鏡下手術を報告している[10]。一方，腹部正中切開で腹膜を丁寧に剥離することにより腹膜外に腎摘除を行う正中切開・腹膜外腎尿管到達法はすでに折笠らにより報告されており[11]，われわれはそれに準じた方法で上腹部傍腹直筋小切開により前方腹膜外到達法による腎摘除や腎尿管全摘除，腎部分切除などの報告をしてきた。
　今回のわれわれの報告は，これらの方法の利点を組み合わせた臍創アプローチによるミニマム創内視鏡下手術に関するものである。この方法は審美的にみて，創が目立たないという優位性を持っているが，加えて腹膜外の手術であるため経腹手術で起こりえる腹腔内合併症は起こりえず，また手術時に腹腔内容は腹膜に包まれているため，鈎などにより容易にひとまとめにして術野から排除でき，手

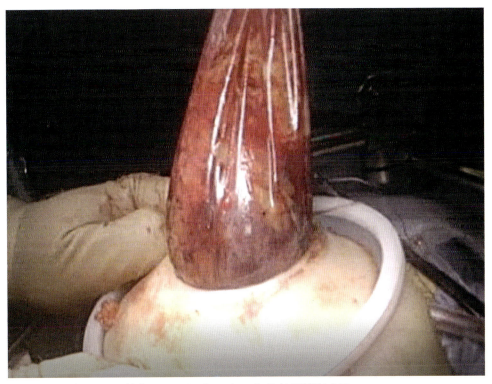

図47　臍創から腎尿管をFlexible Catcherに入れて摘出する

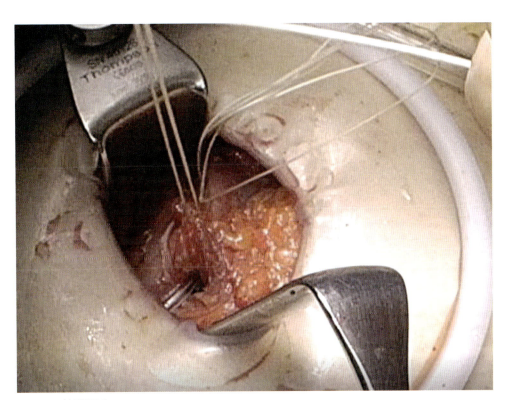

図48　筋膜縫合

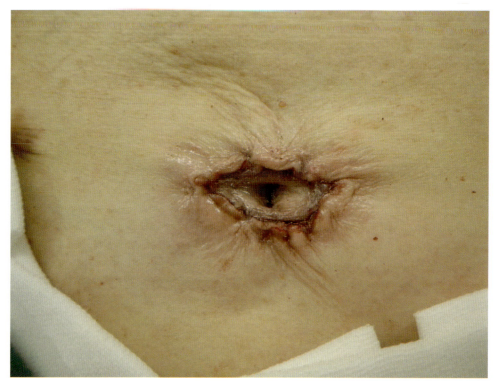

図49　腎尿管全摘除直後の臍創

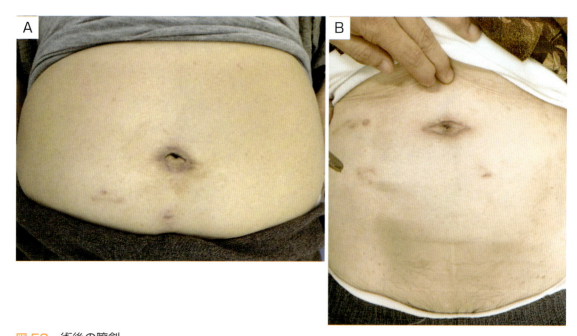

図50　術後の臍創
腎部分切除後（A）と腎尿管全摘除後（図49と同一症例）（B）

　術操作は容易である．さらに創を大きくスライドさせれば通常の傍腹直筋切開と同様の術野を得ることが可能になり，切開創から標的病変の距離が最短となり手術はさらに容易になる．
　腎部分切除で通常問題となる合併症は，術後出血と，尿の溢流（尿瘤の形成など）であるが，これらの合併症が起こった場合に経腹アプローチでの対応は難しいが，腹膜外アプローチではドレナージを置くだけで済むことが多く，この点でも本法は優れた方法であると考える．また，腎尿管全摘除は従来上腹部あるいはⅩⅡ肋骨先端付近の切開創と下腹部の切開創の二つの創が必要であったが，本法

では臍創単独で可能となり，審美的な優位性は明らかである。本法の普及が望まれる。

(6) まとめ

ミニマム創内視鏡下手術の後腹膜腔へのアプローチ法である臍創スライド法につき，その手技の詳細を解説した。本法は臍創から入るため審美的に優れているのみならず，創スライドにより腎部分切除，腎尿管全摘除が容易に遂行可能である。

参考文献

文献の章に記載。

3. 腎尿管全摘除

- 腰部と下腹部の2孔を用いる手術であり，2つの単孔手術とも捉えられる（図51）。

- 尿管下端の処理は，3Dヘッドマウントディスプレイと2本の内視鏡で膀胱内外から精緻に行える。

- 臍部の単孔から，後腹膜的に腎尿管全摘除を行うこともできる（図51）。

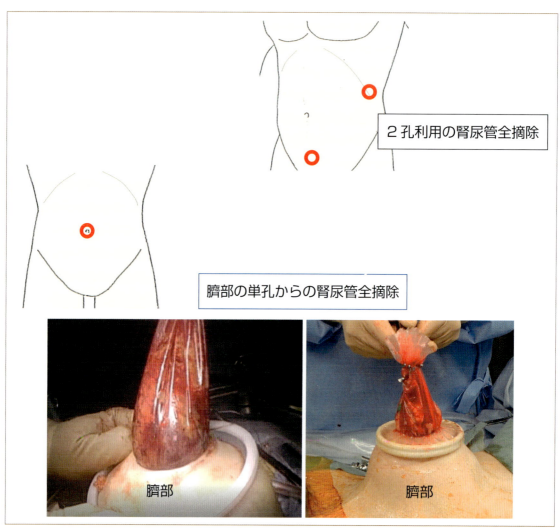

図51

<・腰部と下腹部の2孔を用いる手術であり，2つの単孔手術とも捉えられる>
　手技は，「ガスレス・シングルポート泌尿器手術―入門編」に解説がある（56〜74ページ）。

<・尿管下端の処理は，3Dヘッドマウントディスプレイと2本の内視鏡で膀胱内外から精緻に行える>
　手技は，「ガスレス・シングルポート泌尿器手術―入門編」に解説がある（69〜72ページ）。
　ひと目図を示す（図52）。2本の内視鏡を使い，下腹部のポートから挿入した内視鏡で膀胱外を観察し，経尿道的な内視鏡で膀胱内を観察する。膀胱内外からの3D画像をヘッドマウントディスプレイ上で同時に見ながら，内外から精緻な切除操作を行って，尿管下端を処理できる。尿管下端部の腫瘍の場合には，特に有用である。膀胱部分切除の項を参照。

<・腰部の単孔から，後腹膜的に腎尿管全摘除を行うこともできる>
　このテーマについて，2. 腎部分切除の3）で記載されているが，3D-ヘッドマウントディスプレイ・システムを用いた手術を1）で解説。

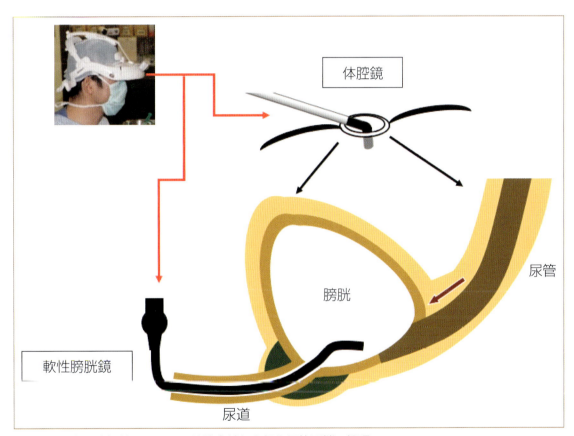

図52　2本の内視鏡を用いて，膀胱内外から行う尿管下端の処理

1）臍単一創から行うガスレス・シングルポート腎尿管全摘除

がん・感染症センター都立駒込病院腎泌尿器外科
古賀文隆

（1）はじめに
　臍は人間に生来存在する自然創であり，腹腔鏡下手術をはじめとする低侵襲手術でこの自然創を手術創として利用することは，整容性の面での利点となる。

　長井らは，臍創からの腹膜外アプローチによる上腹部後腹膜臓器に対するガスレス・シングルポート手術の実施可能性と優れた整容性を報告した[1, 2]。臍創を利用するもう1つの利点は，通常のガスレス・後腹膜鏡下手術で2つの皮膚切開を必要とする手術を，単一の皮膚切開創から行うことができる点である。当院では，2014年に臍単一創から行うガスレス・腎尿管全摘除の第1例目を実施し[3]，それ以降の3年間で10数例に行ってきた。本項では，本手術の手術手技と各手術ステップにおけるポイントを解説する。

（2）使用機器
　本手術には，3D内視鏡＋ヘッドマウントディスプレイ（HMD）により構成される3D-HMDシステムが極めて有用である。径3〜4cmのシングルポートから内視鏡と術者の両手の器具2本，助手の吸引管などが干渉しないためには，術者の対面の創縁から内視鏡を挿入し，術者がシングルポートの術者側のスペースを自由に使える必要がある。3D-HMDシステムでは映像回転機能が装備されており，HMD装着者全員が内視鏡の挿入方向によらず正視軸映像を見ながら手術を進めていくことができる。したがって，術者は対面から挿入される内視鏡映像をHMD内で180度回転させ，正視軸の立体高解像度映像を使用して手術操作を行っている。

　3Dハイビジョン内視鏡はオリンパス社製のdeflectable scopeを，HMDはソニー社製医療用ヘッドマウントディスプレイを，シングルポートの作成はAlexis Wound Retractor S（Applied Medical）を，術野の固定にはOmni-Tract FastSystem（小児用ブレード：Integra）を，術野の展開には各種PLES鈎・スパーテルを，止血にはバイポーラプレミアムフォーセプスを，シーリングデバイスは剥離操作にも有用なリガシュア（メリーランド型）を，持針器と鑷子はペンホルダータイプのValveGate PRO（Geister）を用いている。

（3）対象症例
　基本的には，腎尿管全摘除の適応となる上部尿路上皮癌症例すべてが対象と考えている。しかし，癌の根治性が最優先されるべき疾患であるため，現時点では拡大切除を要する局所進行癌（cT3 or greater，cN+）や，大きめの膀胱カフ切除が必要な下部尿管癌症例は除外している。

（4）手術手技
- 皮下組織の剥離および体腔内手術操作は，全て鏡視下に行う。
- 本手術開始当初は上腹部と下腹部に2ヵ所の別の筋膜切開を置いていたが，最近は上腹部傍腹直筋切開の下縁を3cm程度延長させてポートを下方へ牽引して固定することで，骨盤内操作を行っている。新たに骨盤腔を展開する操作が省けるため，術式がより簡素化したと実感している。

①体位および術者の立ち位置
- 患者体位は片手を閉じた仰臥位で，例えば左腎尿管全摘除の場合，患者は左腕を閉じて右腕を開く体位としている（図53）。両腕を閉じた体位でも構わない。
- 左腎尿管全摘除の場合，術者は患者右側に立ち，助手とスコピストが閉じた左腕側に立つ。

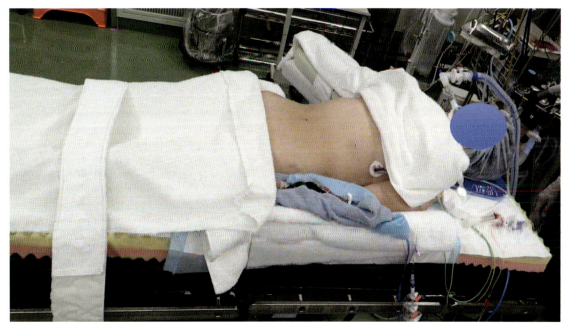

図53　体位は仰臥位
患側が左の場合は右腕を開き，術者は右側に，助手とスコピストは左側に立つ．

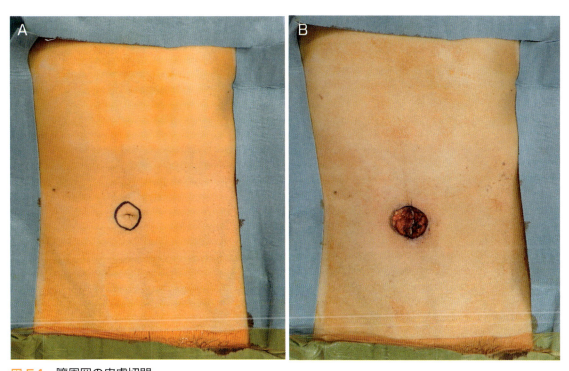

図54　臍周囲の皮膚切開
直径約2cmの臍周状切開を置き（A），臍は連続縫合で閉鎖する（B）．

②臍スライディングウィンドウの作成
- 径2～3cm程度の臍周囲の周状切開を置く（図54A）．臍血流を保持するため，臍周囲の皮下脂肪を深部に行くほど広く残すように心掛け，腹直筋筋膜直上まで切開する．臍は3-0 vicryl連続縫合で閉じておく（図54B）．
- 腹直筋筋膜直上の疎な組織を，傍腹直筋切開を置く位置まで広く剥離しておく．患側のみでなく，反対側の皮下もある程度剥離しておかないと，患側の筋膜切開予定ラインまでの臍創の授動が得られない．ウンドリトラクターSを臍創に装着し，臍創が十分目的の位置までスライドすることを確認する（図55）．

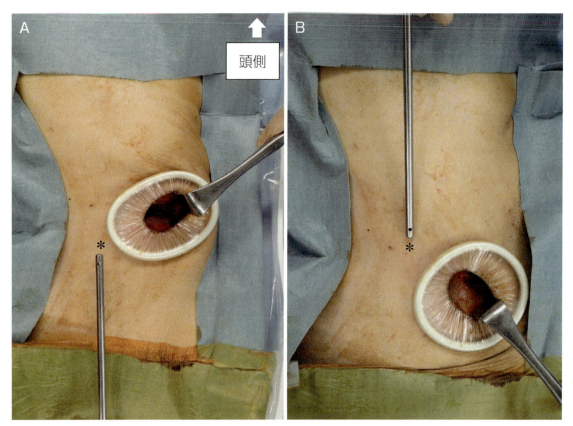

図 55 臍スライディングウィンドウの作成
臍周囲の皮下組織を必要十分に剝離し，ウンドリトラクター S を皮膚に装着した。臍スライディングウィンドウが左上腹部（A）と左下腹部（B）に移動できる状態を作る。アステリスクは元来の臍の位置を示す。

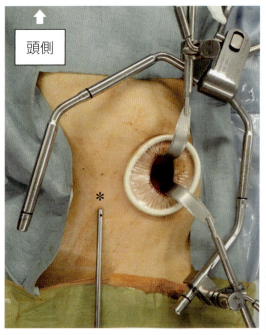

図 56 左上腹部でのポートの固定
Omni-Tract を用いて臍スライディングウィンドウを左上腹部に固定する。腹直筋筋膜前鞘に傍腹直筋切開を置き，後鞘を切開し，腹膜を損傷しないように注意しながら腹横筋と横筋筋膜の間を鈍的に剝離展開しワーキングスペースを作成する。

③上腹部腹膜外スペースの展開

- Omni-Tract でシングルポートを左上腹部に固定し，腹直筋筋膜に 4cm 程度の傍腹直筋切開を置く（図 56）。腹直筋筋膜後鞘も腹膜を損傷しないように慎重に切開し，横筋筋膜に覆われた腹膜を腹横筋筋腹から鈍的に剝離し，後腹膜スペースを展開していく。
- ある程度のスペースが展開されたところでウンドリトラクターを筋膜切開部に装着し直し

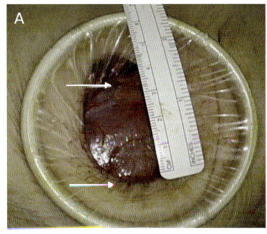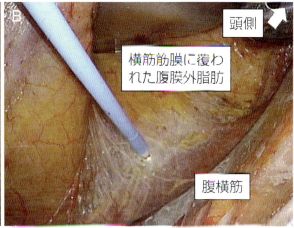

図57　左側腹部後腹膜スペースの展開
腹直筋筋膜後鞘の切開部にウンドリトラクターSを装着し，径3.5cmのシングルポート（矢印）を作成する（A）。腹膜外スペースを さらに腰方形筋と大腰筋が見えるところまで展開していく（B）。

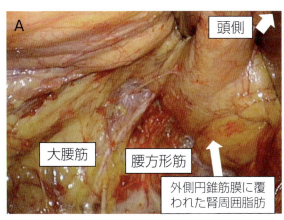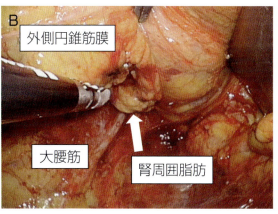

図58　外側円錐筋膜の切開
腹膜の背側で確実に外側円錐筋膜を切開するためのポイントは，腰方形筋，さらにその内側にある大腰筋を確認し（A），大腰筋直上の 外側円錐筋膜を切開することである（B）。

（図57A），腰方形筋，さらに内側の大腰筋が見えるところまで後腹膜スペースを展開する（図57B）。

④外側円錐筋膜の切開とGerota筋膜前葉の展開

- 大腰筋が見える術野が作成されれば，横筋筋膜下にあるflank padを除去し外側円錐筋膜を露出させ（図58A），大腰筋の直上で同筋膜を切開し腎周囲脂肪を露出させる（図58B）。
- 大腰筋は，前方からの腎周囲への腹膜外アプローチにおける重要なランドマークである。大腰筋がまだ見えない術野で外側円錐筋膜を切開すると腹膜を損傷することがあるが，大腰筋直上での外側円錐筋膜の切開では確実に腹膜損傷を回避できる。
- 外側円錐筋膜切開部を延長し，助手にPLES鈎で腹膜を挙上してもらいながら腹膜翻転部を確認し，Gerota筋膜前葉を展開し，腎門部処理のための術野を作成する（図59）。腎動静脈処理および尿管結紮までは，できるだけ腎に機械的操作を加えないように注意する。

⑤腎動静脈の処理・尿管早期結紮

- 腎周囲の剥離操作を始める前に，腎の機械的操作に伴う尿管を介した腫瘍細胞の膀胱内への播種のリスクを低減するために，腎動静脈の処理後，速やかに尿管を結紮する。
- Omni-Tractで腎門部処理のための術野を固定する（図60）。腎静脈をvessel loopで確保し，背側にある腎動脈を同定・剥離し，1-0絹糸で結紮・離断する（図61）。腎盂癌および上部尿管癌の場合，性腺静脈を含めた合併切除を行っているため，左側の場合は性腺静脈分岐部より中枢側で腎静脈を切断するようにしている。

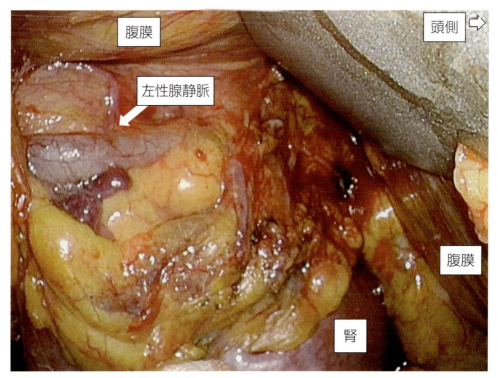

図59　Gerota 筋膜前葉・腎門部の展開
外側円錐筋膜を切開した後，腹膜翻転部を確認後，PLES 鉤で腹膜を挙上しながら Gerota 筋膜前葉を展開することで，腎門部処理に必要な術野を作成する。

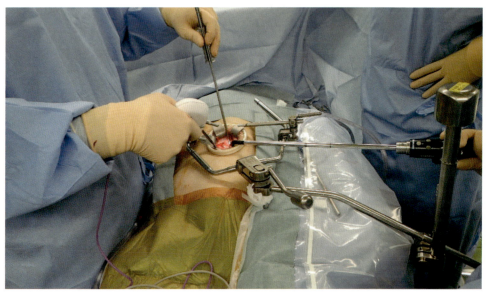

図60　左腎門部操作中の外観

- 図の症例では性腺静脈分岐部やや頭側に太い腰静脈が分岐していたため，腰静脈を温存し，その遠位側で腎静脈と性腺静脈をそれぞれ処理した（図62）。
- 腎動静脈処理後，腎に機械的操作を加える前に腎下極の高さで尿管を剥離し結紮することで尿流を完全に遮断する（図63）。

⑥傍大動脈リンパ節郭清・腎周囲剥離・上中部尿管の剥離

- 当施設では，腎盂癌・上部尿管癌では臨床病期によらず左では傍大動脈リンパ節，右では傍大静脈リンパ節を，中部尿管癌では総腸骨リンパ節を摘出検体とともに合併切除するようにしている。cT3 以上の高リスク症例では，腎盂癌・上部尿管癌では大動静脈間リンパ節を，下部尿管癌では骨盤リンパ節郭清を追加している。臍単一創から行う腎尿管全摘除では，これらのリンパ節郭清

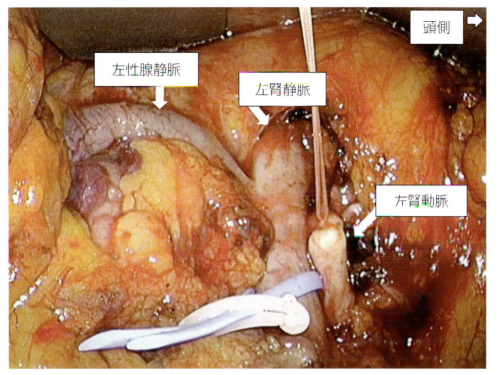

図61　腎動脈の処理
腎静脈を vessel loop で確保した後，腎動脈を同定・剥離し，結紮したところ。中枢側を二重結紮し，腎動脈を切断する。

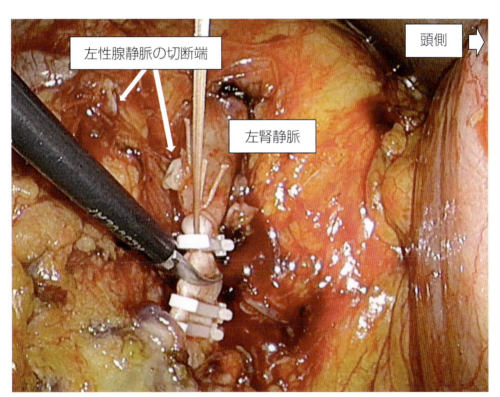

図62　腎静脈の処理
腎動脈処理後，腎静脈を結紮・離断した。左腎盂癌の場合，性腺静脈を合併切除するために性腺静脈中枢側で腎静脈を切断している。本例では性腺静脈分岐部やや中枢側に腰静脈が分岐していたため，性腺静脈遠位で腎静脈を切断した。

も十分に行うことができる。
- 性腺静脈を腎側に牽引しながら大動脈を内側縁として，傍大動脈領域のリンパ節を合併切除すべく，腎門部から総腸骨動脈の尿管交差部まで剥離・展開していく（図64A）。

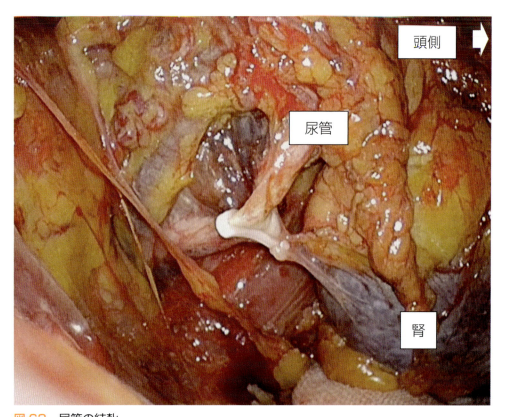

図 63　尿管の結紮
腎の機械的操作に伴う腫瘍細胞の膀胱内播種のリスク低減のため，腎門部処理の後，速やかに尿管を結紮する．

- 腎背側・外側を剥離し，腎を下方に牽引しながら副腎下縁で脂肪被膜を切断し，腎の完全遊離を確認する（図 64B）．
- 尿管を下方に追い，骨盤内に入るあたりまで剥離する（図 64C）．性腺静脈を総腸骨動脈交差部で切断し，リンパ節郭清の下縁とする．腎から中部尿管までの手術操作はここで終了となる．

⑦骨盤内操作のためのポートの下方へのスライディングと術野の固定
- ウンドリトラクターを皮膚に装着し直し，臍スライディングウィンドウを下方に牽引し固定する．先の操作で行った傍腹直筋切開を下方に 3 cm 程度延長する（図 65A）．ウンドリトラクターを筋膜に装着し，Omini-Tract で下方に牽引してポート位置を固定する（図 65B）．
- 腹膜を内側に圧排しながら下部尿管を膀胱に向かい剥離する．本手術開始当初行っていた筋膜切開を新たに設ける場合と比較すると，新たに別の創からワーキングスペースを展開していく必要がなく，すでに展開された腎から中部尿管までの手術操作腔を骨盤内に延長するだけで良いので，手術時間の短縮に繋がっていると考える．

⑧下部尿管剥離・膀胱カフ切除・膀胱壁縫合閉鎖
- 臍単一創からの腎尿管全摘除の対象症例には，大きな膀胱カフ切除を必要とする下部尿管癌や尿管口部膀胱癌併発症例を含めていないため，膀胱カフ切除は膀胱壁外アプローチで行っている．
- 側臍索は通常温存し，助手が細い PLES 鈎を側臍索の内側に掛けて挙上するように牽引することで術野を確保している．
- Waldyer 鞘を切開し，尿管を牽引しながら膀胱壁内尿管から膀胱筋束を丁寧に剥離していくと，膀胱粘膜のみが剥離孔からテント状に持ち上がる状態となる（図 66A）．膀胱壁外アプローチでは常に尿管口の不完全切除の回避を意識し，尿管口を完全切除すべく膀胱粘膜を弯曲の強い鉗子で挟鉗し（図 66B），電気メスで膀胱粘膜を切離する．摘除検体の下部尿管断端には手袋の指の部分を被せて結紮しておく．
- 膀胱粘膜を 3-0 vicryl で縫合結紮後（図 67A），筋層を Z 縫合で閉鎖し，生食 150 mL を注入し

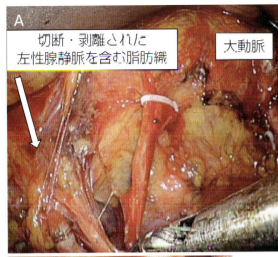
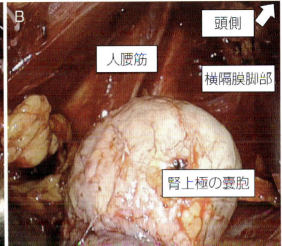
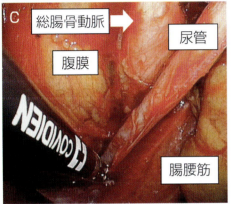

図64　腎の全周性剥離と尿管の尾側への剥離
性腺静脈を含め，大動脈壁より左側の脂肪織は合併切除する（A）。腎外側および頭側を剥離（副腎は通常温存）し，腎の完全遊離を確認する（B）。総腸骨血管の高さで性腺静脈を再度結紮離断し，尿管を可及的骨盤側まで剥離しておく（C）。

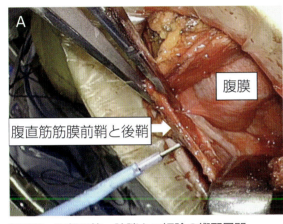
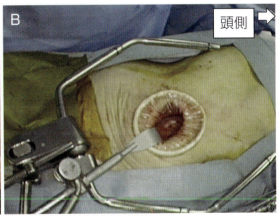

図65　下部尿管・膀胱カフ切除の術野展開
ウンドリトラクターを皮膚のみに再装着し，臍スライディングウィンドウを左下腹部に固定し，腹直筋筋膜前鞘・後鞘の筋膜切開を3cm程下方に延長する（A）。ウンドリトラクターを筋膜ごと装着し，左下腹部にシングルポートを固定する（B）。

water tightnessを確認する（図67B）。

⑨検体の創外への摘出・体腔内術野の洗浄・ドレーン留置・閉創

- フレキシブルキャッチャーに遊離検体を収納し，創外へ摘出する（図68）。創と摘出検体を並べた写真を示す（図69）。
- 体腔内を生食2,000mLで洗浄後，SBドレーンを筋膜切開部下縁から左腎床に留置する。腹直筋筋膜後鞘，前鞘をそれぞれ2-0 vicrylで結紮縫合にて閉鎖した後，皮下剥離スペースを生食1,000mLで洗浄し，皮下に細いJ-VACドレーンを留置する。臍周囲皮下組織を3-0 vicryl 4針で結節縫合した後，皮膚を4-0 monocryl真皮埋没結節縫合で閉鎖する（図70）。

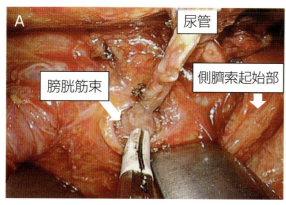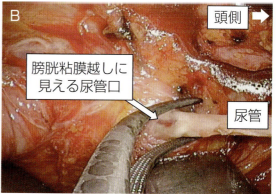

図66　下部尿管・膀胱カフ切除
下腹部ポートから腹膜外スペースの展開を骨盤腔まで進め，下部尿管を側臍索を越えて膀胱接合部まで剥離展開する．膀胱壁内尿管部で尿管から膀胱筋束を丁寧に剥離していくと（A），膀胱粘膜がテント状に持ち上がる術野が展開される．尿管口とその周囲の膀胱粘膜が切除されるように膀胱粘膜を挟鉗し（B），電気メスで切離する．

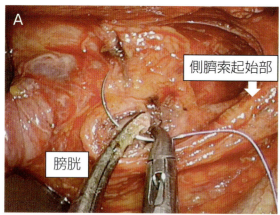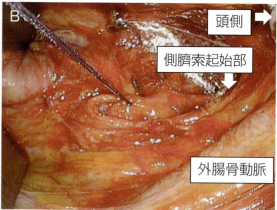

図67　膀胱カフの縫合閉鎖
挟鉗した粘膜を3-0 vicrylで縫合結紮後（A）筋層をZ縫合で閉鎖する（B）．

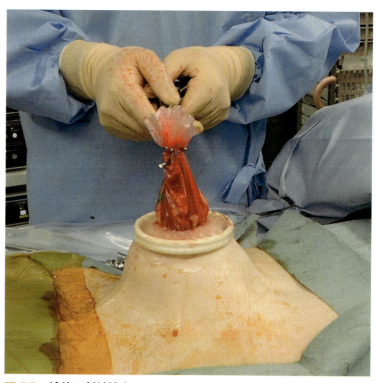

図68　検体の創外摘出
フレキシブルキャッチャーに切除検体を収納し，体外に摘出する．

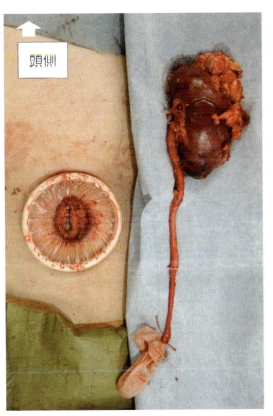

図69 臍創と摘出検体

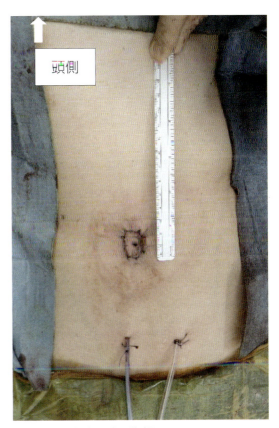

図70 手術終了時の腹部
左後腹膜スペースと皮下にドレーンを留置する。

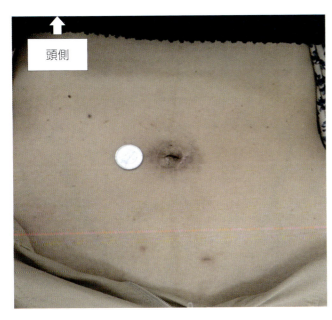

図71 術後1ヵ月目の手術創と1円硬貨
　　　（直径2cm）

⑩一般的術後経過
- 食事再開，歩行再開は術翌日。補液は術翌日まで。
- ドレーンは排液≦50mL/日で抜去（通常術後3日目）。硬膜外チューブと尿道バルーンは術後3日目に抜去。
- 術後4日目以降で退院。術後1ヵ月目の臍創（図71）。

参考文献

　文献の章に記載。

4. 前立腺全摘除

- 下腹部のコイン創から，安全確実に行うことができる（図72）。

- 器具と手術法の向上により，出血を少量に抑えることができる。

- 超解剖に基づいた手技が次世代の手技と考えられるが，これを念頭においた精緻な前立腺全摘除も行われている（図72）。

- 鼠径ヘルニア防止術により，鼠径ヘルニアを回避できる。

2017年のAUA（米国泌尿器科学会年次総会）での前立腺全摘除に関するTake home message：

- Open = robotic：outcomes and quality of life
  ロボット支援手術と開放手術では，アウトカムとQOLは同等である。

- Technique (whether it is open or robotic is) not as important as experience
  ロボット支援手術か開放手術かということよりも，経験豊富な医師を選ぶことの方が重要である。（括弧内は口頭解説で追加）

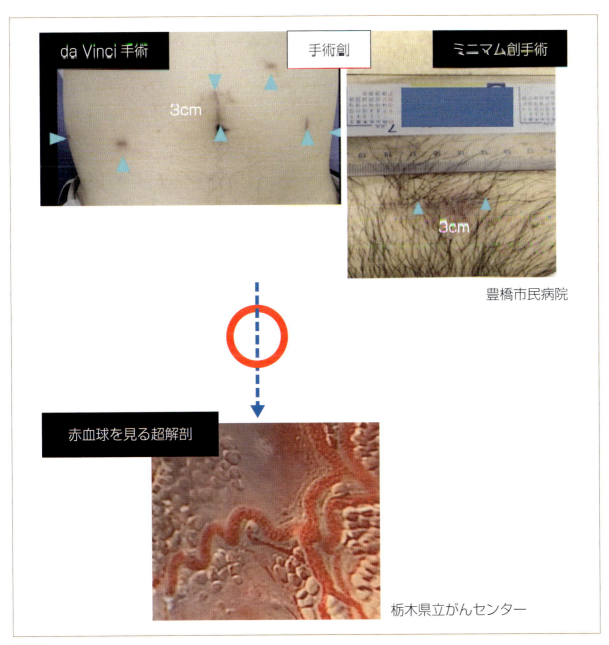

図72

《・下腹部のコイン創から，安全確実に行うことができる》

手技は，「ガスレス・シングルポート泌尿器手術―入門編」に記載がある（92～112ページ）。
1）でポイントを解説。皮切は 4cm 台である。

1）ガスレス・シングルポート前立腺全摘除のポイント―尖部処理法

がん・感染症センター都立駒込病院腎泌尿器外科
古賀文隆

（1）はじめに

前立腺全摘除（RP）において，前立腺尖部は切除断端陽性の最好発部位であり，切除断端陽性は術後再発の危険因子である。一方，尖部処理は術後尿禁制に直接的に関わる最重要パートでもあり，良好な術後尿禁制回復には十分な機能的尿道括約筋長と骨盤底構造の保持が肝要である。したがって，尖部処理において良好な尿禁制回復を企図すると根治性を損ね，根治性を追求すると往々にして尿禁制を犠牲にする傾向がある。このように，根治性と尿禁制は，手術手技の側面からは一見相互排他的であるかのように思える。

当施設では，骨盤底筋膜構造を高度に温存しつつ，尿道尖部構造がよく見える状態で背静脈群（DVC）と尿道を切離することで，高い根治性と良好な尿禁制の両立が可能と考え，以下に述べる解剖学的尖部処理法を考案し実践している[1]。さらなる尖部断端陽性率の低減と尿禁制の改善を目的にDVC 無結紮遠位離断と尿道括約筋長の最大限の温存を導入した[2]。本法は 100 例を越える症例に実施され，pT2 切除断端陽性率 2%，術直後および術後 3 ヵ月の尿禁制率 67% および 91% という治療成績を得ており[2]，根治性と尿禁制の両立を実現する尖部処理法と考えている。

（2）使用器具

3D ハイビジョン内視鏡はオリンパス社製の deflectable scope を，ヘッドマウントディスプレイ（HMD）はヘッドマウントイメージプロセッサユニット（HMI-3000MT, Sony）を使用している。シングルポートの作成は Alexis Wound Retractor S（Applied Medical）を，術野の固定には Omni-Tract FastSystem（小児用ブレード：Integra）を，術野の展開には各種 PLES 鈎・スパーテルを使用している。止血にはバイポーラプレミアムフォーセプスを使用し，シーリングデバイスとして剥離操作にも有用なリガシュア（メリーランド型）を，持針器と鑷子はペンホルダータイプの ValveGate PRO（Geister）を用いている。

（3）尿禁制と根治性を両立させる解剖学的尖部処理法のポイント（図 73）

手術のポイントは以下の 4 点である。

①骨盤底筋構築の温存

良好な術後尿禁制を保持するためには高度な骨盤底筋構築の温存が重要と考えている。恥骨に付着する肛門挙筋群と壁側骨盤筋膜の構造を一枚岩の構造として残し，温存された恥骨前立腺靱帯（PPL）と骨盤筋膜腱弓が一本のカーテンレール状になる状態を作る。

②尿道・尖部の "よく見える化"

根治性の高い尖部処理には，apical fracture を回避し，適切なラインで尿道を切断できるように，尿道と前立腺尖部がよく見える術野を作成する必要がある。臓側骨盤筋膜（PF）に被われた尿道・DVCと前立腺尖部移行部を十分に露出する。

③遠位での DVC 無縫合切断

特に癌が尖部に存在する場合，切除断端陽性を回避すべく，できるだけ遠位で DVC を切断する。盲目的な運針縫合による括約筋へのダメージを回避するため，無縫合無結紮で DVC を処理している。本

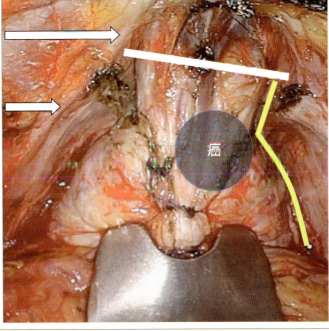

図73 恥骨尾骨筋の尖部付着部を切離したところ
恥骨から連続する壁側骨盤筋膜構造がプレート状に，恥骨前立腺靭帯と骨盤筋膜腱弓が1本のカーテンレール状に温存されている（黄線）。尖部尿道移行部がよく見える術野が作成されている。この症例では尖部腹側に癌が存在しており，DVCを可及的遠位で無縫合で切断した。

手技は上述の①②の実施から遅れて導入したが，pT3症例を含めた尖部断端陽性例は稀となった[2]。
④尿道括約筋長の最大限の温存
　括約筋構造および括約筋長の最大限の温存を目的に，尿道括約筋を覆うDVC組織を前立腺に付着させるように尿道括約筋を剥離して尖部での根治性を担保しつつ，最大限の括約筋長を温存するよう心掛けている。本手技の導入により術直後の尿禁制率は有意に改善したが，術後3ヵ月の尿禁制率は不変であった[2]。括約筋の尖部付着部を視認しつつ，尖部に切り込まないよう注意しながら鋭的に括約筋を切離する。

（4）手術手技
　各ポイントの手術手技を解説する。
①&②前立腺・尿道側方の展開（PPL温存・尿道部PF露出法）
- 前立腺基部側方で内骨盤筋膜のみを切開し，直腸・前立腺を被う臓側PFと腸骨尾骨筋を被う壁側PFとの間を鈍的に尖部に向かって展開していくと，恥骨尾骨筋の前立腺尖部付着部に到達する[3]（図74）。
- 尿道・尖部においては，浅中心静脈を処理し，左右PPL間の内骨盤筋膜上にある脂肪を丁寧に除去した後，PPL内側で恥骨尾骨筋筋膜（壁側PF）とDVC・尿道を被う臓側PFとの間をリガシュアや電気メスのブレードを用いて鈍的に剥離する（図75）。
- 一旦剥離スペースを確認したら，頭側に向かいリガシュアのブレードなどを用いて恥骨尾骨筋の尖部付着部を細くすべく剥離展開を進めていく。
- 最後に，前立腺尖部に線状ないし帯状に付着する恥骨尾骨筋をシーリングデバイスを用いて切離する（図76）。切離する恥骨尾骨筋付着部の厚さは個人差が大きいが，ほとんどの症例でDVCの枝の静脈が走行しているため，出血させないためには十分に凝固することが肝要である。

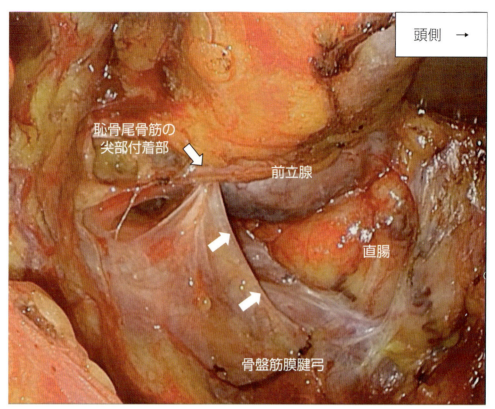

図74 前立腺左側方の壁側骨盤筋膜と臓側骨盤筋膜との間を剝離したところ
恥骨尾骨筋の尖部付着部まで鈍的に剝離可能である。

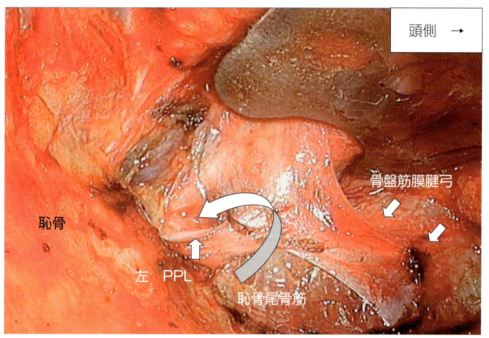

図75 恥骨前立腺靭帯（PPL）内側において臓側と壁側骨盤筋膜を剝離することで，恥骨尾骨筋尖部付着部の尾側に剝離腔を作成する

- 高位からの神経温存を予定している症例では，尖部に付着する恥骨尾骨筋の切離を2時または10時の位置までに止め，エナジーデバイスを用いずに尿道側方で神経血管束と尿道との間を展開し，尖部尿道移行部を視認しておく。

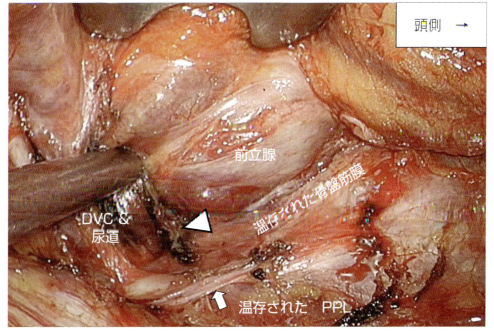

図76 左恥骨尾骨筋の尖部付着部を切離したところ（矢頭）
壁側骨盤筋膜がプレート状に温存され，尖部尿道移行部が認識できる状態となる。
PPL：恥骨前立腺靱帯

③ DVC無縫合切断
- 尖部でDVCが伸展した状態で術野を固定する必要があるため，牽引しやすいようにDVC切断は膀胱頸部離断前に行っている。
- 尖部尿道移行部より遠位で，DVCを被う臓側PFを電気メス切開あるいはリガシュア凝固切離で開放し，脂肪と繊維性組織内に埋没する血管をバイポーラを用いて凝固・切離し，尿道括約筋筋膜を露出する。
- 遠位でDVCを切断する場合，DVC直下に外尿道括約筋輪状筋が存在するため，尿道括約筋筋膜への到達は，繊維の走行を指標とする。すなわち，DVCの縦走繊維が見えている間は切離を進めてよいが，横に走行する外尿道括約筋輪状筋繊維が見えたら筋繊維に熱損傷を与えないよう注意する。

④ 尿道切離
- 順行性に前立腺を剥離した後，最後に尿道の切離を行っている。尖部腹側に癌が存在する症例では，尖部腹側に十分DVC組織を付着させた状態で尿道括約筋筋膜に沿って逆行性剥離を行い，尿道縦走筋と尖部の移行部に到達したらそれ以上剥離を行わず，尿道を切離する（図77）。
- MRIおよび生検で尖部に癌を認めない症例では，尿道縦走筋を尖部接合部からさらに頭側に剥離し尿道を温存することも可能である。直腸尿道筋は前立腺を頭腹側に牽引しつつ外側から尖部形状を確認しながらなるべくcold cutで切離する。

⑤ 後方再建・尿道膀胱吻合・前方再建
- 後方再建は1本の針糸で2層の連続縫合としている。1層目はデノビエ筋膜頭側端と直腸尿道筋を，2層目は内尿道口背側の膀胱筋層と1層目の縫合部を厚めに運針し，いわゆる会陰体が頭腹側方向に牽引され，会陰体に連続する恥骨直腸筋がV字状に再建されるよう心掛けている。
- 尿道膀胱吻合は6針の結節縫合を背側から順次行う。前方再建は，温存した左右PPLの恥骨尾骨筋尖部付着部に相当する部位とそれぞれ内尿道口2時・10時の膀胱壁を縫合する（図78）。尿道カテーテルは第5術後病日に抜去している。

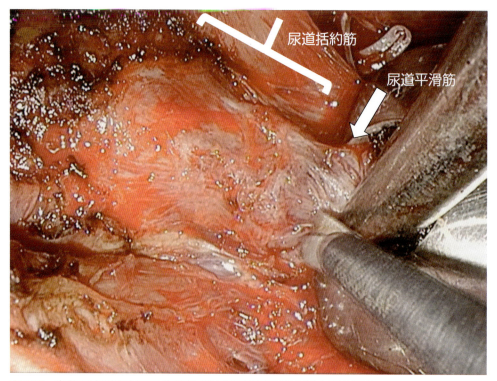

図77 尖部に癌が存在する症例における尿道括約筋の最大限の温存
可及的遠位でDVCを無縫合切断後，切断部より近位のDVC組織を尖部に付着させて尿道括約筋筋膜表面に沿って逆行性に剥離を進めると，縦走する尿道平滑筋と尖部との移行部に到達する。これ以上の剥離は行わず尿道を離断する。

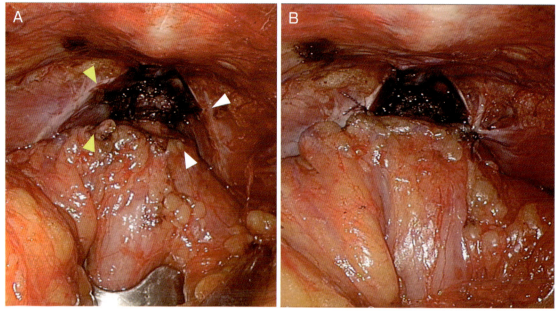

図78 温存された恥骨前立腺靱帯（A）が膀胱頸部を支持する形となるように前方再建（B）を行う。黄矢頭および白矢頭同士を縫合する。

(5) ロボット支援腹腔鏡下前立腺全摘除（RARP）への応用

　当施設では2017年よりdaVinci XiによるRARPを導入した。導入初期の現在は，拡大リンパ節郭清を必要とする高リスク症例には3D-HMD・ガスレス・シングルポートRPを，標準郭清ないし郭清なしの症例には患者リスクと希望に応じていずれかを選択している。

　本解剖学的尖部処理法はRARPにも応用可能であり，ガスレス・シングルポートRPとほぼ同様に

行うことができる。エナジーデバイスは術者左手（2番アーム）のメリーランド型バイポーラを用いて恥骨尾骨筋の尖部付着部を凝固後，cold cut ないしモノポーラーで切離している。DVCの無縫合切断も同様に，メリーランド型バイポーラと cold cut で行っている。本項執筆時点で10数例施行したところであるが，ほとんどの症例でカテーテル抜去直後から良好な尿禁制（≦ safety pad 1/d）が得られている。今後症例を重ね，切除断端陽性率を含めた手術アウトカムを解析し，本尖部処理法のRARPにおける有用性を検証したい。

＜器具と手術法の向上により，出血を少量に抑えることができる＞

　気腹手術（腹腔鏡手術，ロボット支援手術）と非気腹手術（開腹手術，本手術）の違いとして，よくあげられるのは出血量である。前者では背静脈群を切断してもほとんど出血しないレベルの加圧が用いられている。後者での出血抑制について 2) で解説。皮切3cmの手術を行っている。

2）前立腺全摘除―出血を少量にするコツ

豊橋市民病院泌尿器科
長井辰哉

(1) 概念

　根治的前立腺全摘除における出血は，前立腺が骨盤最奥にあり，視野確保，手術操作ともに困難なうえ，Santorini 静脈叢と呼ばれる，処理困難な背静脈群（DVC）が存在するというその解剖学的特性によりある程度はやむを得ないものと考えられてきた。しかし，近年の止血操作に用いる Energy Device の改善，内視鏡そのものの発達と，内視鏡外科解剖学と呼ぶほうが適当とも思われる内視鏡による前立腺周囲外科的解剖の知見の増加，それに伴う手術操作の最適化により，状況は大きく変わってきている。

　前立腺全摘除における出血は，主として DVC の処理と神経血管束を含む Lateral Pedicle の処理時に発生する。どちらの部位においても出血コントロールが難しい原因は，症例ごとに異なる複雑な静脈走行とその豊富な血流にある。出血量を減らすために必要なことは，前立腺の血管走行を十分に把握し（われわれはまず MRI Venography で（図79），前立腺周囲の血管走行を術前に十分に確認することを第一歩としている），適切な方法で出血させずに（出血してから止血するのではなく出血させる前に）処理することである。

(2) 背静脈群の個別処理

　われわれは600例を超えるミニマム創内視鏡下前立腺全摘除の経験の中で，特に DVC をいかに出血させずに処理すべきかにつき常に検討し術式の改良を行ってきた。その結果，背静脈群の血管処理は個別処理が十分に可能であり，根治性，安全性の面からみてもむしろそのほうが望ましいとの結論に至った。

　われわれが考える安全で出血をさせない DVC 血管群個別処理法に必須なのは，高精細内視鏡（できれば3D），Soft 凝固を用いた Pre coagulation，そして風圧による出血コントロールである。現在の高精細内視鏡の画像が持つ情報量は肉眼視のそれを上回る。したがって基本的に前立腺尖部処理は内視鏡観察下に行うべきであり，そうでなければ繊細な前立腺尖部の処理は不可能である。

　個別処理法の基本は静脈群を一本ずつの血管に分け，個別に Soft 凝固を用いてあらかじめ凝固止血し，その後切断することである。電気メスは切断には ForceTriad ValleyLab-Mode，凝固には Erbe 社 Vio Soft 凝固を用いている。Soft 凝固はエフェクトと凝固時間によって凝固深度をコントロールできるため括約筋へのダメージを最小限に保ちながら十分な止血凝固を得ることが可能である。

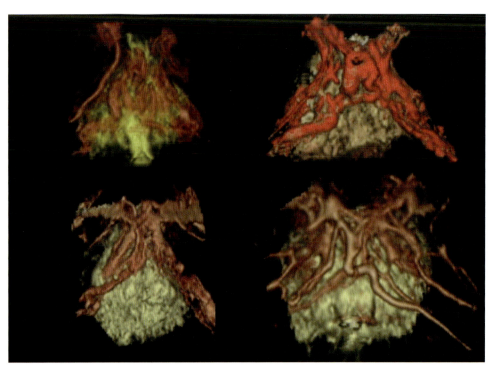

図79 術前 MRI Venography
DVCの血管走行は様々である。

(3) 風圧による出血コントロール

電気メスによる個別処理法は多くの症例で容易であるが，稀には背静脈群の血管が極めて太く発達していることがある。このような症例では止血凝固のための熱エネルギーが過大になる可能性がある。このため，われわれはもう一つの大きな柱として風圧による出血コントロールを行っている。

静脈圧は大気圧に加え通常5cmH$_2$O≒4.90hPa程度高いと考えられており，静脈壁が破綻した場合にはこの圧差が出血を助長する力として働く。気腹下の手術では気腹圧が静脈内圧を凌駕するため出血しにくいことはよく知られているが，常圧下の手術においても気腹と同様に静脈圧に匹敵する力を外部から加えて出血の圧力に対抗させることができれば静脈からの出血は理論的には減少するはずである。

そこでわれわれは新たな方法として風圧の利用を考えた。風圧は動圧と静圧の和である。動圧は以下の式で示されるように，

$Pv = \rho \cdot V^2/2$（Pa）　　Pv：動圧　　V：風速（m/s）　　ρ：空気の密度（Kg/m^3）

風速に大きく依存している。つまり一定の速度をもった風を目的の静脈に垂直に当たるように工夫すれば気腹圧を上げたのと同様に風圧が出血を抑える効果を発揮するということである。静脈圧に相当する5hPaの風圧が必要と想定し，それに必要な風速を計算すると，上記の式から風速は20～25m/s程度であり，十分に実用の範囲内であることがわかる。また実際は開口部の小さなミニマム創手術で骨盤奥にガスを噴出すれば当然それによる静圧の上昇もあるものと思われ，より小さな風速でも十分に効果があるものと思われる。

すでに，医療用の装置として術野の視野確保の目的でCO$_2$ボンベにつないでガスを噴出するSurgeBlow®等の安価な機器が販売されている（図80）。われわれは多くの前立腺尖部処理にSurgeBlow®を用いているが，出血低減と精密な尖部処理に必要な解剖学的構造の明確化に十分な効果が得られている。風圧の効果はほぼ予想通りであり，それ単独では出血を0にすることはできないが，出血量は明らかに低減し，また出血の減少に伴い止血は容易になる。また出血した血液が風圧によって吹き飛ばされるため，出血点の確認や，切断部位の解剖学的構造の確認が極めて容易になることは想定外の利点である。

以下このような工夫を加えたわれわれの前立腺全摘除の方法について解説する。

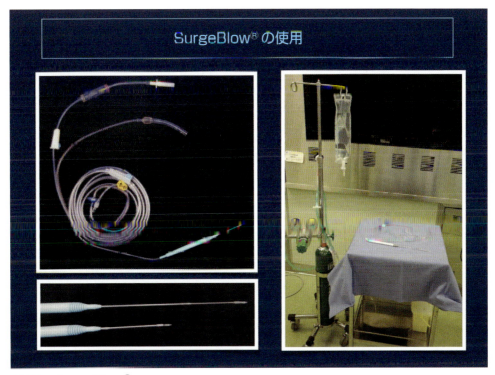

図80　SurgeBlow®
炭酸ガスボンベと生食パックに接続し，先端ノズルからガスを噴出させる。先端は自由に曲げることができる。

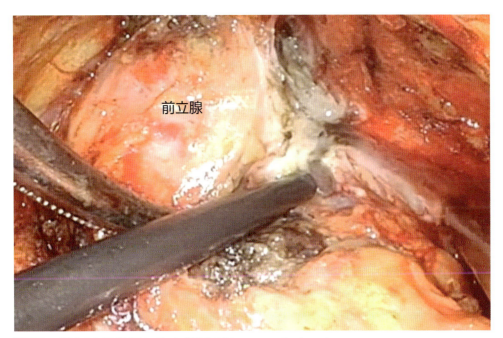

図81　側方NVB静脈をSoft凝固でPrecoagulation中

（4）前立腺側方の処理

- まず，前立腺側方で鈍的に筋膜を剥離し前立腺側面を明らかにする。剥離はできるだけ背側まで行い，直腸側方まで可能であれば剥離し神経血管束をできる限り背側まで確認する。神経非温存時には，出血を最小にするためには切断する可能性のある血管は前立腺からかなり離れた外側の血管まであらかじめSoft凝固を用いて凝固処理しておく（図81）。
- 恥骨尾骨筋付着部は，Ligasure®でシーリング処理する。骨盤底筋膜温存手術も行っているが，この場合には恥骨尾骨筋付着部の内側から恥骨前立腺靭帯の内側に沿うようなラインで薄くLateral Pelvic Fasciaを切開し，これを前立腺から剥がしていく。筋膜の直下には複数の静脈が走行し

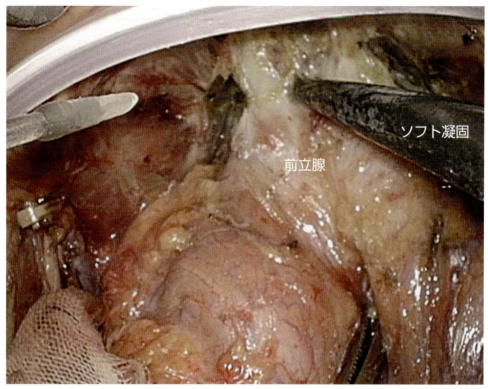

図82　DVC を短時間 Precoagulation

ているが神経温存でなければ血管は Soft 凝固を利用し凝固切断する。神経温存時は前立腺正中よりやや温存側よりで Lateral Pelvic Fascia に浅く切開を加え少しずつ前立腺から剥離する。
- 血管は可能な限りクリップにより処理するが，Irrigation Bipolar 摂子による最低限の凝固処理はむしろ積極的に行う。すべての確認できた血管は手術操作により出血する前に処理するということが重要である。

(5) DVC と尿道の処理
- 現在われわれは，神経温存が希望の症例はすべてロボット支援手術を行っているため，以下神経非温存の術式につき記載する。
- 前立腺側方の処理後 DVC の処理に移る。以下は SurgeBlow® による風圧下に行う。
- 十分に前立腺尖部を剥離したのち，尿道移行部を確認し切断線を決定する。
- 次いでその想定線に沿ってまず筋膜の上から Soft 凝固で短時間の凝固を行う（図82）。筋膜直下の静脈はこの処置により血管内で血液が凝固変性し黒く透けて見えるようになり個別に確認できるようになる。あらかじめ確認した MRI Venography が参考になる。
- 血管に注意しながら表面の筋膜のみを薄く切開すると筋膜直下のごく浅い層に血管が確認できる。細い血管はそのまま切断，太めの場合には再度 Irrigation Bipolar 摂子または Paddle 型電極による Soft 凝固による凝固後まず血管に穴をあけるようにわずかな切開を加え，出血がなければそのまま切断し，出血するようであれば再度凝固後切断する。
- 出血はあったとしても風圧下では気腹圧時と同様に少量であることが多いが出血点をよく確認し Pin Point の最低限の凝固で対処する（図83）。
- 筋膜の下に隠れた DVC と総称される複数の背静脈は通常 5 本から多くても 10 本（ほとんどは 7 本以下）程度で，並行して尿道奥から前立腺に向かってまっすぐ走行し，少なくともこの部では分枝や相互の交通はない。
- 通常，最も太い静脈は両側の恥骨前立腺靭帯に近い部を走行する外側の静脈である。また多少の

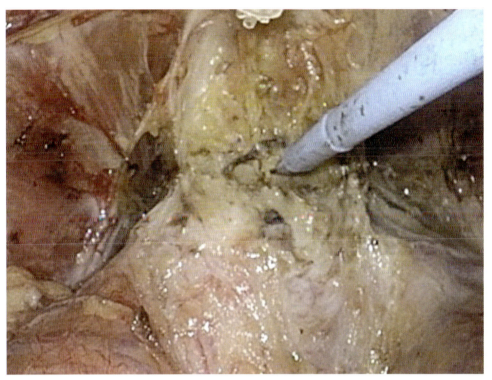

図83　DVCの静脈を一本ずつ切断中，断端は黒く見える

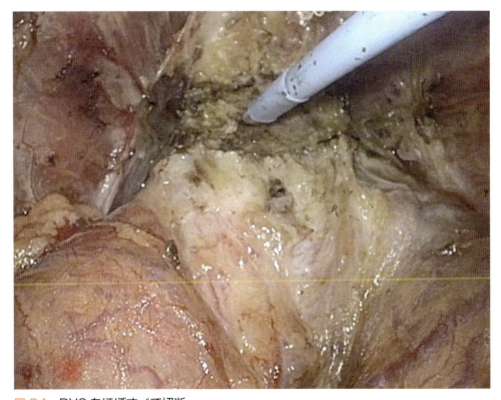

図84　DVCをほぼすべて切断

　浅深の差はあっても重層化していることはほとんどなく，個別に容易に処理可能であり慣れてくれば10分程度ですべての血管を処理できる。
- 各血管処理ごとに，切断ラインが前立腺に切り込んでいないかを詳細に観察しながら処理を行い，必要あれば切除ラインを修正する（図84）。
- 切断面の確認は無出血野では容易に行える。尿道周囲のDVC血管が含まれる層を処理すると，そ

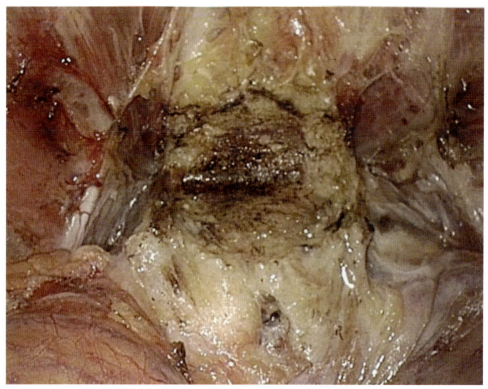

図85 黄白色のDVCを含む結合織に囲まれた褐色の括約筋層が確認できる

れまでの比較的固い結合織の中にDVC血管群が走行する白から黄色に近くみえる層から，やや褐色に見える括約筋層に達したことが確認できる（図85）。
- 括約筋層に達すれば出血はほとんど起こらないが，もし少量の出血をきたしてはっきり確認できないときは，SurgeBlow®はCO_2ガスとともに生理食塩水を吹き付け血液を洗い流しながら吹き飛ばすことが可能なので，この機能を用いて血管断端を確認し完全な止血を達成するとともに，切離面を無出血の状態で確認することができる。
- 括約筋切断時はそれより外周側の血管層の処理時のような太い血管は存在せず，安心して最も理想とする切断面を確認しながら切離が行える。
- 尿道腹側の処理が終わった段階で側方も処理を行うが，その処理法も全く同様である。NVBは尿道から分けてLigaSureで処理する方法もある（図86）。
- 一般的にDVCはそのまま側方でNVBに移行していくが，この部位の血管としては前述のDVCとして最外側，10時，2時付近のちょうど側方へ移行していく部位と，DVC，NVBを合わせてΩ型に尿道を取り囲む両下端の部位に太い静脈が存在することが多く注意を要する。
- 尿道側方まで含めきちんと処理していけば結紮も縫合も不要であり，この部分の出血を0で押さえれば，完全にドライな手術が以後可能になる。
- 括約筋を切開すると尿道が見えてくる。両側NVBの処理が終了していれば尿道のみがきれいに残る形になる。
- 尿道ができるだけ長く残るように前立腺との移行部に気をつけて尿道を切開する。尿道バルーンカテーテルを確認，これを創内に引き込み以後は尿道バルーンカテーテルを頭側にけん引しながら手術操作を行う。
- われわれは尿道粘膜もColdではなく電気メスを用いて切断しているが，特に吻合部狭窄等は発生せず出血を減らして良好な視野を得るためにはむしろ電気メスでの処理は有用と考えている。尿道背側の粘膜を切断するとその背側にはRectourethral Muscleが現れる（図87）。
- 鉗子ですくうような操作は不要で尿道バルーンカテーテルを軽く頭側に牽引しながら良好な視野下

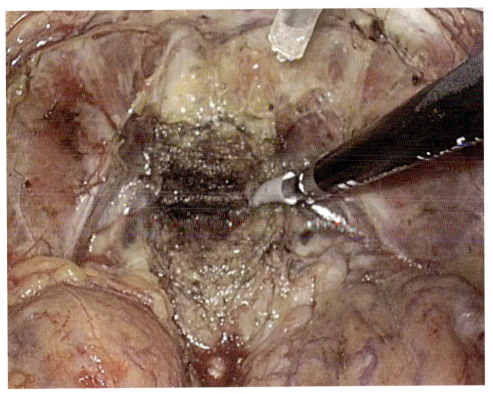

図86　尿道横のNVBをLigaSureで切断

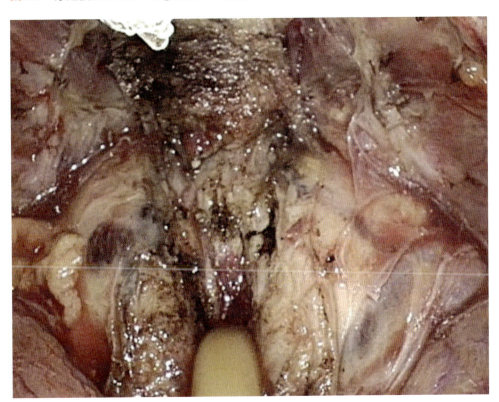

図87　尿道切断背側にRectourethral muscleの繊維が確認できる

に電気メスで少しずつ切断していくと，面白いように簡単に前立腺尖部は遊離されていく（図88）。
● なお，尿道背側にも2本程度の比較的太い静脈があることがあり，これもきちんと処理をしておく。さらにRectourethral Muscleが外れた段階ではまだ両側最背側にNVBの一部が残存することが多いがこれを任意のラインで凝固切断すれば前立腺尖部尿道の処理は無出血下に終了する。

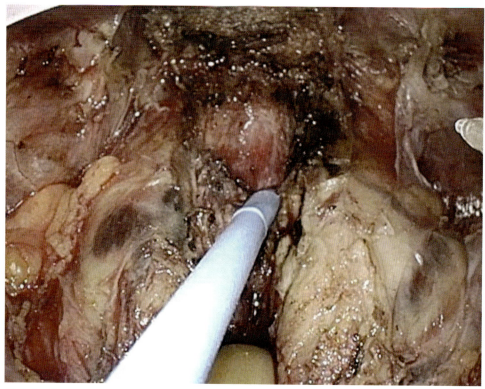

図88 Rectourethral muscle を切断しながら軽く頭側に牽引すると容易に前立腺尖部は剥がれてくる

- このような方法で前立腺尖部処理を行えば，出血は少量で，また出血したとしても風圧により血液は排除されるため，通常の状態では血だまりができて確認しづらい尿道背側 Rectourethral Muscle の処理も完全視認下に行えるため直腸損傷の危険は全くない。

(6) 逆行性 Lateral pedicles 処理と膀胱の離断

- 尖部処理後，逆行性に尖部から前立腺膀胱移行部に向かって Lateral Pedicles を処理する。
- 尿道バルーンを軽く頭側に牽引しながら，両側の Lateral Pedicle を直腸から剥離し，基本的に LigaSure を用いて凝固切断処理する（図89）。
- あらかじめ Soft 凝固で処理してあれば，出血量は少なく出血したとしても電気メスによる凝固で十分止血可能である。
- なお Rectourethral Muscle からそのまま剥離してくると直腸縦走筋が直下に見えるため，症例ごとにデノビエ筋膜のどの層で剥離するかを決め修正する必要がある（図90）。
- 徐々に前立腺を起こしていくと精嚢精管が同定できる。デノビエ筋膜を切開し精嚢精管を露出後，精管を切断，精嚢動脈を処理し，精嚢先端まで剥離する（図91）。
- さらに精嚢外側で膀胱と前立腺をつなぐ血管を含んだ厚い結合織を切断するが，この部位の静脈の血流はかなり多いため，あらかじめ Soft 凝固処理してから Ligasure 等で切断した方が出血は少ない（図92）。
- 次いで Posterior Peel 法に準じ，精嚢根部付近で，前立腺と膀胱移行部を少しずつ電気メスで切開し前立腺を摘出する。
- 以上われわれが行っている前立腺摘出の詳細を述べたが，このような方法で前立腺全摘除を行うと，出血量は 50mL から 100mL 程度，少ない場合には測定上ほぼ 0 にすることも可能である。

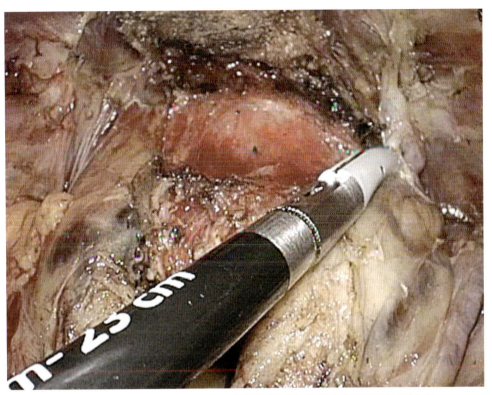

図89 Lateral Pedicle を LigaSure で凝固切断すると前立腺が脱転してくる
直腸前脂肪織を前立腺側につけて剥離している。

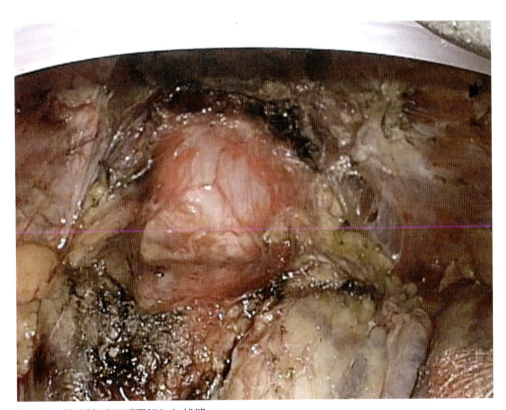

図90 前立腺がほぼ翻転した状態
直腸前面がきれいに見える。出血は全くしていない。

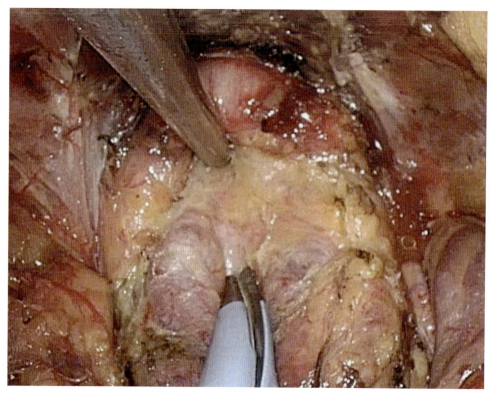

図 91　デノビエ筋膜を切開し精嚢精管を露出剥離中

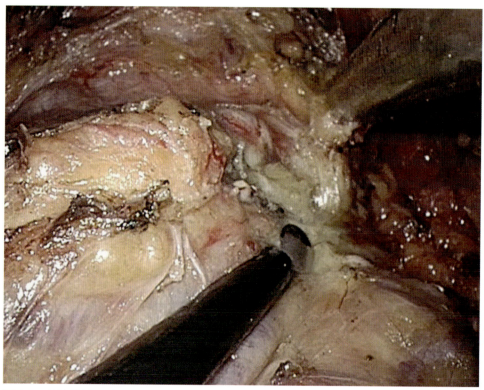

図 92　精嚢側方の血管は Precoagulation 後切断する

<・超解剖に基づいた手技が次世代の手技と考えられるが，これを念頭においた精緻な前立腺全摘除も行われている>

　精細な超解剖を念頭に置いた手術は，将来につながる重要なテーマであり，これについての詳しい解説が3）である。すべての泌尿器科医が共有して欲しい知識である。2名で行う手術を提示している（AUA2017のメッセージおよび主な対象が高齢男性であることを念頭に，ここでの皮切は6cm台である）。

3）高リスク前立腺癌に対する解剖学的拡大前立腺全摘除－Anatomical En-bloc Radical Prostatectomy

栃木県立がんセンター泌尿器科
川島清隆

（1）はじめに

　高リスク前立腺癌，特に局所浸潤癌を確実に摘出するためには全周にわたって前立腺被膜を破綻させないことに加え，被膜外進展部位では至適な周囲組織をつけて一塊（En-bloc）に摘出することが必要である[1]（図93）。われわれはこれを単なる拡大手術と区別するためにAnatomical En-bloc Radical Prostatectomyと呼んでいる。

　前立腺組織そのものを一切見ることなく摘出するため，剥離のメルクマールは前立腺を包む組織のさらに周囲の構造物になる。背側は直腸であり外側は肛門挙筋である。このような拡大手術を実現するためには，前立腺周囲のみならず骨盤内全体の構造物を全て認識し，それらがどう組み立てられているかを機構（mechanism）の面からも理解し，極力組織を切らずに，剥離によって組織を分けていくことが肝要である。

　近年，組織を覆うfascia（筋膜）の微細構造がミクロレベルで観察されるようになった。解剖の本

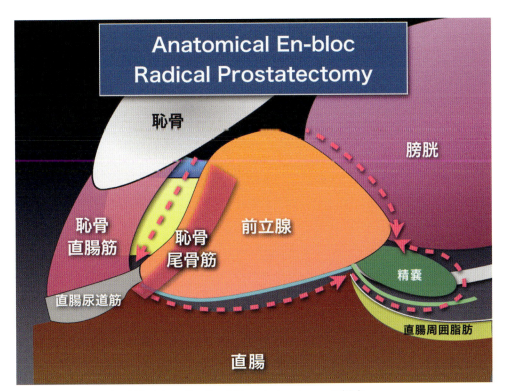

図93　Anatomical En-bloc Radical Prostatectomyの概念
破線矢印：確実な摘出のための切離ライン。

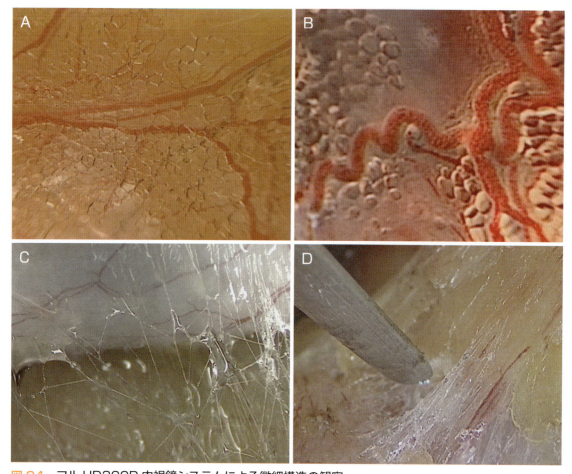

図94 フルHD3CCD内視鏡システムによる微細構造の観察
A：脂肪細胞に包まれる毛細血管，B：毛細血管の中の赤血球，C：外腸骨静脈を覆うfasciaの繊維の超拡大（みずみずしい組織であることがよくわかる），D：電気メスでのfasciaの線維の切断。

質を微細なレベルで認識し，高い精度の手術を行うことで，手術はより根治性が高く，真に低侵襲なものに進化すると考えている。

本稿の前半では，手術の基本である解剖と手技について最新のミクロ解剖の知見をもとに解説する。後半では，実際の手術について手順を追って詳述する。

（2）手術の基礎
①微細構造の観察によるfasciaの本質の理解

近年の光学機器の進歩は著しく，最新のフルHD3CCD内視鏡システムによる近接拡大視では毛細血管の中を流れる赤血球など，これまで観察不可能であったレベルの解剖の微細構造を見ることが可能になった。このレベルでは組織を覆うfascia（筋膜）がこれまで言われてきたような一枚の膜でも多層性の結合組織でもなく，立体的な網目状構造であること，さらにその形状が外力に応じてdynamicに変化する[2,3]ことなどが観察できる（図94）。

Fasciaの本質は細胞外マトリックスであり，コラーゲンとエラスチンからなる立体的網目状構造を基本構造とする，全身に連なるweb状（蜘蛛の巣状）の構造物である。Fasciaはからだの全ての細胞，組織を包み，分離し，形態を形成，維持している。伸縮性，可塑性に富み，毛細血管や神経，リンパ管を包んで保護している。また内部を体液やリンパ液が流れ，直接の情報伝達も行っている[4]。Fasciaの全貌は未だ明らかにされていないが，近年その解明が進み，様々な機能を担う全身を統合，制御する"器官"であり，重要な"システム"であることが明らかになりつつある。

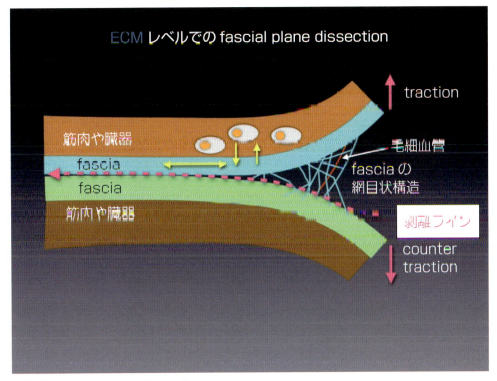

図 95 fascial plane dissection
黄矢印：細胞と fascia の双方向の情報伝達と制御．黄両矢印：fascia 内部での情報の伝達と体液の流れ．赤破線矢印：最も正確な剥離ライン．ECM：Extracellular Matrix（細胞外マトリックス）。

②精緻な手術操作

手術では，この fascia の破壊を最小限にとどめ，その連続性を極力維持することが真の低侵襲性に繋がると考える[5]。また，極力組織を切開せず，fascia 間で丁寧に剥離を進める fascial plane dissection[6] を徹底することが，低侵襲のみならず，正確な剥離のために必要であるが，微細構造を意識した上で極めて精緻な操作を行うことで手術はより精度の高いものになる。

ⅰ）精度の高い fascial plane dissection

2層の fascia に traction と counter-traction をかけると，弱い方の fascia の立体的網目状構造が辺縁で破綻し，"わたわた" や "あみあみ" と表現される疎な線維として出現する。この線維の主体はコラーゲンであり，先端は対側の fascia と強固に結合しており容易に剥離できるわけではない。正確な剥離のためには線維の付着部の最辺縁部を電気メスの凝固モードで丁寧に切離していく必要がある。アーク放電の放電熱により，線維は蒸散するように切離され，牽引によって剥離面の展開が進む（図 95）。凝固モードでは fascia 内の毛細血管も止血するため術野をドライに保つことができる。

ⅱ）fascial plane dissection 以外の剥離と切離

しかし一方で，骨盤底では fascia 同士の癒合が強固で fascial plane dissection でも剥離が困難な部位もあることを理解する必要がある。たとえば恥骨尾骨筋の前立腺尖部への癒合は極めて強固である。無理な剥離は正しい剥離面を失うとともに出血を引き起こすため，シーリングデバイスを用いて止血，切離したほうが結果としてきれいな切離ラインが得られる。

また，全体を覆っている膜はその下の臓器を露出するためには切開せざるを得ない。この場合も切開しているのは微細なレベルではコラーゲン線維を主体とする線維であることを意識し丁寧に操作することが重要である。

さらに，直腸面の剥離（直腸縦走筋完全露出：図 96）やリンパ節郭清における血管（外腸骨静脈など）の露出などのように一部では組織を完全に露出するために fascia 内での剥離が必要なこともある。臓器を覆う fascia は細胞外マトリックスであり，コラーゲン線維は組織の細胞の細胞膜上のインテグリンを介し細胞骨格に連なり，細胞核にまで連続している。よって臓器を露出するためには，コ

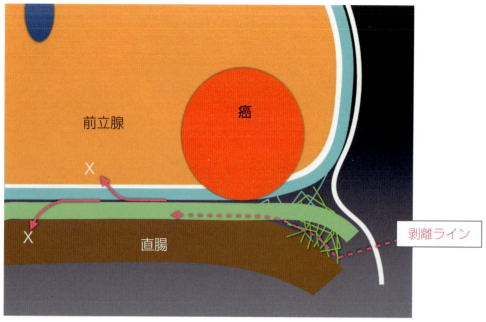

図96 直腸面の剥離
赤破線矢印：直腸を露出する層での剥離ライン，赤実線矢印：2つの層の間の剥離ではメルクマールがはっきりせず前立腺被膜に切り込んだり，直腸損傷を起こす危険がある。青太線：前立腺を包むfascia，緑太線：直腸を包むfascia（Denonvilliers' fasciaに相当）。

ラーゲン線維を臓器（細胞）直近で断ち切って剥離していく必要がある。

結合組織であるfasciaの強度，厚み，組成は部位によって様々であり，また単一組織においても均一ではなく，組成には勾配（gradient）がある。組織の本質を正しく理解し，その組織に応じて最適な方法で精密に処理することが肝要である。

③出血のコントロールのための解剖の理解

出血が起こると，剥離面の線維状構造が不明になり正しい層を失ってしまう。精密な剥離のためには，ドライな術野を維持することが求められる。

本来，毛細血管に至るまですべての血管を把握し，至適な方法で処理すれば出血は理論的には全く起こらないはずである。前立腺周囲の血管の走行を正しく理解することが，出血のコントロールの基本である。

ⅰ）前立腺表面を走行する血管群（図97A）

骨盤底を隔壁する骨盤隔膜には尿生殖裂孔が開口し，ここを通して尿道，血管，神経が会陰と交通している。この会陰と内腸骨血管との間を走行する血管網［陰茎背静脈群（dorsal vein complex：DVC），神経血管束（neurovascular bundle：NVB），サントリーニ静脈叢など］に包まれて前立腺は存在している。

静脈は尿生殖裂孔から入った後に，腹側群はDVCから前立腺腹側を覆うように走行し，背外側群はNVBとして前立腺の外側（前立腺と直腸の溝）を走行する。両者のほとんどは血管茎（vascular pedicle）を経て内腸骨静脈に還流していく。神経温存を意図しない場合には，これらの血管を末梢では尿道周囲で，中枢では血管茎部分にて処理すれば良いことになる。ただし尿道周囲では，静脈はDVCとして腹側に太い血管が走行するほか，ほぼ全周にわたって走行していることに留意する必要がある（そういう意味では"尿道周囲血管群"と呼んだ方が理解しやすいと思われる）。

ⅱ）精嚢，精管周囲の血管群（図97B）

精嚢や精管周囲には，内腸骨血管からかなり太い動静脈が豊富に走行している。

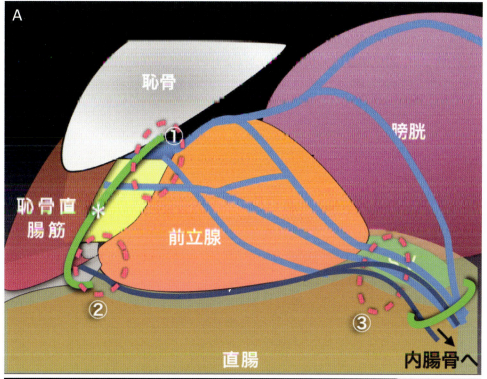

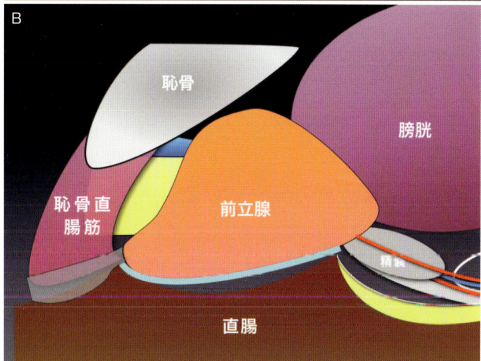

図97 A：前立腺周囲を走行する血管（主に静脈）
①：DVC（dorsal vein complex），②：NVB（neurovascular bundle），③：vascular pedicle，＊：尿生殖裂孔
B：精嚢周囲の血管（動静脈）

（3）手術の実際

①術前準備

- 消化管処置：直腸損傷は現在皆無であるため，前夜に緩下剤を内服するのみである。当日排便がなくても浣腸は行わない。
- 輸血の準備：自己血の準備は行っていない。念のため同種血輸血のType&Screenのみ行っている。
- 特殊機材：オクトパス，鳶巣式猫の手鈎（1〜3号）（図98），ガイスター持針器，BOSS持針器。

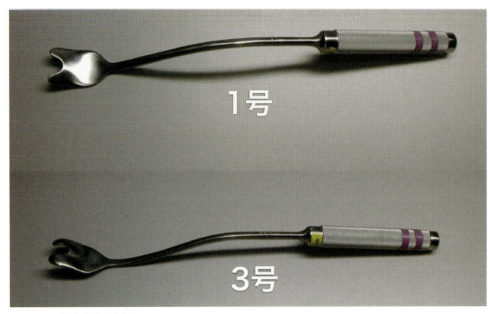

図 98　鳶巣式猫の手鉤
写真上1号：前立腺を背側に圧排する。写真下3号：先端が曲がっていて前立腺尖部をひっかけ（尿道を左右の爪の間の溝に入れ）前立腺を手前に牽引する。尿道後壁の切断時に使用。

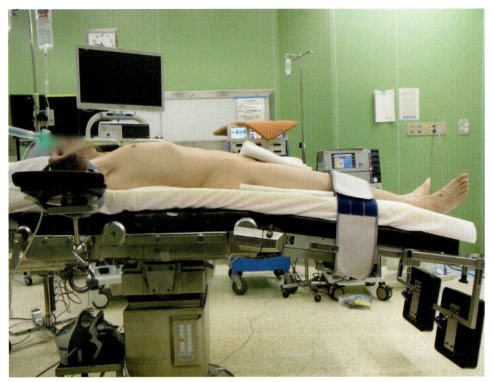

図 99　体位
進展仰臥位，尖部処理ではさらに深く折る。

②体位
- 腰の部分で手術台を折り，下肢を下げた伸展仰臥位をとる（図 99）。
- 尖部処理の際には下肢をさらに折ると，骨盤底の視野がより良好になる。
- 下肢に痛みや神経症状がないか，麻酔導入前に実際の体位をとって確認する。

③皮膚切開
- 恥骨上縁から頭側に向かって 6cm 台の皮膚切開を行う。

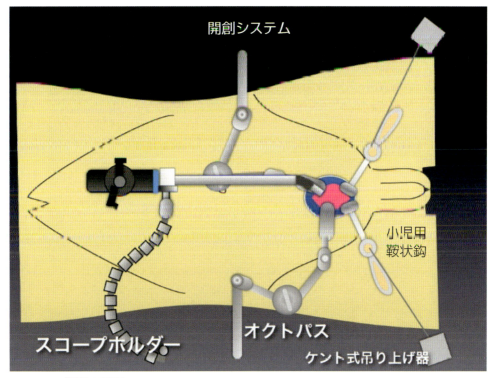

図100 術野の展開
オクトパスの鈎は既製品のほか，幅や長さの違う数種の特注品を使用している。

④術野の展開（図100）
- レチウス腔を展開した後にラッププロテクターで創縁を保護する。
- 足側は2本の小児用腹壁鈎（鞍状鈎）をかけ，ケント式つり上げ器で牽引し，頭側は2本のオクトパス鈎にて術野を展開する。
- 手術は2名で行うため，スコープホルダーを使用している[7]。

＜右側の処理：以下3項目（⑤〜⑦）は左右とも同様の操作である。＞
⑤右リンパ節郭清
ⅰ）レチウス腔の展開の完成
- 手術台を右下にローテートする。
- 膀胱外側とそれを覆う脂肪層（内腸骨リンパ節に連なる）との間の剝離を行う。
- 脂肪もfasciaであり層構造を持っていることを意識してfascial plane dissectionを徹底し，骨盤背側まで剝離を進める。
- 次いで精管を同定し，精管と腹膜を覆っている膜を切開し，精管を剝離する（図101）。
- ヘルニア予防のため，精管は可能な限り末梢まで剝離を進めた後に切離する[8]。
- 腹膜を露出し，外側に向かって剝離を進め，尿管を露出する。尿管を確認しておくことで損傷を回避できる。尿管が露出されても総腸骨動脈の尿管交差部はもう少し頭側である。
- 総腸骨血管を十分に露出するためには，腹膜の剝離を外側に進め，精索と分ける必要がある。
- 鼠径ヘルニアの完全な予防のため，ヘルニア囊の剝離，切離が提唱されているが[9]，われわれは腹膜の剝離を外側から頭側に進め，精索に併走して連続する構造があるときにのみ結紮，切離している。
- 術野展開のポイント：左側のオクトパスに取り付けた長い鈎（特注の"特長鈎"）で膀胱を左側に圧排し，右側のオクトパスに付けた短い鈎（特注の"先細鈎"）で腹膜を頭側に圧排すると良好な術野が得られる。オクトパスによる術野展開は強力であり，内腸骨領域の郭清を十分に行うため

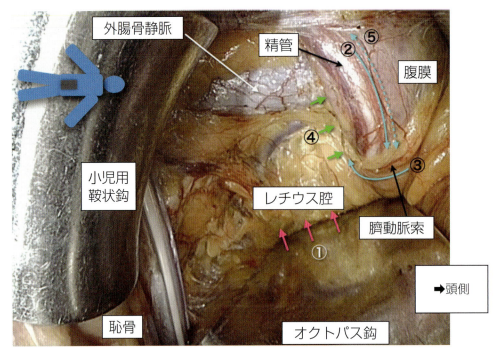

図101　術野の展開（右側の郭清）
①レチウス腔の展開，②精管の同定と剥離，③臍動脈索の同定と剥離，④腹膜を覆うfasciaと外腸骨静脈および内腸骨血管を覆うfasciaとの癒合部の展開，⑤腹膜，精管を覆う筋膜の切開（この後に精管の完全剥離と腹膜の広範な展開を行う）。

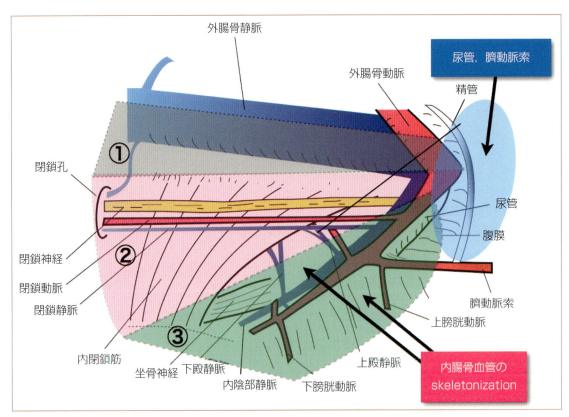

図102　拡大リンパ節郭清の郭清範囲（右側）
①外腸骨リンパ節（灰色領域），②閉鎖リンパ節（ピンク領域），③内腸骨リンパ節（緑領域）。③→②→①の順で行っている。

に極めて有用である。これもミニマム創手術のアドバンテージのひとつである。

ⅱ）拡大リンパ節郭清の実際

● Studerら[10]のテンプレートに準じた拡大リンパ節郭清を行っている。外腸骨，閉鎖，内腸骨領

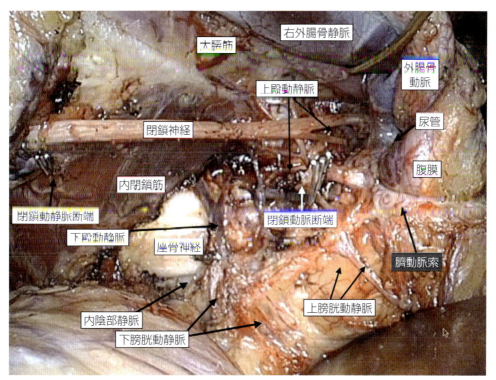

図103 郭清後（右側）

域の郭清を基本とし，内腸骨血管のskeletonization，尿管交叉部までの総腸骨動脈の郭清も行う[11]（図102）。内腸骨領域は転移の頻度が最も高い部位であり[12] skeletonizationを含め，十分な郭清を行う必要がある[13]（図103）。

- レチウス腔の展開に引き続いて，内腸骨領域から郭清を行う。
- 次いで閉鎖リンパ節の郭清を行うが，はじめに閉鎖神経損傷を防ぐために閉鎖神経を内側から全長にわたって剥離，露出しておく。
- 外腸骨領域の郭清の腹側縁は外腸骨静脈である。外腸骨静脈を覆うfascia上には豊富にリンパ管が走行しているため，fasciaの切開に当たってはリンパ漏予防のために全長にわたってシーリングデバイスを用いている。
- 外腸骨静脈を覆うfasciaを全長にわたって切開後，静脈背側の剥離を行い，大腰筋を露出する。
- 外腸骨静脈を血管鈎（われわれは腎盂鈎を使用）で牽引し，内閉鎖筋を露出し閉鎖リンパ節と内閉鎖筋を覆うfasciaとの間の層の剥離を背側に進め郭清の外側縁を決める。内腸骨静脈から外側に向かって細かい枝が多数走行しているので，これらを電気メスやソフト凝固を用いて丁寧に凝固，切離していく。
- この操作を背側に進め，内腸骨領域に近づくと上殿，下殿動静脈が内腸骨血管の枝から外側に分岐・走行しているので，これらを損傷しないよう細心の注意を払いながら剥離を進める。血管は脂肪に埋もれているため，決して組織には切り込まず，電気メス先端を組織に接するかどうかぎりぎりの距離から放電し，脂肪を溶かしていくような感覚で分けていくことが重要である。
- 外側の剥離が終わったら外腸骨リンパ節の末梢側を2-0バイクリルで結紮し，さらにシーリングデバイスでシールし切離する。郭清組織をリンパ節鉗子で内側に牽引し，閉鎖神経が外側に落ちるように閉鎖リンパ節組織の剥離を頭側に進める。
- 頭側も可能ならクリップやシーリングデバイスでシールし外腸骨，閉鎖の郭清組織を摘出する。閉鎖動静脈の走行はバリエーションが多いが，その下方には郭清すべき組織が多量に存在する。郭清を徹底するために，閉鎖動静脈は切離することが多い。
- 次いで内腸骨血管のskeletonizationを行い，郭清を完成させる。この下方は座骨神経であり同部

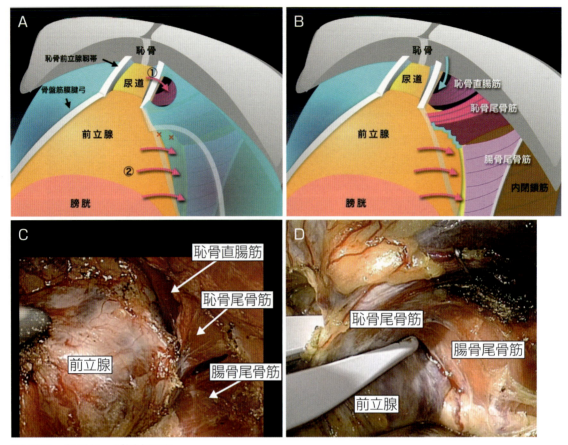

図104　3ステップ側方展開
A：肛門挙筋筋膜の切開と剥離。①ステップ1での恥骨前立腺靭帯，肛門挙筋筋膜の切開，②ステップ2での腸骨尾骨筋筋膜の剥離，××：肛門挙筋がfasciaごと強固に癒合する部位，B：肛門挙筋3群（fasciaは省略）。青矢印：尿道脇の剥離（ステップ1），赤矢印：腸骨尾骨筋の剥離，C：肛門挙筋3群（実際の手術所見）。D：恥骨尾骨筋のシーリングデバイスによる切離

でのエネルギーデバイスの使用は最小限にとどめる。この段階で止血を十分に確認する。
● 郭清終了後，下肢は折ったまま手術台を水平に戻す。

⑥前立腺側方の展開（右側）
- 骨盤底全体を覆っている endopelvic fascia（内骨盤筋膜）を切開すると levator fascia（肛門挙筋筋膜）と前立腺外側を覆う lateral pelvic fascia（臓側骨盤筋膜）との癒合筋膜が現れる。
- この癒合筋膜は鈍的剥離でも容易に剥離できるとされてきた。しかし実際には剥離が容易なのは腸骨尾骨筋部分のみである。恥骨尾骨筋より遠位では肛門挙筋筋膜は前立腺尖部，尿道に強固に癒合しており，"正しい層を保って"の剥離は困難である。
- さらに，恥骨尾骨筋は筋自体も前立腺尖部に強固に癒合している。これに対し恥骨直腸筋は尿道周囲（恥骨会陰筋[14]）部分では恥骨を起始とし，尿道背側に停止する（外側は直腸背側に停止）が，fasciaと筋肉の間の癒合が疎であり，同部は容易に鈍的に剥離できる。
- この肛門挙筋3群の解剖学的規則性を理解すると，合理的に側方展開が行える。3ステップ側方展開[1]として，次に述べる。

ⅰ）ステップ1
- 前立腺尖部を対側のオクトパス鈎で内・頭側に牽引し，恥骨前立腺靭帯を切開する。
- 切開を外側の肛門挙筋筋膜に広げると，恥骨直腸筋と尿道（恥骨直腸筋筋膜が癒合している）との間に疎な空間が出現する。ここをメッツェンにて尿道背側まで鈍的に剥離する（図104）。

ⅱ）ステップ2
- 腸骨尾骨筋部を覆う fascia と lateral pelvic fascia との fusion fascia を剥離し，腸骨尾骨筋を外側に圧排する。鈍的に剥離できることも多いが，癒合が強固で腸骨尾骨筋が露出してしまうことも

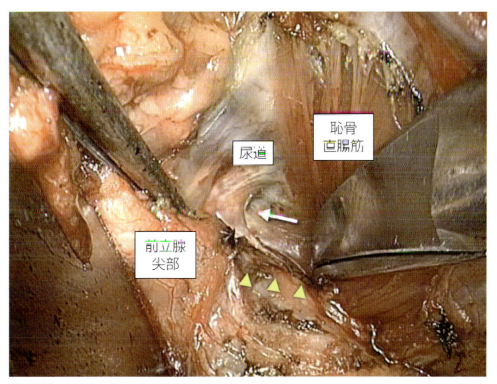

図 105　側方展開後の前立腺尖部，尿道の露出
矢頭：恥骨尾骨筋のシールライン（ランドマーク A），矢印：尿道，前立腺（尖部），直腸尿道筋によって形成される凹み（UPR cleft：ランドマーク B）

少なくない。しかし，腸骨尾骨筋筋膜の温存は尿禁制に寄与せず，問題はないと考えている。

ⅲ）ステップ 3
- 間に残る恥骨尾骨筋は強固に前立腺尖部に癒合し，その中には静脈も走行している。副陰部動静脈も恥骨尾骨筋を伝って尿道の方向に走行しているため，無理な剥離は出血を引き起こす。
- 残った恥骨尾骨筋は前立腺近傍でシーリングデバイスを用いて止血，切離した方が簡便で出血もない[15]。シーリングデバイス先端の凸面を前立腺に押し当てると前立腺のシルエットに沿ってきれいにシールでき，筋肉の損傷を最小限に抑えられる。現在，われわれはバイクランプで凝固後，メッツェンにて切離している。
- この操作によって前立腺から尿道の側面が全長にわたって明らかになる（図 105）。
- 術野展開のポイント：前立腺をオクトパスの鉤にて内側に圧排すると，前立腺外側は良好に展開される。ステップ 1，2 終了ごとに鉤をかけなおし，前立腺を内側に圧排すると，切離すべき恥骨尾骨筋が良く展開される。
- 恥骨尾骨筋のシールラインは，背側部分では尿道と前立腺尖部との境界の良い目印になる（ランドマーク A）（図 105）。
- また，シールラインの背側やや遠位で尿道後壁，前立腺尖部，直腸尿道筋で形成される凹み（"UPR cleft" と定義する）は，尿道移行部の目印になる（ランドマーク B）。尿道背側では同部より末梢が尿道である。

⑦拡大外側アプローチ（右側）
- NVB の外側で直腸周囲の脂肪を覆う lateral pelvic fascia を切開し，脂肪を分け直腸を露出し，この層をたどって前立腺背側の剥離を行う外側アプローチ[16]を発展させ，lateral pelvic fascia の切離を vascular pedicle に沿って頭外側（坐骨棘の方向）に進め外側から精嚢，精管も露出，剥離する「拡大外側アプローチ」[17]を行っている（図 106）。
- 解剖書には詳細が記されていないが，前立腺背面と精嚢起始部の間は強固な膜が隔壁しており，前立腺背側と精嚢周囲は全く別の compartment であることを理解する必要がある。

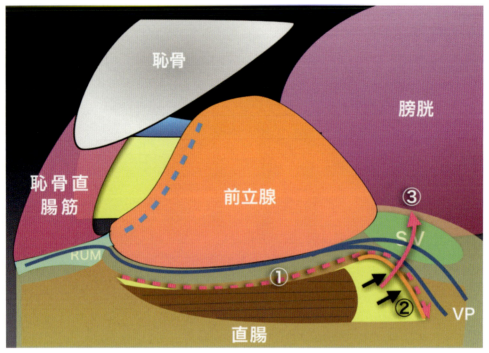

図 106　拡大外側アプローチ
①：lateral pelvic fascia の切開を vascular pedicle（VP）に沿って頭外側に延ばす，②：vascular pedicle 下から脂肪を引き出すように剥離，③ vascular pedicle の切離

- 実際の手術では，前立腺背側の剥離と精嚢周囲の剥離，vascular pedicle の切離は全体のバランスを見ながら平行して行われる。

ⅰ）精嚢周囲の剥離

- vascular pedicle 外側で lateral pelvic fascia を切開した後，直腸周囲の脂肪を切開，剥離し，精嚢を覆う Denonvilliers' fascia を露出する。精嚢背側では直腸は急激に背側に落ち込み，その周囲には厚い脂肪層が覆っているため，ここでは直腸を見ることはない。
- vascular pedicle の下から直腸周囲の脂肪を引き出すようにして脂肪の切離を進める（図 106，107）。前立腺背側との隔膜の近くには太い静脈が走行しているので，ソフト凝固などで適切に止血し切離する。
- 血管茎下での脂肪の剥離を進めると，徐々に vascular pedicle が厚みをもった plate 状構造として認識されるようになる。さらに脂肪の剥離を進めていくと血管茎の下に青白い膜として Denonvilliers' fascia を認識できるようになる。
- この Denonvilliers' fascia と直腸周囲の脂肪を覆う直腸固有筋膜（明確な筋膜構造は認識されないことが多い）の間は，正中まで癒合が疎であり鈍的にも剥離できる。
- しかしドライな術野を維持するためには，電気メスの放電凝固で丹念に剥離を進める方が良い。術者が精嚢近傍の神経血管束をバブコック鉗子で把持，これを牽引し，助手が摂子と吸引管で"面"を出すように展開すると 2 層の間に線維が出現する。この線維の辺縁を電気メスの凝固モードで丁寧に切離し剥離を進め，Denonvilliers' fascia を広範に剥離，露出する。

ⅱ）血管茎の切離

- この操作と平行して vascular pedicle を内側に向かい順次切断していく。
- vascular pedicle は血管，神経と脂肪を含む結合組織からなる plate 状の組織で，橋脚のように前立腺を骨盤底に固定している。太い動静脈は主に表層（腹側）を走行している。
- 血管中枢にクリップを 2 重にかけ，さらにソフト凝固で十分止血した後に，血管および vascular pedicle 全層をドライカットで切断する（図 108）。深層の細い血管からの出血はソフト凝固で止血を行う。

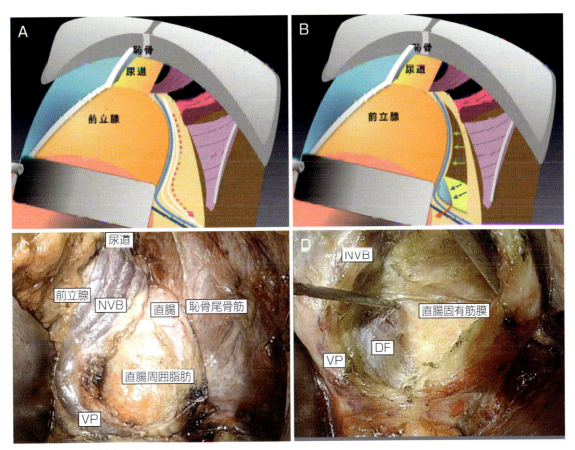

図107　拡大外側アプローチ
A：NVB外側でのlateral pelvic fasciaの切開（赤点線），B：青矢印：精嚢の露出，緑矢印：直腸面の剥離，赤矢印 vascular pedicle（VP）の切離，C：外側からの剥離後，D：精嚢を包むDenonvilliers' fascia（DF）と直腸固有筋膜との間の剥離

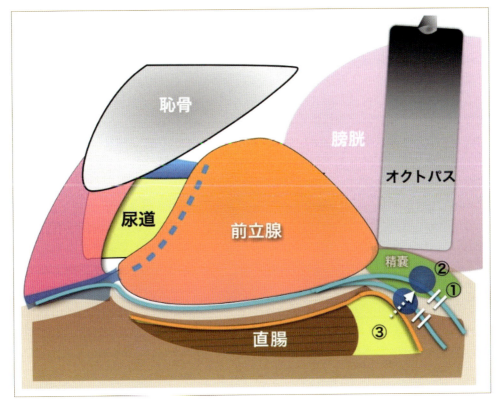

図108　vascular pedicleの切離
①vascular pedicle表層の血管のクリッピング，②ソフト凝固による止血，③ドライカットによるvascular pedicleの切離

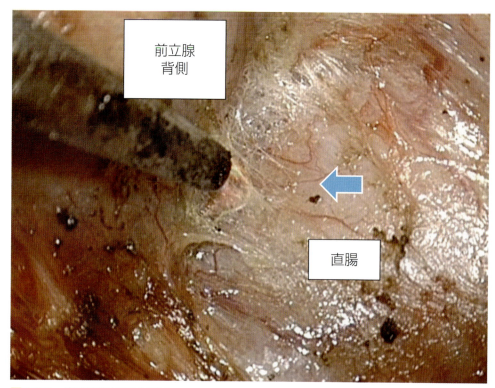

図 109　直腸縦走筋完全露出
直腸上の結合組織を電気メスで剥離（網目状の結合組織を電気メスのアーク放電の放電熱で断ち切っている）。矢印：完全に露出された直腸面

- この方法によって vascular pedicle が厚い場合でも，ほぼ無血的に切離が行える。
- vascular pedicle の切離を進めると前立腺の可動性が増し，背側の視認性が向上する。

ⅲ）精嚢，精管の剥離
- Denonvilliers' fascia を切開し精嚢を露出する。Denonvilliers' fascia は血管に富んでおり，電気メスによる切開では出血してしまう。ソフト凝固にて十分に止血しておくと出血せずに切開できる。
- 精嚢と剥離し，リンパ節摂子やリンパ節鉗子で牽引し，その内側を走行する精管を露出する。
- 精管と併走する血管をソフト凝固で十分止血し，精管のみを露出し，シーリングデバイスで止血，切断する。可能であれば対側の精管も剥離，切離する。
- 癌が前立腺基部に広範に存在する場合や精嚢浸潤を認める場合には，Denonvilliers' fascia を切開せず精嚢を包んだまま一塊に摘出するが，この場合には尿管損傷に注意が必要である。精嚢のシルエットを常に認識し，ぎりぎりで剥離することが肝要である。

ⅳ）前立腺背側（直腸面）の剥離
- 前立腺外側で lateral pelvic fascia を切開した後に直腸周囲の脂肪を切開，剥離し直腸を露出する。重要なのは直腸の展開である。術者がバブコック鉗子で NVB を把持し内側に牽引し，助手が摂子と吸引管を用いて直腸に counter traction をかけ，直腸をぴんと平面に展開する。直腸は脆弱であり，直腸を把持する際には先端に鉤のない鈍な摂子を用い，愛護的に把持する。
- この展開によって前立腺背側と直腸面との間に fascia の線維が出現するので電気メスの凝固モードを用いて極力直腸寄りで，しかし直腸損傷に注意しつつ丁寧に切離する。
- 電気メス先端は直腸に押しつけず，距離をとり，断続的に"パッパッ"と通電させ瞬間的なアーク放電によって fascia の線維のみを切断する。電気メスの先端が直腸に触れなければ直腸損傷は起こらない。
- 緊張のかかった微細な線維は電流が流れにくいため，全ての線維を電気メスで切離することはできない。残った線維は電気メスの先端でサッと鈍的に払って切断する必要がある。"パッパッ，サッ"という感じである。直腸筋層（縦走筋）を露出する層を保ち，剥離を内側，尖部方向に進

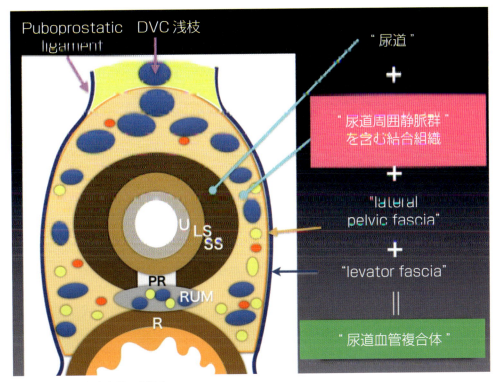

図110 前立腺尖部の断面
U：尿道，LS：尿道縦走筋，SS：輪状括約筋，PR：posterior raphe，RUM：直腸尿道筋，R：直腸

める（直腸縦走筋完全露出）（図109）。
- しかし，直腸周囲に炎症があるとfasciaは強固に直腸に癒合するため，直腸の露出が不可能である。この場合は，前立腺が露出しないように十分注意しつつ，直腸を覆うfasciaと前立腺を覆うfasciaとの間の層で剝離を進める。
- 対側に向かい正中を超えるまで剝離を進めておくと，左からの操作で容易に左右の剝離層を連続させることができる。
- 尖部に近づくに従って，直腸と前立腺背側は癒合が強固になり，剝離は困難になる。これは直腸尿道筋（解剖の定義としては正しくないが，実質的にはperineal body）に近づいたことを意味する。ここで直腸面の剝離を終了する。
- 尖部外側には直腸からNVBへの交通枝が走行している。クリップやソフト凝固にて止血してから切離する。ソフト凝固を使用する際は，直腸が凝固されないように血管をピンポイントで止血する必要がある。

以上の操作で前立腺右側の展開が終了する。
＜左側の処理：左側も，上記3項目（⑤〜⑦）と同様の処理を行う。左右からの前立腺後面の剝離面を連続させ，前立腺背側の剝離を完成させる。＞

⑧尖部処理
- リスクの高い症例では癌が尖部まで迫っていることが多く，尿禁制と切断陰性を同時に得ることは，現実には困難なことが多い。少しでも理想に近づけるためには前立腺尖部，尿道移行部の少し遠位の正確な位置で尿道を切断する必要がある。
- 尿道の周囲にはDVCをはじめ尿道全周にわたって走行する血管群，それらを覆う厚い結合組織の層，さらにその外側に固着する比較的厚い肛門挙筋筋膜からなる厚みのある組織が覆っており，全体としていわば"尿道血管複合体"を形成している[18]（図110）。そのため前立腺尖部や尿道を露出することなく移行部を認識することは困難を極める。
- このような中で少しでも理想の切離ラインに近づけるためには，解剖の根本原則を理解し，参考に

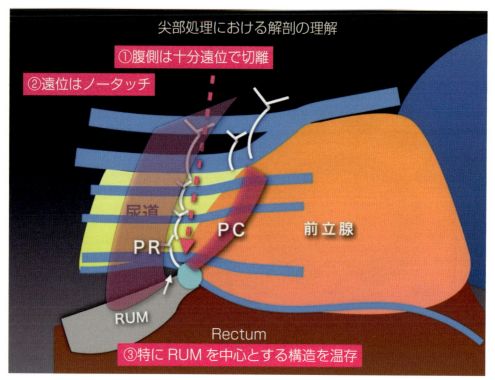

図111 尖部周囲の解剖と手術のキーポイント
PR：恥骨直腸筋，PC：恥骨尾骨筋（ランドマークA），RUM：直腸尿道筋，赤破線矢印：尿道切離ライン，白矢印：UPR cleft（ランドマークB），●：骨盤底の要，実質的perineal body

なるいくつかの解剖学的ランドマークをメルクマールとして総合的に移行部を決定するしかない。われわれは先に述べた2つのランドマークを含め，術中に4つのランドマークを認識している。

i）尿道近位側の処理

- オクトパスに取り付けたY字鈎で，フォーリーカテーテルのバルーンを挟むように膀胱を頭側に牽引する。小腸の損傷を防ぐため，4つ折りにした柄付きガーゼを介して圧排する。前立腺を鳶巣式猫の手鈎1号にて背側に圧排しつつ頭側に牽引する。

- 初めにDVC上の脂肪を丹念に除去する。左右から脂肪を除去し，中央に残った陰茎背静脈浅枝をソフト凝固とシーリングデバイスで切離する。この操作により尿道血管複合体の腹側が完全に明らかになる。

- 次いで，十分遠位で尿道を切断するために恥骨前立腺靭帯は十分遠位まで切離しておく。すでに一部恥骨前立腺靭帯を切離しているが，左右の恥骨前立腺靭帯の間に埋まったDVC上の脂肪を完全に除去すると両脇に残った恥骨前立腺靭帯が明瞭になるので可能な限り遠位で切離する。

- 尿禁制のために恥骨前立腺靭帯を温存すべきという意見もあるが，根治性を優先し正しい位置で尿道を切断するためには，恥骨前立腺靭帯は十分遠位まで切離せざるを得ない。

- 近位側の止血縫合を行う。始めに前立腺尖部，尿道移行部より少し遠位で，尿道の腹側のDVCを含む組織に3-0ナイロン直針によるマットレス縫合を行う（図111～113）。このときに尖部ぎりぎりの部位で，尿道よりも腹側の組織を摂子で挟むと移行部の形状が大まかに把握できる（ランドマークC）（図113）。しかし，これは人為的に作ったものであり，完璧に位置を示すものではない。これよりも遠位で切離するという最低限のラインの目印と考える。

- 次いで尖部腹側のDVCを含む組織を3-0ナイロン曲針にて横8の字（∞）に運針，結紮し，バックフローの予防と尖部露出の回避を図る。

ii）尿道遠位側の止血

- 切離予定ラインより遠位でDVCの止血のために4-0モノフィラメント吸収糸にて横8の字（∞）に運針し止血結紮を行う（図114①）。横8の字（∞）に運針することでDVC切離後の結紮糸

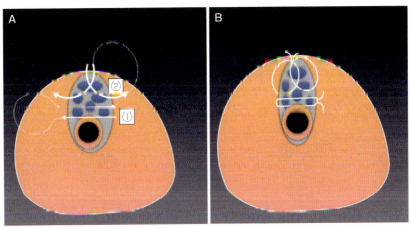

図112 前立腺尖部のDVCの処理における運針（A）と縫縮後（B）
①尿道腹側でのマットレス縫合，②腹側での横8の字運針。

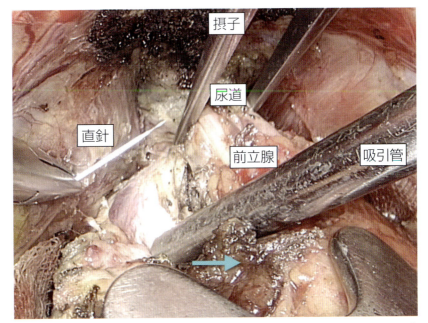

図113 摂子の把持による前立腺尖部・尿道移行部の把握（ランドマークC）
マットレス縫合用の直針を尿道腹側に運針するところ。助手が吸引管で前立腺を右側に圧排し，直針の刺入部を展開している。

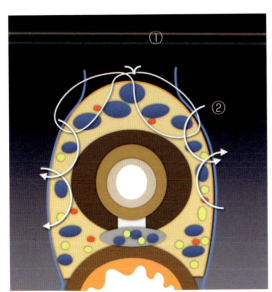

図114 尿道周囲静脈遠位側の処理。①横8の字運針，②垂直運針（分割結紮）。

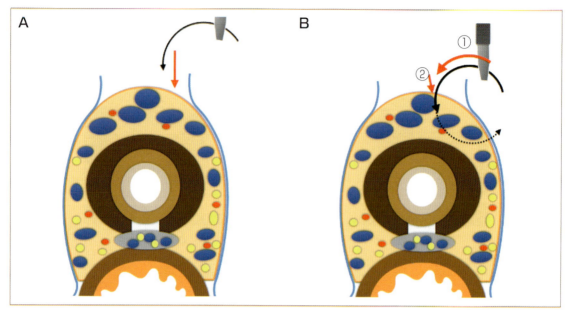

図115　垂直運針
A：針を縦に把持し，刺入点に対し針先が垂直になるように刺入し，そのまますこし差し込む。B：①針を緩く持って針の弯曲に沿って進むように針の後端を回し込む。②ある程度弯曲に沿って進んだら最後は押し込むようにして針先を出す。点線：針の進行方向。

の脱落が防げるため，近位側と遠位則の止血結紮の間隔は5～7mmほどあれば十分である。

iii）尿道腹側1/2の切断

- DVCを含む尿道周囲組織を切開し尿道を露出する。尿道周囲組織の厚さ，幅は個人差が大きい。腹側は尖部での断端陽性を回避するため十分遠位で切開を始める。
- 次いで，尿道周囲組織の切開を背側に進める。尿道周囲の静脈の止血のために遠位側に4-0モノフィラメント吸収糸（針の小さいもの）による止血縫合を行い（図114②），止血した分だけ切離する。これを片側に2～3回行い（分割結紮）尿道周囲組織を腹側1/2位まで切開する。あまり背側までこの操作を行うと出血してしまう。尿道下1/2の尿道周囲静脈の止血は外側からの視野で行った方が容易である。
- 運針のポイント：これらの運針は確実に血管を結紮，止血するために，血管の走行に対し垂直に運針する"垂直運針"で行う。持針器で針を縦に把持し，針の先端を差し入れ，針の後端を把持し直して押し込むと，針は針自体の弯曲によって自然に回転し針先が出てくる（図115）。従来のように2-0の大きな針で水平に運針すると血管を裂いてしまう恐れがあり危険である。
- 次いで，尿道の腹側1/2をメッツェンバウムにて切開する。フォリーカテーテルを露出し，吻合に用いる縫合糸9針のうち3針を運針しフォリーカテーテルを抜去，さらに2針運針する。

iv）側方からのNVB遠位端の切断

- 術野の展開を変え，左右からNVB末梢端，尿道後面の止血縫合を行う。オクトパスで前立腺を内側，頭側に圧排し，NVBにバブコック鉗子をかけ，前立腺を内側に牽引し脱転させると（図116），前立腺尖部背側のシルエットが明瞭になる（図117）。
- これをメルクマールに尿道背側の切離位置を決定する（ランドマークD）。腹側では遠位寄りで切離しているので，背側では遠位になりすぎないよう切離位置を修正する。正確に尿道・前立腺尖部移行部での切離を心がける。NVBの切離ラインよりも末梢に4-0モノフィラメント吸収糸で止血結紮する（図116①）。
- NVBは前立腺を露出しない範囲で可能な限り前立腺尖部寄りで切離する。少しでも多く背側で尿道周囲の構造を温存することが良好な尿禁制につながると考えている。
- 次いで，尿道背側1/2の尿道周囲血管を含む層を4-0モノフィラメント吸収糸で止血結紮し（図116②），尿道後壁の切離を背側（内側）に進める。

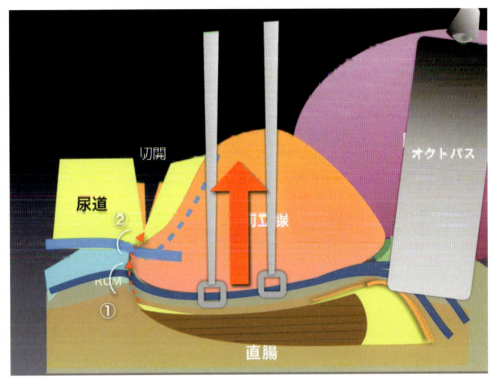

図116　側方からの尖部処理
バブコック鉗子でNVBを把持し赤大矢印の方向に牽引する。①NVB遠位の止血縫合，②尿道周囲静脈，背側部の止血縫合。

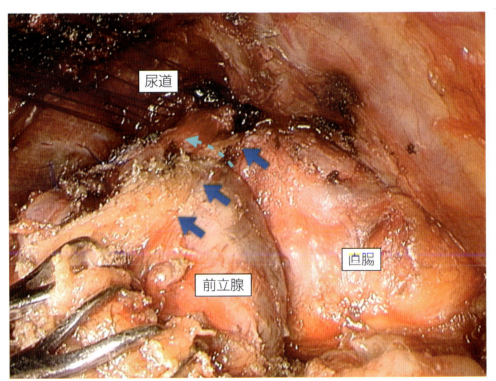

図117　側方からの牽引による前立腺尖部背側の形状把握（ランドマークD）
青矢印：NVBの走行，破線矢印：NVBの切離位置（これよりも末梢に止血縫合：図116の①）。

ⅴ）尿道後壁の切断

● 前立腺を鳶巣式猫の手鈎3号（先端が鈎状に湾曲したもの）で牽引し，尿道背側に残りの運針を行う（図118）。その後に尿道粘膜をメッツェンバウムで切開，その下方のposterior rapheを電気メスで切開，残った直腸尿道筋に連続で運針し，これを後に膀胱の新尿道口の直下6時に運針

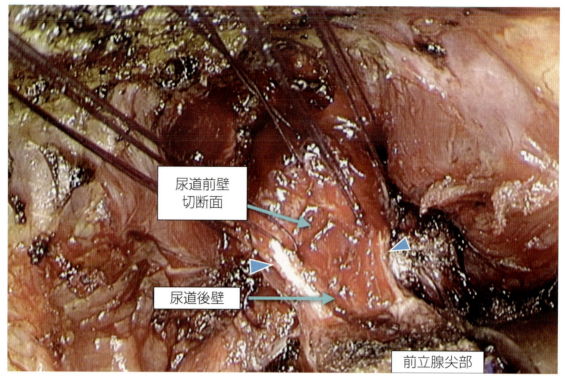

図 118　残った尿道（背側1/3）（矢頭の間）
尿道粘膜，輪状筋の posterior raphe，rectourethralis muscle よりなる構造が残り，その下が直腸。

しアンカーとする。
- 残った rectourethralis muscle（直腸尿道筋）は鳶巣式猫の手鉤による牽引で伸びるため長く余裕があるように見えるが，油断して近位側で切離すると前立腺尖部背側が露出してしまう。可能な限り遠位ぎりぎりで切離する。
- 以上の操作で尖部処理が終了する。
- ポイント：直腸尿道筋が扇の要のように肛門挙筋（恥骨直腸筋），尿道，直腸（これらが sphincter complex と考える）を一点で集約している構造を保つことが尿禁制に寄与すると考えている（図119）。

⑨膀胱離断
- フォリーカテーテルを前立腺尖部の尿道切断面より挿入し，前立腺を頭側に脱転させ，オクトパスでさらに頭側に圧排する（図120）。
- 精囊，精管断端に鉗子をかけ牽引し，精囊，精管と膀胱との間の剥離を進める。精囊周囲の結合組織は極力精囊に付けるように心がけ，膀胱筋層を露出させる層で剥離を進める。Peel away は同部での断端陽性に繋がるため行わない。
- 展開を変え，左右からそれぞれの vascular pedicle の残りをソフト凝固で止血，ドライカットで切離する。この操作により最後の固定が外れ，膀胱と前立腺の境界のシルエットが明瞭になる。
- 十分膀胱寄りで腹側から膀胱の切開を開始する。尿管口に注意し，切断を完成させ前立腺を摘出する。

⑩内尿道口の形成
- 3-0 吸収糸にて小指程の太さに内尿道口の縫縮を行う。左右2針，everting suture を行う。

⑪止血の確認
- 骨盤底全体の止血を確認する。これまでのステップで逐次しっかりと止血しているため，確認と若干の止血の追加のみである。
- 両側の pedicle 切離部，尿道周囲の順に主にソフト凝固を用い完全に止血する。尿道後面からの

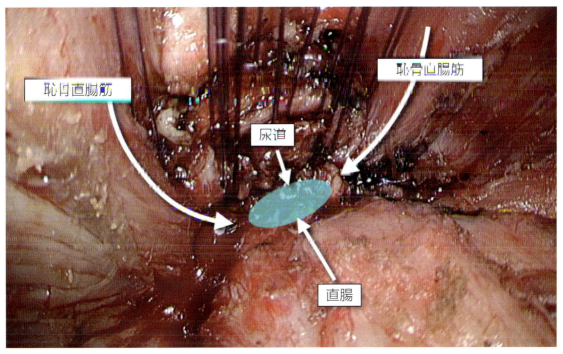

図119　前立腺摘出後の骨盤底
直腸尿道筋（緑楕円）が尿道，直腸，左右の恥骨直腸筋を一点で集約し，sphincter complex を形成している．同部は実質的 perineal body であり（解剖学用語としては不適格），骨盤底（骨盤隔膜）の要である．

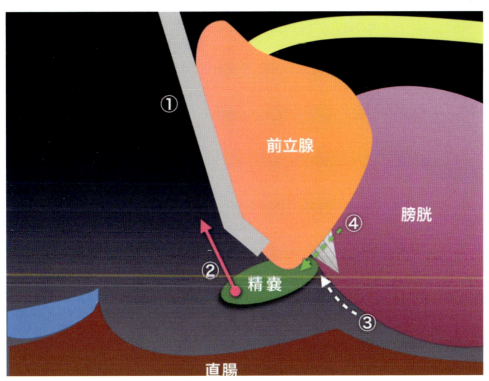

図120　精嚢，精管基部の剥離と pedicle の切離
フォリーカテーテルを頭側に牽引する．①オクトパス特2鈎（滑りどめ付き）で前立腺を頭側に圧排，②精嚢，精管断端を鉗子で把持し牽引，③膀胱と精嚢の間を剥離，④ pedicle の残りを切離．

出血はわずかであればアビテンシートを当て，さらにガーゼを乗せておくと吻合までにはほぼ止血されている．

⑫後壁の補強
● 2～3針，膀胱の pedicle を合わせ縫合し膀胱後壁の補強を行う．

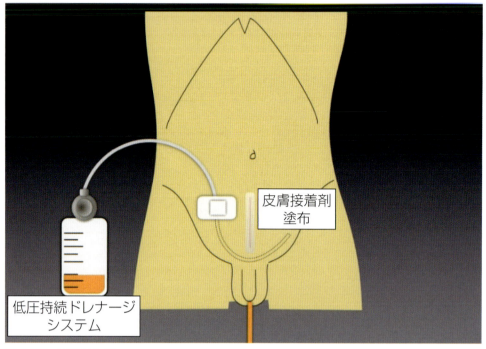

図121 手術終了時
ドレン挿入部をドレッシング。切開創に皮膚接着剤を塗布。

⑬膀胱への運針
● 尿道に掛けておいた9本の縫合糸を膀胱に運針する。

⑭尿道吻合
● 下肢を折ったまま頭低位にする。これにより小腸が頭側に落ち，吻合部の視野が良好になる。
● 吻合部に緊張がかからないように注意しつつ，鳶巣式猫の手鉤1号と吸引管で吻合部を展開する。腹側の3本は成毛鉗子にて，その他の糸はノットスライドを用いて結紮する。
● 縫合終了後フォリーカテーテルを挿入し，リークテストを行う。体位をflatに戻す。

⑮洗浄ドレナージ
● 創内を1500mLの生理食塩水で洗浄する。
● 右下腹部より持続低圧吸引式ドレーン（10mm）を挿入し，Uの字になるように先端を対側に置く。

⑯閉創
● 全身麻酔のみであるため，術後の疼痛対策として腹直筋周囲に局所麻酔薬を局注する（0.25％アナペイン30mL）。
● 腹直筋筋膜を2-0吸収糸のループ針で連続縫合する。皮下脂肪が厚ければ3.5mmの持続ドレーンを留置する。
● 皮膚は4-0モノフィラメント吸収糸による埋没縫合（非連続）で閉創する。創に皮膚接着剤（傷が小さいため小容量タイプで可）を塗布，ドレーン挿入部をドレッシングし手術を終了する（図121）。

（4）術後管理
● 翌日朝から飲水開始，昼より3分粥を，夕より常食を開始する。
● 翌日から安静度フリーで歩行を促している。
● ドレーン挿入部からの滲出はほとんどないため，ドレーン抜去までドレッシングを交換することはほとんどない。回診時に行うのはカテーテル挿入部の清浄くらいである。
● 術後数日以上持続する血尿がなければ，7日目に膀胱造影なしでフォリーカテーテルを抜去する。
● 問題がなければ，術後9日目に退院となる。

(5) おわりに

近年，手術方法の進歩は著しく本邦でもロボット支援前立腺全摘除が急速に広まり，誰でも比較的容易にそれなりの手術が行えるようになった．しかし海外では治療成績が蓄積され，その解析からロボットを使用しただけでは治療成績が向上しないことが明らかになり，改めて術者の熟練度の重要性が指摘されている．

前立腺全摘除は術者の技量が直接根治性，機能障害に反映されてしまう本来とても難易度の高い手術である．ただ切除するだけではなく，高リスクの癌をより多く根治に導くためには，解剖を熟知し，繊細な技術を駆使して摘出することが求められる．術者は術者たるものの責任の重さを十分に自覚し，技術向上のため日々鍛錬を行うべきである．

参考文献
文献の章に記載．

<・鼠径ヘルニア防止術により，鼠径ヘルニアを回避できる>

前立腺全摘除後の鼠径ヘルニアは，比較的頻度の高い，負担の大きい合併症であり，通常のヘルニア根治術より修復は難しくなる．術後鼠径ヘルニアの回避について4）で解説．本手技を加えることで，鼠径ヘルニアを回避したガスレス・シングルポート前立腺全摘除が行える．da Vinci手術（腹腔鏡手術）では，腹膜を大きく切開するためとも推測されるが，現在のところ，十分な回避は難しいようである．

4）前立腺全摘除後の鼠径ヘルニア発症を防止する腹膜鞘状突起切断法

東京医科歯科大学大学院腎泌尿器外科
藤井靖久

(1) はじめに

前立腺全摘除は，限局性前立腺癌および一部の局所進行性前立腺癌に対する標準的治療のひとつとして確立しているが，重要な晩期合併症として鼠径ヘルニアが知られている．開放前立腺全摘除では，術後のヘルニア発症率は12～39%[1]と報告されている．低侵襲手術の前立腺全摘除では，術後発症は少ないが，腹腔鏡下あるいはロボット支援前立腺全摘除で3～15%[2]，ミニマム創内視鏡下前立腺全摘除で3～11%[3]と，無視できない頻度で認めている．ほとんどが間接（外鼠径）ヘルニアであり，術後2～3年以内に発症すると報告されている．

鼠径ヘルニアの治療は，手術以外に確立したものがなく，その手術には医療コストや合併症リスクも伴う．また，前立腺全摘除後では，癒着性変化のため腹膜前腔の剥離が困難となり，通常より手術が難しくなることが指摘されている．また術式選択が狭まり，例えば腹腔鏡下鼠経ヘルニア根治術は基本的に適応外となる．したがって前立腺全摘除では（特に低侵襲を謳うのであれば），術後の鼠経ヘルニア発症を防止することは重要なポイントと言える．

術後鼠経ヘルニア発症の病因は多因子的とされるが，潜在的に開存（閉鎖不全）していた腹膜鞘状突起が，手術に伴う腹壁の損傷により顕在化し，鼠径ヘルニアを発症するという仮説が有力である．私たちは，術中に腹膜鞘状突起を結紮，切断する簡便なヘルニア防止手技（腹膜鞘状突起切断法）を開発し実践してきたが[1]，長期的な経過観察で術後ヘルニアは1%未満となっている[4]．本手技は開放手術で開発，導入したものであるが，ロボサージャン（先端型ミニマム創内視鏡下）手術（図122）では拡大立体視野のため，より精緻な操作を行うことができ，同様に高いヘルニア防止効果が得られている．

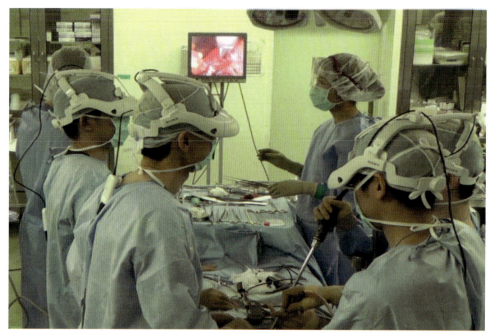

図122　ロボサージャン（先端型ミニマム創内視鏡下）手術の外景

（2）対象症例

　本ヘルニア防止手技による合併症はほぼ全くないため，すでに鼠経ヘルニア根治手術を施行された例，あるいは臨床的な鼠経ヘルニアを有する例以外の全てのミニマム創内視鏡下（ガスレス・シングルポート）前立腺全摘除の患者が対象になりうる。開放前立腺全摘除の患者もよい対象である。一方，腹腔鏡下あるいはロボット支援前立腺全摘除でのヘルニア防止効果は明らかではない。

　膀胱全摘除，膀胱部分切除など，他の骨盤手術では，術後の鼠経ヘルニア発症率は明らかではないが，本予防手技を行うと，腹膜の可動性が増し腹膜を内側へ大きく展開できるようになり，例えば骨盤リンパ節郭清も腹膜外から大動脈分岐部まで容易に行えるようになる。

（3）手術手技

　腹膜鞘状突起切断法は，術後の間接（外鼠径）ヘルニア防止を目的としたものである。左側の手順（4ステップ）を図示する（図123）。ガスレス・シングルポート前立腺全摘除では，シングルポート作成時，骨盤後腹膜腔の展開の際に行う。

①骨盤壁から，精索の剥離（図124）

　術者は右手に金属吸引管，左手に攝子を持ち，第一助手が浅い幅広鈎で骨盤壁を展開して本手技を行っている。精索は薄い膜に覆われており（図124A），まず精索の内側を金属吸引管にて鈍的に剥離し，続いて外側を剥離する（図124B）。絹糸で精索を把持し（図124C），軽く釣り上げる。Cはスレッドパス®を用いて糸を渡しているところである。さらに精索を内鼠経輪方向に剥離する（図124D）。内鼠経輪まで剥離することでこの部分の癒着が起き，鼠経ヘルニア防止効果がより高まる可能性があると考えている。

②精索から，精管の剥離，結紮（図125）

　両手に攝子を持ち，精索から，精管を剥離する（図125A）。この操作により，精索内の構造が観察できるようになる。通常，精管は逆行性感染防止の目的で結紮している（図125B）。Bはノットスライド®を用いて精管を結紮しているところである。

③腹膜鞘状突起の剥離，結紮，切断（図126）

　本手技の最も重要なパートである。腹膜鞘状突起を他の精索内構造物（主に精索血管群）から剥離する（図126A）。通常は両手に攝子を持ち，血管群を内側背側に押すようにすると，外側腹側に腹

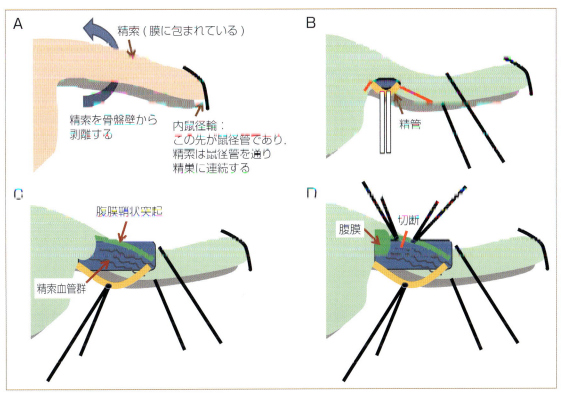

図123　A：ステップ1：骨盤壁から精索を剥離する
　　　B：ステップ2：精索から精管を剥離する
　　　C：ステップ3：腹膜鞘状突起を剥離して結紮する
　　　D：ステップ4：腹膜鞘状突起を切断する

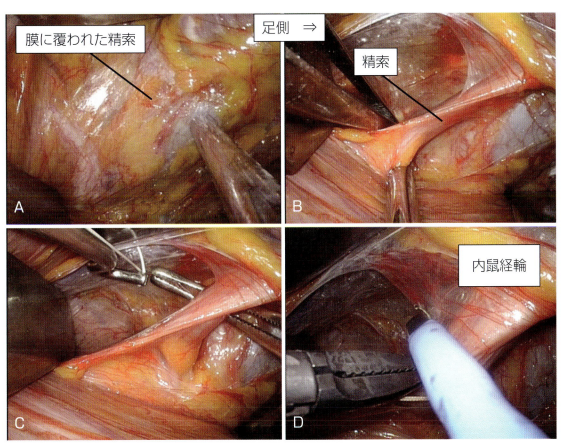

図124　骨盤壁から精索を剥離する
A：剥離前の左精索，B：剥離後の左精索，C：絹糸で精索を把持，D：精索を内鼠経輪まで剥離

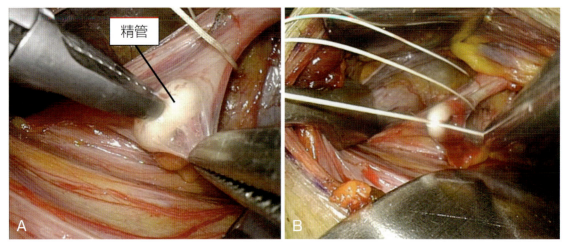

図125 精索から精管を剥離し結紮する
A：精管の剥離，B：精管の結紮。

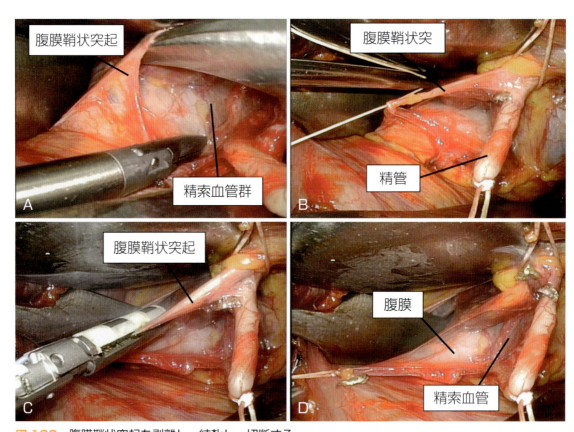

図126 腹膜鞘状突起を剥離し，結紮し，切断する
A：腹膜鞘状突起の剥離，B：腹膜鞘状突起の結紮，C：腹膜鞘状突起の切断，D：腹膜鞘状突起切断後

膜鞘状突起が明らかになり，この間の剥離を進める．腹膜鞘状突起の外観は個人差が大きく，痕跡的な場合が多いが，図123Dで示した例は細いがしっかりとした鞘状突起を有する例である．

剥離した腹膜鞘状突起を結紮する（図126B）．細い鞘状突起では，通常中枢側のみを結紮している．

腹膜鞘状突起を切断する（図126C）．図ではシーリングデバイスを用いているが，メッツェンで切断することもある．

腹膜鞘状突起切断後，腹膜と精索血管群の間を明らかにし，腹膜鞘状突起が完全に切断されていることを確認する（図126D）．腹膜鞘状突起切断後は，腹膜の可動性が増し，腹膜と精索血管群の間を剥離することにより腹膜を大きく展開できるようになる．

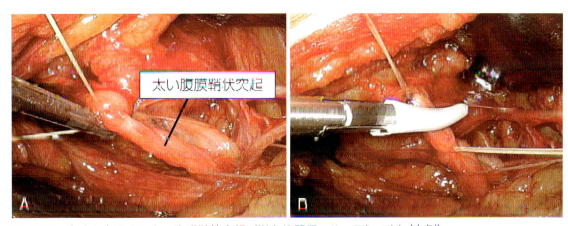

図127 腹腔と交通する太い腹膜鞘状突起（潜在的鼠径ヘルニア）の例（右側）
A：太い腹膜鞘状突起の結紮，B：太い腹膜鞘状突起の切断

　腹膜鞘状突起切断法は，図127のような，腹腔と交通する太い腹膜鞘状突起（潜在的鼠径ヘルニア）の例でも十分なヘルニア防止効果を認めている。このような例では，腹膜鞘状突起内に腸管などがないことを確認し，中枢側のみならず抹消側も結紮して切断する。

5. 膀胱部分切除

- 2本の内視鏡を使って，膀胱内外から同時アプローチを行い，3Dヘッドマウントディスプレイで膀胱内外の3D画像を見ながら，精緻な手技が行える（図128）。

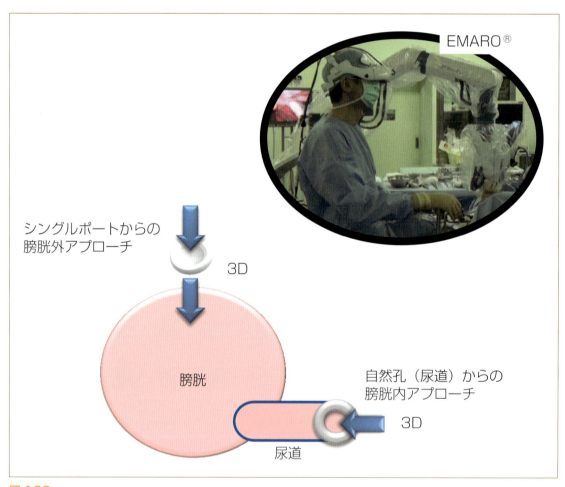

図128

＜2本の内視鏡を使って，膀胱内外から同時アプローチを行い，3Dヘッドマウントディスプレイで膀胱内外の3D画像を見ながら，精緻な手技が行える＞

「ガスレス・シングルポート泌尿器手術―入門編」に解説がある（114～126ページ）。具体的な理解を深めるために，1）で解説を追加する。

1）ガスレス・シングルポート膀胱部分切除―膀胱内外アプローチによる3Dハイブリッドテクニック

東京医科歯科大学大学院腎泌尿器外科
藤井靖久，木原和徳

（1）はじめに

膀胱などの管腔臓器に対する精緻な手術は，管腔の内外から立体画像を同時に見ながら行うことが，理想に近いと考えられる。私たちは，膀胱部分切除においてこの手術を開発し，海外へも紹介している（欧州泌尿器科学会，2015）（Retroperitoneoscopy and Endoscopy Cooperative Surgery：RECS）[1]。膀胱部分切除の対象には，数多くの良性疾患や悪性疾患があげられるが，私たちは浸潤性膀胱癌の集学的温存療法の地固めとしても本手術を行っており，良好な成績を得ている。

ガスレス・シングルポート・ロボサージャン膀胱部分切除を，浸潤性膀胱癌の集学的膀胱温存（化学放射線療法後の原発巣部切除）を例として解説するとともに，膀胱憩室の手術を付記する。

（2）膀胱部分切除の適応

良性疾患：平滑筋腫，褐色細胞腫，膀胱憩室，海綿状血管腫，子宮内膜症など。
悪性疾患：膀胱憩室癌，浸潤性膀胱癌（集学的膀胱温存の一環）など。

（3）手術の主要手順（浸潤性膀胱癌の集学的治療における膀胱部分切除）

ここで示すのは，浸潤性膀胱癌の集学的治療における膀胱部分切除の手順である（図129）。浸潤性膀胱癌をTURし，引き続き化学放射線療法を行い，続いて膀胱癌部を生検して癌がないかあるいは微小残存の場合に，膀胱癌原発部を部分切除の対象としている。膀胱部分切除の対象疾患次第で，骨盤リンパ節郭清は省略される。私たちは，膀胱内外から3D画像を見るシステムを構築して用いているが（ロボサージャン・システムの解説の項参照），2D画像で行うこともできる。

（4）手術の実際

①体位および術者の立ち位置
- 砕石位で行う。
- 術者は患者の左側に立ち，第一助手は対側に立つ（図130）。内視鏡操作ロボット（EMARO®）は術者の足側から入り，内視鏡は術者の反対側，すなわち第一助手側から入れる。EMARO®を使わない場合には，スコピストが第一助手の足側に立つ。
- 全員が3Dヘッドマウントディスプレイを装着する。個々に画像の方向を調整し，全員が正視鏡視画像を見るようにする。

②皮膚切開／鼠径ヘルニア防止術／シングルポートの作成
- 下腹部正中に3～4cmの皮膚切開をおく。
- 型通りに（既述の共通手順に則って）骨盤腔を展開し，ウーンドリトラクター®を装着してシングルポートを作成する。
- ウーンドリトラクター®を装着する前に，鼠径ヘルニア防止術（精索を剥離し腹膜鞘状突起を切

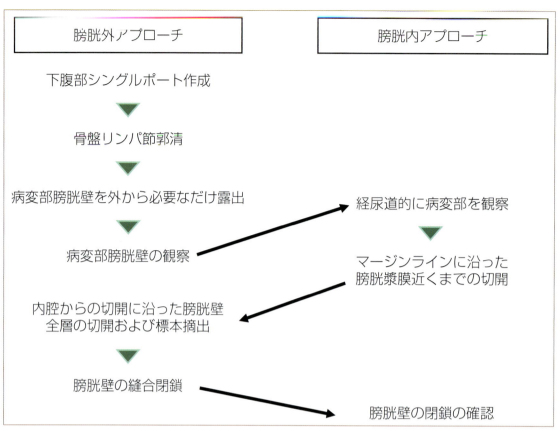

図129　膀胱部分切除の手順

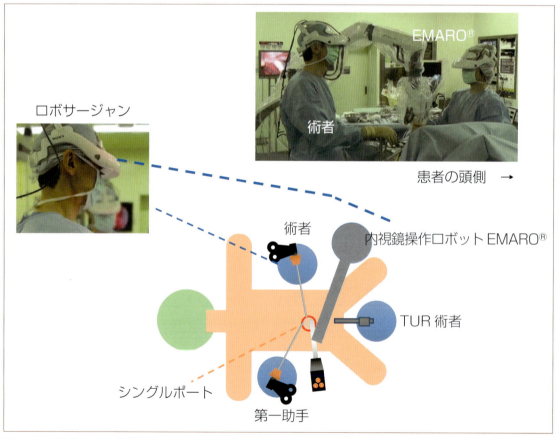

図130　体位と立ち位置

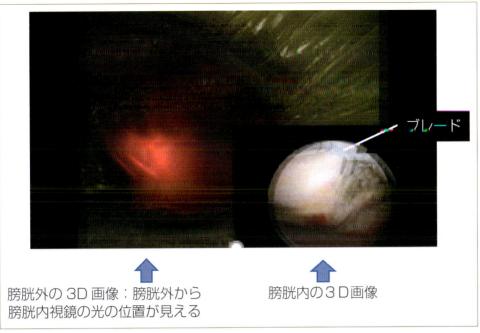

図131　3Dヘッドマウントディスプレイで見る膀胱内外の3D画像

断）を行っている（鼠径ヘルニア防止術の項参照）．

③骨盤リンパ節郭清
- 総腸骨動脈と尿管との交差部以下を郭清する（骨盤リンパ節郭清の項参照）．比較的容易に行うことができる．

④膀胱外からの病変部膀胱壁の剥離
- 膀胱癌が存在していた部位を中心に，膀胱壁を外側から必要十分に露出する．

⑤膀胱内からの病変部の観察／膀胱外からの観察
- 経尿道的に膀胱内から病変部およびその周囲を十分に観察する．
- 膀胱内の内視鏡の光の動きを，膀胱外からも観察することができ，内外から部分切除部位を把握することができる．部屋の灯りを消して行う．切除部位の膀胱外壁の露出および壁の状態の観察を十分に行う．
- 3Dヘッドマウントディスプレイ上では，図131のように膀胱内3D像と膀胱外3D像を同一画面上で同時に見ることができ（picture in picture），外から膀胱内視鏡の光の位置を観察できる．ディスプレイ上で，膀胱内画像と膀胱外画像を互いに入れ替えることもできる．

⑥膀胱内からマージンラインに沿って漿膜近くまで切開
- 膀胱内からマージンライン（化学放射線療法終了後の生検で陰性を確認したライン）に沿って，膀胱壁を筋層から漿膜近くまで切開する．穿孔しないように注意する．
- TUR術者は，3D内視鏡画面を見ながら切開を行い，シングルポート術者は膀胱内外の3D画像を観察する（図132）．

⑦内腔からの切開に沿った膀胱壁全層の切開
- 膀胱外から貫通予定部位にマーキングを行う．膀胱内外から観察しながら位置を決める．
- 次いで膀胱内を空にして，空気で膀胱を膨らます．
- 膀胱内外から観察しながら，貫通予定部位で膀胱壁を貫通させる（図133）．
- 膀胱内から作られた切開溝に沿って，膀胱全層を膀胱外から切開する（図134，135）．

⑧膀胱壁の縫合閉鎖と縫合閉鎖の確認
- 膀胱外から膀胱の部分切除部を縫合閉鎖する（図136A）．
- 膀胱内から縫合部の縫合状態を確認する（図136B）．

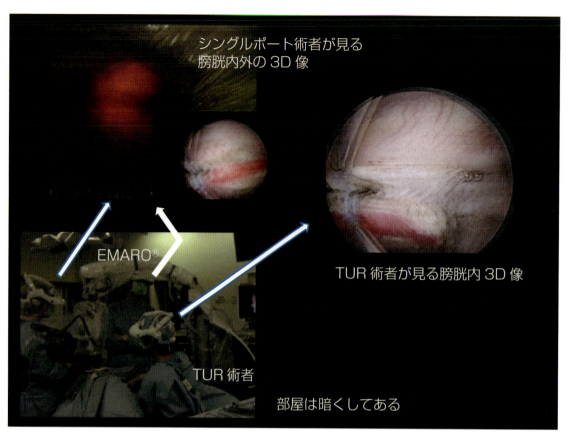

図132　3Dヘッドマウントディスプレイで見る膀胱内外の3D画像
TUR術者は膀胱内の3D画像を見ながら膀胱壁を切開する。シングルポート術者は膀胱内外の3D画像を見る。部屋は暗くする。

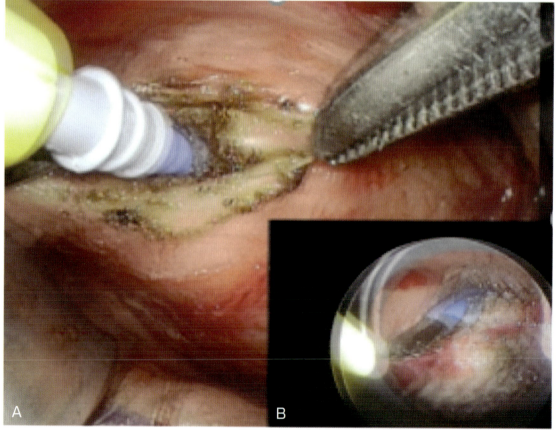

図133　膀胱内外から見た膀胱壁の電気メスによる貫通画像
膀胱外からの3D貫通画像（A）と膀胱内への3D貫通画像（B）。

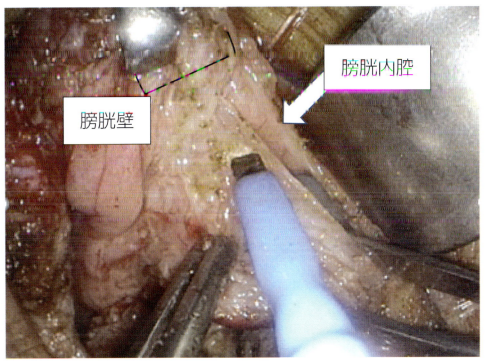

図134　膀胱壁全層の切開

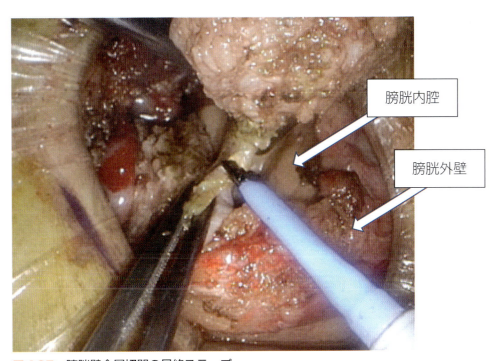

図135　膀胱壁全層切開の最終ステップ
最後に茎状に残った膀胱壁を切開している。

(5) 膀胱憩室の部分切除

- 手順は，基本的に上記の癌の手術と同様である（骨盤リンパ節郭清は行わない）。
- 手術のポイントを図示する（図137～140）。

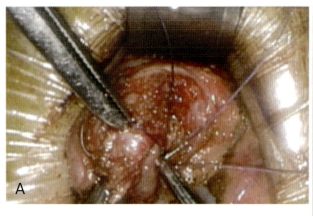
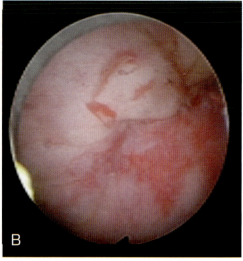

図 136　膀胱外からの膀胱縫合閉鎖（A）と膀胱内からの縫合状態の確認（B）

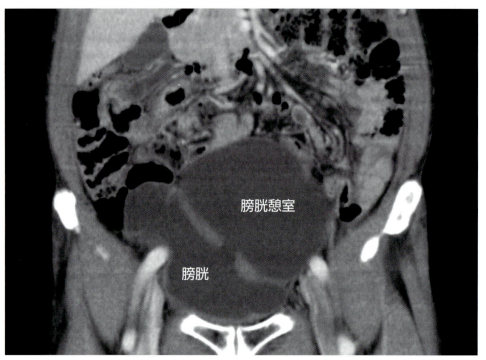

図 137　膀胱憩室の MRI 像

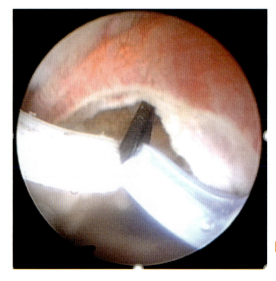

図 138　膀胱内からのマージンラインに沿った切開

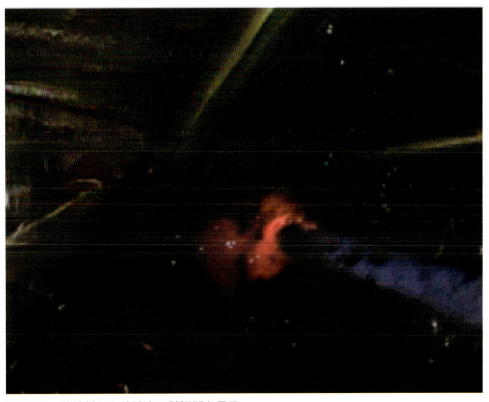

図139　膀胱外から膀胱内の壁切開を見る
内視鏡の光で，マージンラインに沿った切開を追うことができる。

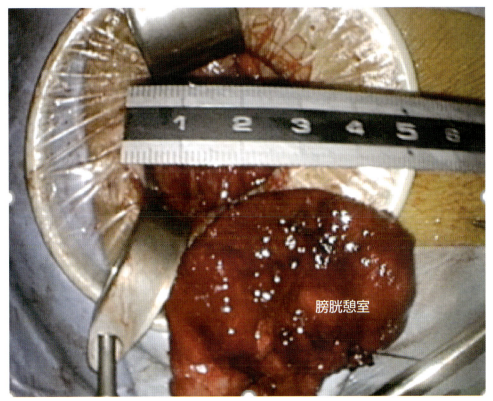

図140　外から全層を切開して憩室部を取り出す
切除した膀胱憩室とシングルポート。

参考文献

　文献の章に記載。

6. 膀胱全摘除

- 経腹腔操作なしに，シングルポートから膀胱・前立腺を遊離する（最後に，膀胱に癒着した腹膜を周囲の腹膜から切離して，そのまま膀胱・前立腺・尿道を体外に摘出する）（図141）。

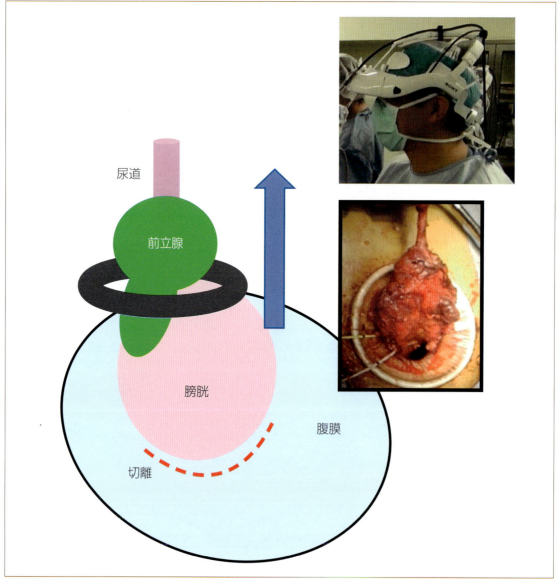

図141

<・経腹腔操作なしに，シングルポートから膀胱・前立腺を遊離する>
このテーマについて，1）で解説。

1）経腹腔操作を用いないガスレス・シングルポート膀胱全摘除

東京医科歯科大学大学院腎泌尿器外科
齋藤 一隆，木島敏樹，木原和徳

（1）はじめに

膀胱は後腹膜臓器であり，担癌膀胱を腹腔経由で遊離することは，必ずしも理想的とは言い難い。腹腔経由の操作を避けることができれば，これによるリスクつまり，術後の腸通過障害，腹腔内臓器損傷あるいは癌の腹膜播種などを回避することができる。また，担癌膀胱が遊離された後は，腹腔が大きく開放された状態にあるので，播種の視点からは速やかに体外に取り出すことが望ましいと考えられる。

腹腔鏡手術やロボット支援手術の膀胱全摘除では，まず腹腔内より骨盤底を覆う腹膜を広範に切開することから始まり，終始，腹腔内を経由して膀胱の遊離操作が行われ，遊離した担癌膀胱は，しばらく体内に留められることも少なくない。

当科では，"シングルポートから経腹腔操作をせずに，膀胱・尿道をほぼ完全に遊離し，最後に腹膜の膀胱癒着部を周囲の腹膜から切離して，すぐに体外に摘出する手術法"の開発，洗練を進めてきた。ロボサージャン・システム（3Dヘッドマウントディスプレイ）を用いることで，骨盤深部の解剖を眼前に鮮明な拡大立体像として見ながら操作を進めることができる。この手術法について解説する。

（2）手術の主要手順

主要な手順は，下記のようである（図142）。

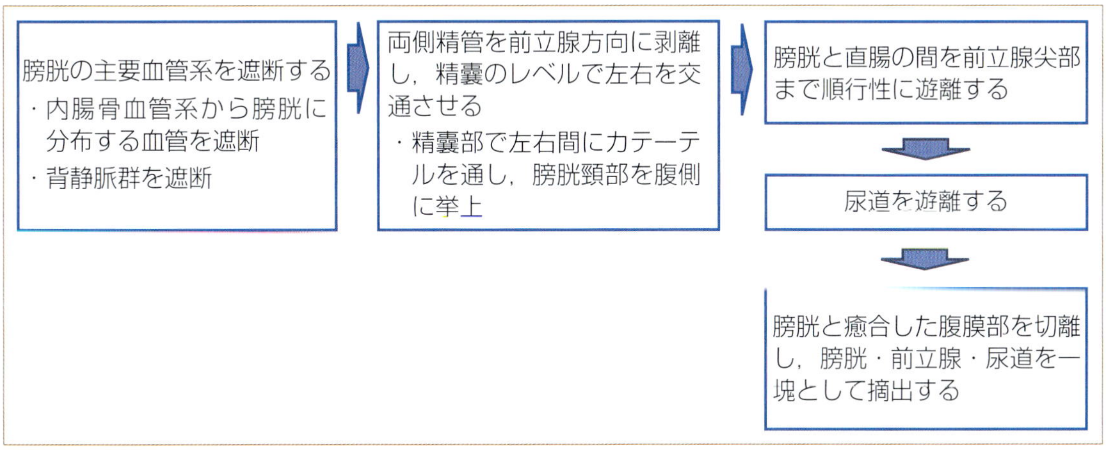

膀胱の主要血管系を遮断する ・内腸骨血管系から膀胱に分布する血管を遮断 ・背静脈群を遮断	→	両側精管を前立腺方向に剥離し，精嚢のレベルで左右を交通させる ・精嚢部で左右間にカテーテルを通し，膀胱頸部を腹側に挙上	→	膀胱と直腸の間を前立腺尖部まで順行性に遊離する
				↓
				尿道を遊離する
				↓
				膀胱と癒合した腹膜部を切離し，膀胱・前立腺・尿道を一塊として摘出する

図142

主要な手順を図示すると下記のようである（図143～146）。

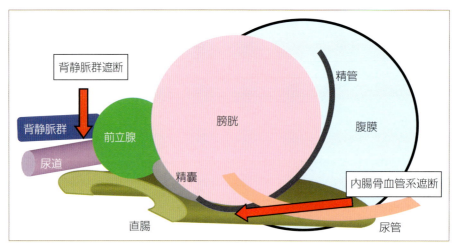

図143 膀胱の主要血管系を遮断する

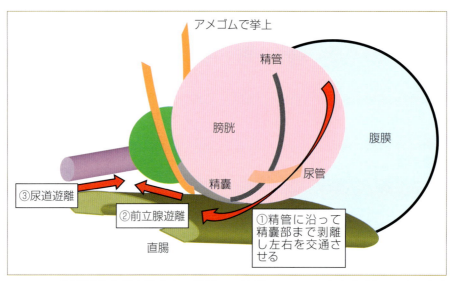

図144 両側精管を前立腺方向に剥離し，精嚢のレベルで左右を交通させ，膀胱と直腸の間を前立腺尖部まで遊離し，続いて尿道を遊離する

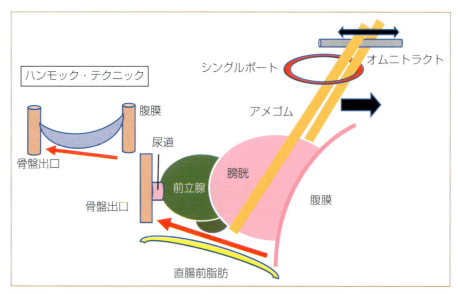

図145 膀胱と前立腺が，骨盤出口と腹膜を両端としたハンモック状に遊離される

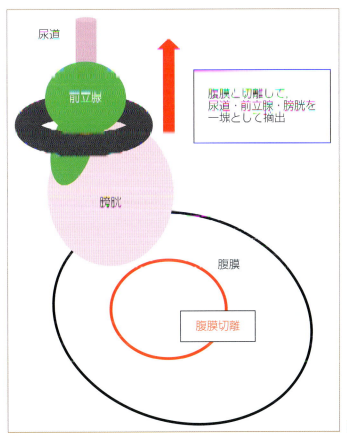

図146　尿道・前立腺・膀胱の摘出

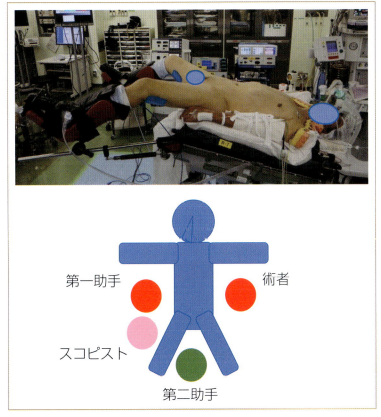

図147　体位と術者の位置

(3) 手術の実際（男性例）
①体位および術者の立ち位置
　　●写真のような低位砕石位で行う（図147）。

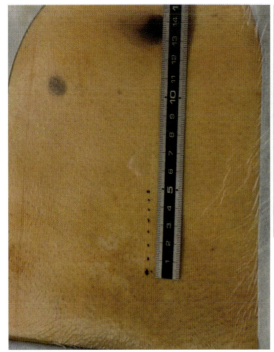
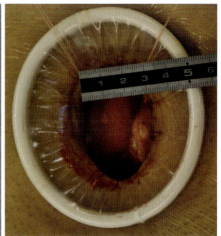

図148 皮切（5cm）とシングルポート

- 術者は患者の左側に立ち，スコピストは対側の第一助手の足側に立つ（図147）。
- 全員が3Dヘッドマウントディスプレイを装着する。

②**皮膚切開／鼠径ヘルニア防止術／シングルポートの作成**
- 恥骨上2横指から臍に向けて5cmの下腹部正中切開をおく（図148）。
- 腹直筋筋膜を正中で恥骨に至るまで切開し，型通りに（既述の共通手順に則って）骨盤腔を展開し，ウーンドリトラクター®を装着してシングルポートを作成する（図148）。
- ウーンドリトラクター®を装着する前に，前立腺全摘除と同様に，鼠径ヘルニア防止術（精索を剥離し腹膜鞘状突起を切断）を行っている（鼠径ヘルニア防止術の項参照）。この時，精管を切断して前立腺側断端を絹糸で保持しておく。
- これらの操作で，腹膜嚢全体が頭側に剥離され，骨盤腔が広く展開される。

③**骨盤リンパ節郭清**
- 総腸骨動脈と尿管との交差部以下を郭清する（骨盤リンパ節郭清の項参照）。
- 臍動脈の起始部，内腸骨動脈，尿管などを明瞭に確認できるようにオムニトラクト®を用いて術野を確保する（図149A）。
- 腹膜嚢をしっかり牽引して術野を広く展開する。
- 総腸骨動脈と尿管との交差部以下を郭清すると，内腸骨動脈（臍動脈起始部以下）から膀胱に向かう血管系が明らかになる（図149C）。

④**内腸骨血管と膀胱と間の血管系を遮断，尿管切断**
- リンパ節郭清にて明らかになった，内腸骨動脈から膀胱に流入する動脈（臍動脈，上膀胱動脈，下膀胱動脈）および伴走する静脈を切断する（図150A，B）。
- 尿管を膀胱部まで剥離して切断する（図150C）。断端を迅速病理検査に提出する。

⑤**背静脈群の切断**
- 背静脈群の切断と前立腺尖部の処理は，前立腺全摘除と同様である。
- まず側方で，前立腺筋膜と肛門挙筋筋膜との間を剥離展開する。恥骨尾骨筋の前立腺付着部を血管シーリングデバイスで切断し，前立腺側面全体を明らかにする。
- この操作を両側で行うと，前立腺側面から尖部のアウトラインが明らかになる。

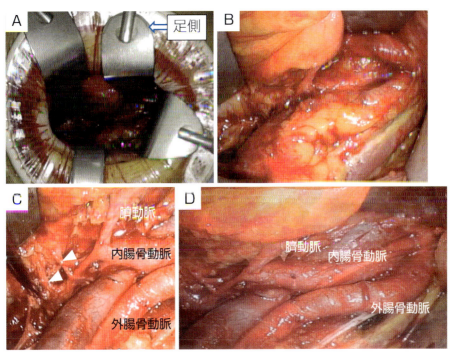

図149 術野の確保（A）と骨盤リンパ節郭清。B：左側郭清前，C：左側郭清後（矢頭；内腸骨血管から膀胱に出る血管系），D：左側郭清後（上方）。

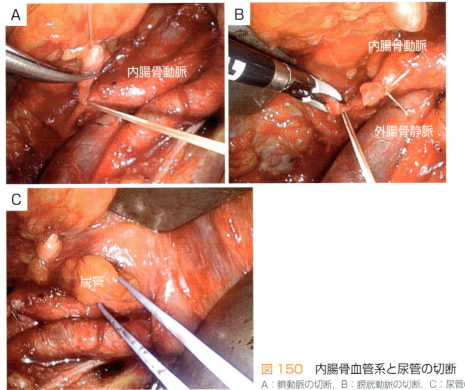

図150 内腸骨血管系と尿管の切断
A：臍動脈の切断，B：膀胱動脈の切断，C：尿管の確保

- 続いて背静脈群を切断し，尿道前面を広く露出する。

⑥**精管および精嚢後面の剥離，膀胱頸部の牽引挙上**
- 先に切断した精管を，前立腺方向へ腹膜から遊離していく（図151）。
- 精管の走行に沿って遊離を進めると，膀胱後外側と腹膜との境界が明らかになる。
- さらに精管の剥離を尿管部まで進める。先に切断された尿管と精管を一緒に腹側に挙上牽引すると，膀胱の後外側に衝立状の組織（膀胱頸部に向かう神経を含む）が確認できる。

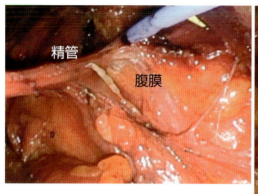
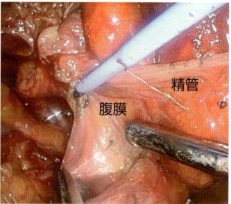

図 151　精管と腹膜との分離

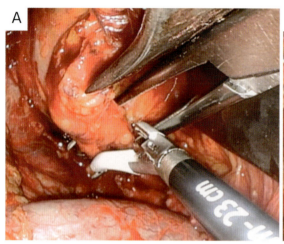
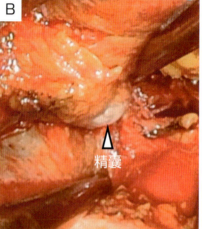

図 152　精嚢の露出
膀胱後外側の衝立状組織の切断（A）と精嚢の露出（B）。

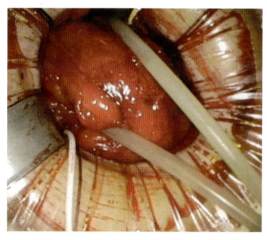

図 153　左右の精嚢後面を通してアメゴムで膀胱頸部を挙上

- この衝立状になった組織を切断して精管後面の剥離を進めると，精嚢が確認される（図 152）。
- 両側で同様の操作を行うと，精嚢の後面で左右が交通する。ここにアメゴムを通して，膀胱頸部・前立腺を腹側に挙上して牽引する（図 153）。

⑦前立腺と直腸との剥離（順行性）
- 膀胱頸部を腹側に牽引しながら直腸を背側に押し下げると，膀胱頸部・前立腺の外側に神経血管束（NVB）が衝立状の組織として明らかになる（図 154）。
- 神経温存あるいは合併切除の方針に合わせて，神経血管束の切除ラインを設定する。

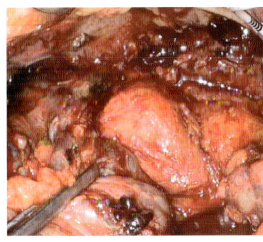
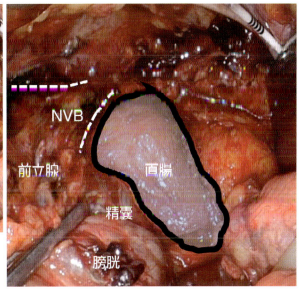

図154 前立腺右外側の処理
神経血管束の確認。

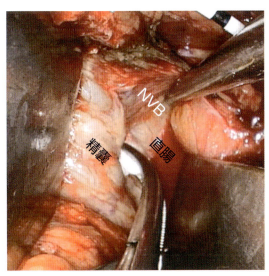

図155 精嚢前立腺後面と直腸との剥離

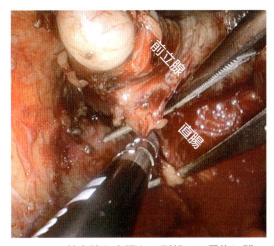

図156 前立腺と直腸との剥離で，最後に残った尖部周囲組織の切断

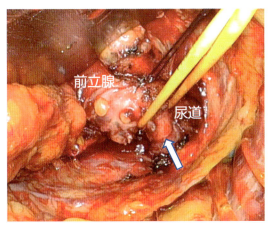

図157 尿道近位端を確保して尿道を骨盤内に引き込む

- 直腸と前立腺背面との間の剥離および前立腺側方の処理を，尖部まで順行性に進める（図155，156）。
- 尖部までの剥離が終了すると，膀胱・前立腺は両端を骨盤出口と腹膜で留められたハンモック状

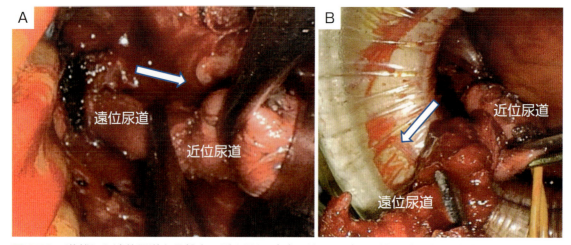

図158 遊離した遠位尿道を骨盤内へ引き込み（A），続いてポート外へ引き出す（B）

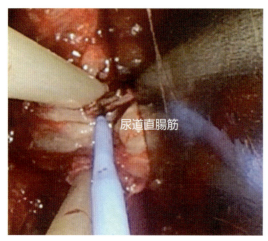

図159 最後に残った尿道直腸筋の切断

になる（ハンモック・テクニック）。

⑧尿道の遊離
- 尿道を温存して新膀胱を形成する場合には，ここで尿道近位端を切断する。
- 尿道も同時に摘除する場合には，尿道近位端にカテーテルをかけて挙上牽引しながら尿道を剥離し，膜様部尿道をできるだけ骨盤内に引き込む（図157）。
- 続いて，会陰側から遠位部尿道の剥離を行う。
- 遊離した遠位部尿道を骨盤内に引き入れ，さらにポート外に引き出し，残存して付着している尿道直腸筋を切断して，尿道・前立腺・膀胱を腹膜付着部を残して遊離する（図158，159）。
- 尿道・前立腺・膀胱をポート外に引き出し，膀胱に癒着している腹膜を周囲の腹膜から切離する（図160）。
- 尿道・前立腺・膀胱を一塊として体外に摘出する（図161）。
- 創内の止血を確認し，生食で洗浄する。

⑨尿路変更
- 回腸導管，新膀胱あるいは（チューブレス）尿管皮膚瘻は，いずれもシングルポートから鏡視下操作を併用して行う。腸管の遊離はポート外に回腸を引き出すようにして行い，尿管の吻合はポート直下で行う。

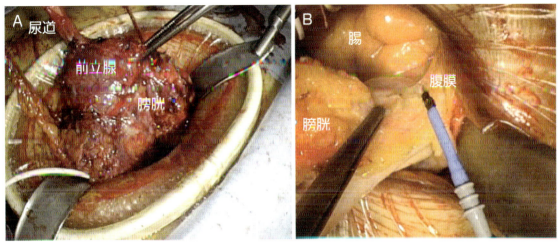

図160 尿道・前立腺・膀胱をポート外へ引き出しながら（A），膀胱に癒着した腹膜を周囲腹膜から切離する（B）。

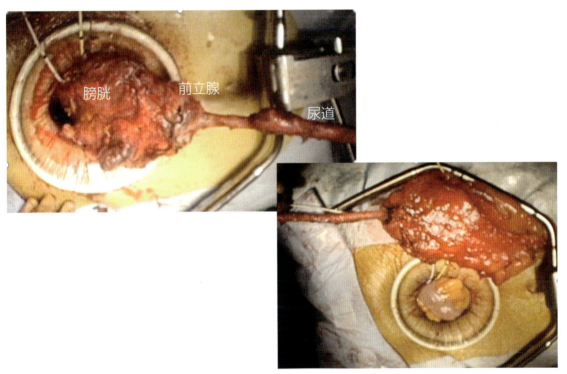

図161 摘出標本（尿道・前立腺・膀胱）とシングルポート

7. 骨盤リンパ節郭清

・単孔から骨盤リンパ節郭清を安全に，広汎に，十分に行うことができる(図162)。

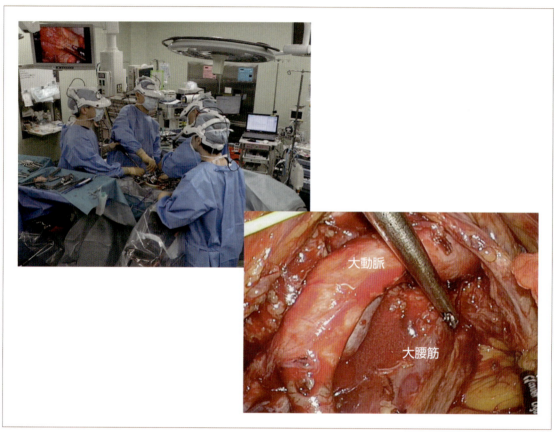

図 162

<・単孔から骨盤リンパ節郭清を，安全に，広汎に，十分に行うことができる>
このテーマについて，1）で解説。

1) ガスレス・シングルポート骨盤リンパ節郭清

がん・感染症センター都立駒込病院腎泌尿器外科
古賀文隆

(1) はじめに

泌尿器科領域で骨盤リンパ節郭清の対象となる主な疾患は，前立腺癌，膀胱癌，下部尿管癌である。これらの泌尿器癌に対するリンパ節郭清の意義は，正確な病期診断により術後の再発リスクを評価し，適切な術後の治療方針を決定していくことにある。その一方で，数多くの後方視的研究により前立腺癌および筋層浸潤性膀胱癌に対するリンパ節郭清の治療的意義が示唆されている。特に，微少リンパ節転移が少数のリンパ節に止まる場合，術後補助療法なしで根治に至る症例は少なからず存在する[1~5]。

リンパ節郭清に治療的意義を求める場合，癌細胞のリンパ行性転移経路を意識して，原発臓器から領域リンパ節に至るリンパ管の可及的切除を心掛けるべきである。そのためには，切除範囲を明確に設定したテンプレートの郭清をしっかり行うことが肝要である。

当施設では，3D内視鏡＋ヘッドマウントディスプレイ（HMD）により構成される3D-HMDシステムを全てのガスレス・後腹膜鏡下手術に使用している。径3～4cmのシングルポートから内視鏡と術者の両手の器具2本，助手の吸引管などが干渉しないためには，術者の対面の創縁から内視鏡を挿入し，術者がシングルポートの術者側のスペースを自由に使える必要がある。3D-HMDシステムでは映像回転機能が装備されており，HMD装着者全員が内視鏡の挿入方向によらず正視軸映像を見ながら手術を進めていくことができる。したがって，術者は対面から挿入される内視鏡映像をHMD内で180度回転させ，正視軸の立体高解像度映像を使用して手術操作を行っている。

当施設で使用している機器を示す。3Dハイビジョン内視鏡はオリンパス社製のdeflectable scopeを，HMDはソニー社製医療用ヘッドマウントディスプレイを，シングルポートの作成はAlexis Wound Retractor S（Applied Medical）を（摘出臓器が大きい膀胱全摘除ではMサイズを使用），術野の固定にはOmni-Tract FastSystem（小児用ブレード：Integra）を，術野の展開には各種PLES鈎・スパーテルを，止血にはバイポーラプレミアムフォーセプスを，シーリングデバイスは剥離操作にも有用なリガシュア（メリーランド型）を，鑷子はペンホルダータイプのValveGate PRO（Geister）を用いている。

(2) 対象症例

前立腺癌，膀胱全摘除または膀胱部分切除（化学放射線療法後）を必要とする筋層浸潤性膀胱癌症例が主な対象となる。当施設における疾患リスク別の骨盤リンパ節郭清領域を表1に示す。当施設では，前立腺癌の骨盤リンパ節郭清の適応決定にBriganti nomogramを用いている。Briganti nomogramでlymph node invasion（LNI）の確率が5～20％，20％以上の症例を，それぞれ標準郭清，拡大郭清の適応としている。標準郭清と拡大郭清のテンプレートには統一された定義がなく，前立腺癌と膀胱癌とで異なることに注意が必要である。

(3) 手術手技

体腔内手術操作は全て鏡視下に行う。術後リンパ漏を回避するため，外腸骨・総腸骨・閉鎖領域の頭・尾側端の太いリンパ管は必ず結紮（クリッピング）する。筋層浸潤性膀胱癌症例に対する膀胱部分切除では，化学放射線療法の影響でリンパ液の流出が遷延する傾向にあるので，丹念なクリッピン

表1

	前立腺癌 LNI 5〜20%	前立腺癌 LNI≧20%	筋層浸潤性膀胱癌 cN0	筋層浸潤性膀胱癌 cN+
閉鎖・外腸骨静脈領域	○	○	○	○
外腸骨動脈領域		○	○	○
内腸骨領域		○	○	○
総腸骨下部・ Marcille 窩領域		○	○	○
下腸間膜動脈起始部 までの後腹膜領域				○

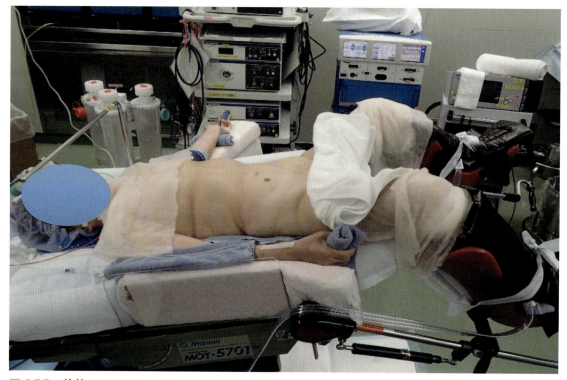

図 163　体位
膀胱尿道全摘除は砕石位とし，10 度程頭を下げて行う。

グを心掛けている。本項では，膀胱全摘除における骨盤リンパ節郭清の手術手技とポイントを記載する。
① 体位および術者の立ち位置
　患者体位は，前立腺全摘除と膀胱全摘除＋回腸利用新膀胱の場合は仰臥位，膀胱全摘除で尿道摘除を行う場合と膀胱部分切除（経尿道的操作併用のため）では砕石位とし，軽い頭低位（10 度程度）とすることで腸管を頭側に落として骨盤腔の操作スペースを広く確保する（図 163）。術者は患者左側に立ち，患者の右腕を閉じて助手とスコピストが右側に立つ（図 164）。両腕を閉じた体位でも構わない。手術に参加する医師は 3D-HMD を使用し，看護師および麻酔医はそれぞれ天吊り 2D モニターと体腔鏡 3D モニターで術野を観察する。
② 皮切・骨盤腔スペースの展開・シングルポート作成・術野の固定
　●恥骨上 3cm を下端とする 6cm 台の正中切開を置く（前立腺全摘除と膀胱部分切除では 4cm 台）。腹直筋筋膜を切開した後，横筋筋膜を切開し，横筋筋膜直下の脂肪織をできるだけ膀胱・前立腺に付着させるよう心掛け，膀胱側腔を展開する。

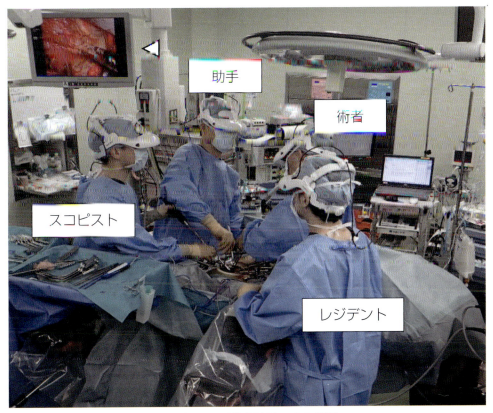

図164 膀胱全摘除における骨盤リンパ節郭清時の立ち位置
術者は患者左側に立ち，スコピストと助手が右側に立つ。看護師および麻酔医はそれぞれ天吊り2Dモニター（矢頭）と体腔鏡3Dモニターで手術の進行状況を把握する。

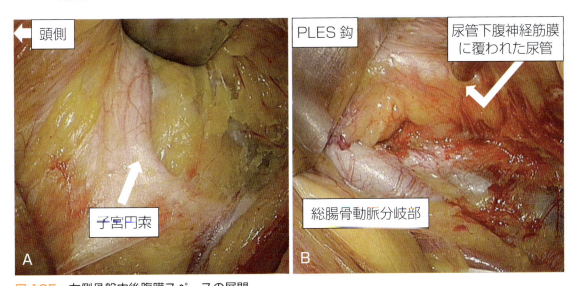

図165 右側骨盤内後腹膜スペースの展開
A：子宮円索（男性では精管）をランドマークにPLES鈎Sを用いて腹膜を持ち上げるようにして後腹膜スペースを展開する。B：後腹膜スペースの展開の際，尿管および腹膜を覆う尿管下腹神経筋膜を破らないように注意する。同筋膜に付着する脂肪組織は郭清対象組織なので腸骨血管に付着させるように剥離し，総腸骨動脈分岐部の頭側まで展開する。

● 女性では子宮円索，男性では精管をランドマーク（図165A）に，子宮円索/精管を覆う筋膜と膀胱側腔の脂肪との間を剥離し，PLES鈎で子宮円索/精管を挙上しながら腸骨血管の頭側に向かい骨盤内スペースを展開していく（図165B）。ここでは子宮円索/精管を覆う筋膜に沿った剥離操作を心掛け，同筋膜に付着する脂肪は郭清対象組織として外しておく。この筋膜は内側では内腸骨リンパ節郭清のランドマークである尿管下腹神経筋膜に連続している。尿管を覆っているので，総腸骨動脈まで展開されると筋膜越しに尿管を確認できる（図165B）。

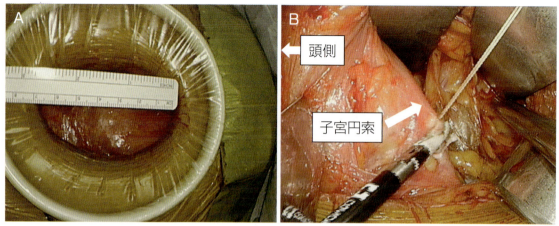

図166 Wound retractor M（前立腺全摘除や膀胱部分切除ではSを使用）を装着し，径6cm前後（前立腺全摘除などでは通常4cm）のシングルポートを作成する（A）。膀胱全摘除では子宮円索や精管を切断し，骨盤腔に広い操作スペースを作成する（B）。

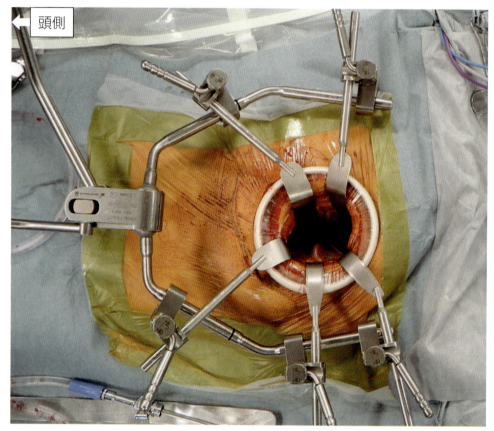

図167 術野の固定
Omni-Tractのブレードを同心円状に配置し，骨盤内に広い操作スペースを展開する。

- 対側骨盤腔展開後，ウンドリトラクターM（前立腺全摘除／膀胱部分切除ではS）を装着し，径5〜6cm程度のシングルポートを作成する（図166A，前立腺全摘除／膀胱部分切除では径3〜4cm）。
- 膀胱全摘除では子宮円索／精管を切断することで，より広い腹膜外操作スペースを確保することができる（図166B）。
- Omni-Tractを用いて，膀胱を内側に圧排，腹膜を頭側に挙上，創縁を右下方に牽引し，術野を固定する（図167）。術野固定のポイントは，Omni-Tractのブレードが重ならないように同心円状に配置して広い操作スペースを確保することと，適切な長さのブレードを選択し，長さの余ったブレードが創縁から手前に突出しないようにすることである。ブレードが創縁より手前に突出

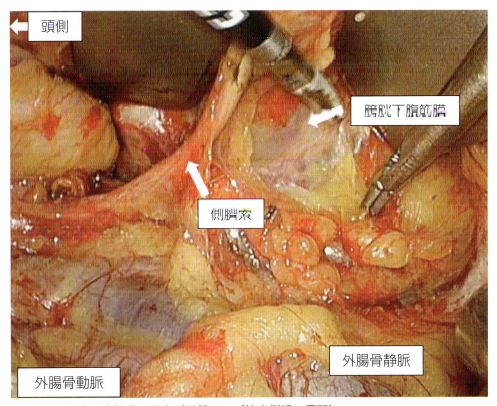

図168 膀胱下腹筋膜の露出（閉鎖リンパ節内側縁の展開）
側臍索より尾側に比較的強固な膜として認識される膀胱下腹筋膜から郭清すべき組織を外方へ剥離し，同筋膜を露出する。膀胱下腹筋膜は閉鎖領域のリンパ節の内側縁となる。

していると，術者の器具がブレードに干渉し操作の妨げとなる。

③閉鎖・外腸骨領域の郭清
- まず，閉鎖郭清領域の内側縁である膀胱下腹筋膜を露出させる（図168）。膀胱下腹筋膜は側臍索から足側で膀胱と内腸骨動静脈を覆っており，閉鎖リンパ節領域の内側面を形成する。同筋膜を被う脂肪織を外側に剥離しながら筋膜面を背側まで展開する。
- 続いて，外腸骨領域の外側縁を展開する。外側縁は腸腰筋筋膜である。下肢浮腫を回避するため，陰部大腿神経より外側のリンパ組織は温存する。外腸骨血管を内包するリンパ組織を腸腰筋筋膜から内側に剥離し（図169A），さらに背側の内閉鎖筋筋膜からも剥離する（図169B）。頭側は総腸骨動脈まで剥離しておく。
- 外腸骨外側領域の郭清。外腸骨動脈外膜直上でリンパ組織を動脈に沿って切開し，外腸骨外側領域リンパ組織の遠位端を離断する（図169C）。摘除リンパ組織を外方に牽引しながらシーリングデバイスを用いて外腸骨動脈の腹側と背側でリンパ組織を頭側に向かい切離し，総腸骨動脈分岐部で頭側端を離断し摘出する（図170）。
- 同様に，外腸骨静脈に沿ってリンパ組織を切開し，いわゆる"split & roll"テクニックで外腸骨領域内側のリンパ組織を外腸骨血管から剥離する（図171）。閉鎖リンパ節と一塊となった状態で剥離されるが，領域ごとのリンパ節転移の評価のため，外腸骨内側領域として切離し病理標本を提出している。
- 閉鎖神経と閉鎖動静脈周囲に集約されたリンパ組織を，神経・血管から剥離する。遠位側から頭側にリンパ組織を剥離していく（図172）。
- 閉鎖領域頭側の処理。外腸骨静脈内側縁に沿って頭側に進み，内外腸骨静脈分岐部を確認する（図173A）。内腸骨静脈の分岐を確認することは，同静脈からの思わぬ出血の回避に有用である。閉鎖領域からのリンパ管が内外腸骨静脈分岐を潜りMarcille窩に至る経路を一旦切離する（図173B）。この際，背側を走行する閉鎖神経を損傷しないよう十分に気をつける。そしてリン

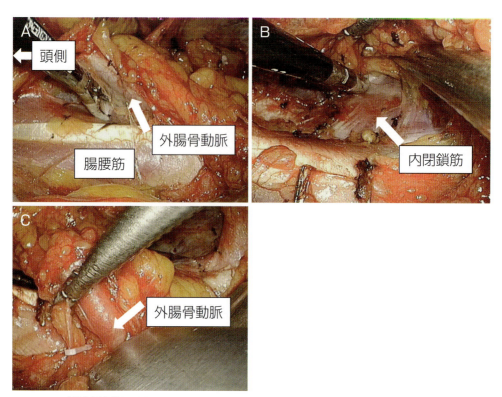

図 169　郭清外側縁の展開
外腸骨動脈の外側で，外腸骨領域のリンパ組織を腸腰筋筋膜から剥離し，郭清外側縁を展開する（A）。さらに背側へ内閉鎖筋筋膜との間を展開していく（B）。そして，外腸骨動脈外膜直上を切開し，外腸骨域外側の郭清を行う（C）。

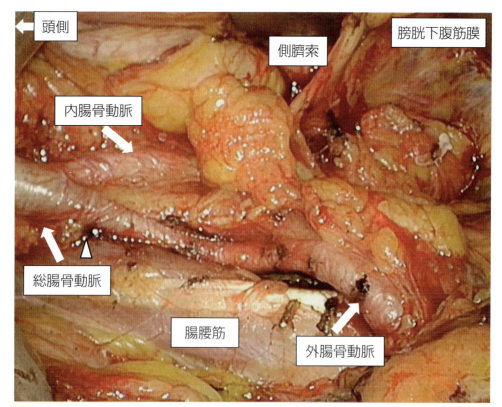

図 170　外腸骨領域外側の郭清終了後の術野
頭側は矢頭の位置まで郭清されている。

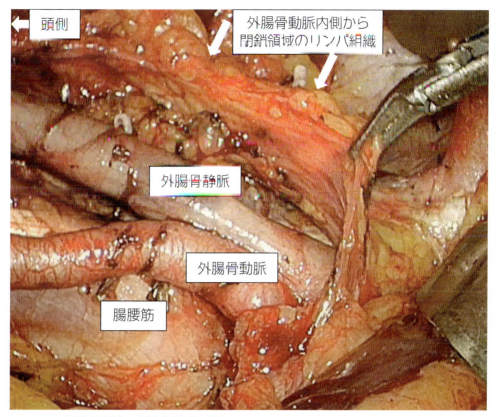

図171　外腸骨領域の郭清終了時の術野
いわゆる"split & roll"テクニックでリンパ組織を外腸骨動静脈から分離し，閉鎖外腸骨リンパ組織を腹内側下方に牽引したところ．このリンパ組織内に閉鎖神経や閉鎖動静脈が含まれる．

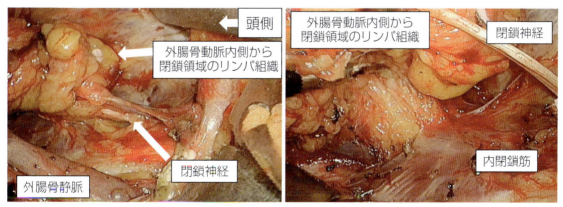

図172　閉鎖・外腸骨リンパ節の遠位側の処理
閉鎖神経と閉鎖動静脈を足側で確認し，リンパ組織を頭側に向かい郭清していく．この症例では閉鎖動静脈は合併切除した．

パ組織を内腸骨動静脈外側縁から切離し（図173C），リンパ組織を創外に摘出する（図173D，図174）．

①総腸骨・Marcille窩領域の郭清
- 外腸骨領域頭側端より頭側の総腸骨下部領域リンパ組織を郭清し，頭側端をクリッピングする（図175）．
- 続いて総腸骨下部領域の背側のMarcille窩領域の郭清を行う（図176）．Marcille窩（Marcille三角）は，腸腰筋内縁と仙骨椎体外縁が形成する三角の陥凹部で閉鎖神経の起始部でもある．Marcille窩は閉鎖領域と内腸骨外側領域のリンパ流の中枢側に相当し，郭清も比較的容易かつ合併症のリスクを高める可能性が低いため，筋層浸潤性膀胱癌では標準的に郭清することが推奨さ

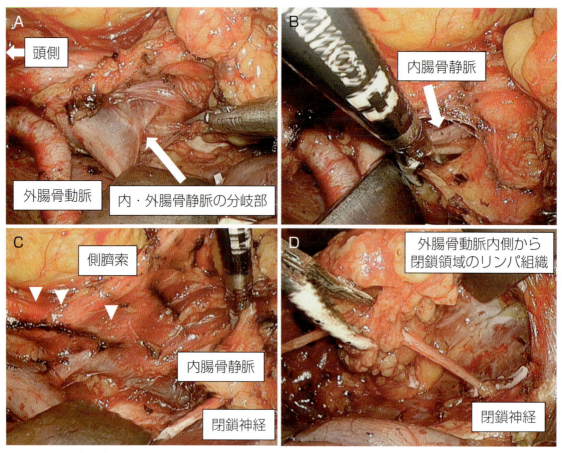

図 173　閉鎖・外腸骨リンパ節の近位側の処理
リンパ組織を内下方に牽引し，外腸骨静脈内側縁に沿って内外腸骨静脈分岐部を確認する（A）。内外腸骨静脈分岐部を通り Marcille 窩に至るリンパ路を一旦ここで切離する（B）。続いて内腸骨動脈（矢頭）と内腸骨静脈の外側縁を頭側縁とし外腸骨閉鎖リンパ組織を切離していく（C）。最後に閉鎖神経をリング状に囲うリンパ組織を神経から外し創外に摘出する（D）。

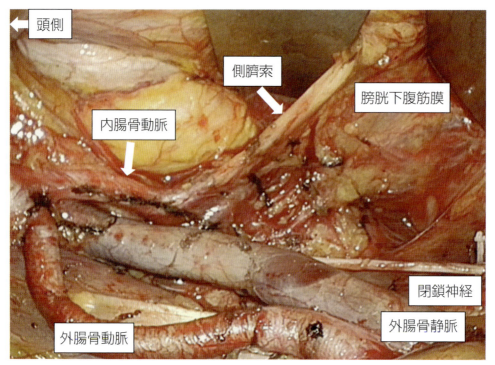

図 174　外腸骨・閉鎖リンパ節郭清終了後の術野

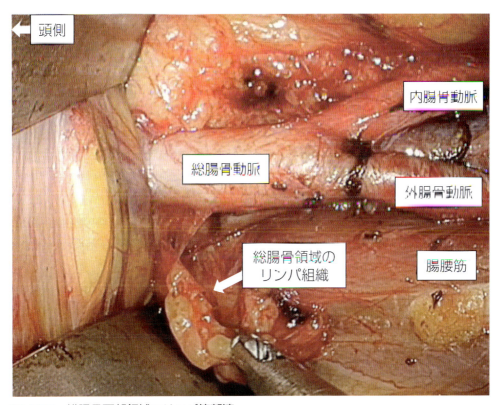

図175　総腸骨下部領域のリンパ節郭清
総腸骨動脈外側のリンパ組織を摘除しているところ。この後，さらに背側の Marcille 窩領域の郭清を行う。

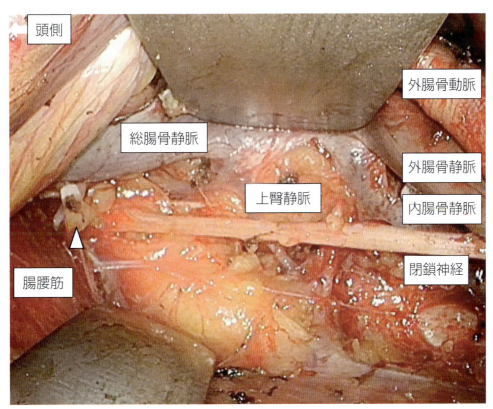

図176　Marcille 窩領域のリンパ節郭清終了後の術野
この領域は閉鎖および内腸骨領域外側のリンパ流の頭側に当たる。Omni-Tract での固定の際，総腸骨静脈をブレードで強く圧排しすぎないように注意する。また，郭清の際，上臀静脈やその分枝からの出血に十分注意する。矢頭は郭清頭側端のクリップ。

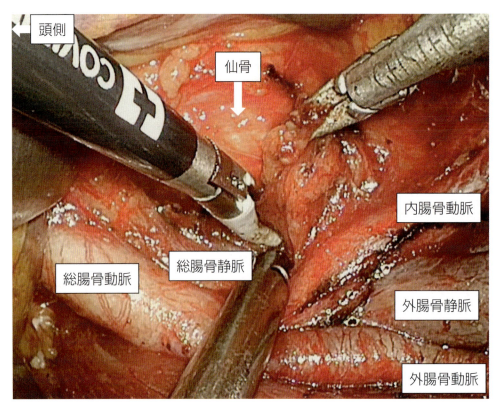

図177　仙骨前領域のリンパ節郭清
外側縁は総腸骨動静脈である。

れている[6]。
- ただし，上臀静脈とその分枝からの出血には留意すべきである。Omni-Tractで総腸骨動静脈と腸腰筋をそれぞれ内側，外側に展開し固定すると良好な術野が固定される。静脈の圧迫を強くしないよう留意し，極力短時間での郭清を心掛ける。

⑤仙骨前・内腸骨領域の郭清
- Omni-Tractで尿管下腹神経筋膜を内側に圧排し，仙骨を内背側縁，総腸骨動静脈を外側縁とする仙骨前領域の郭清を行う（図177）。内側で正中仙骨静脈の損傷に留意する必要がある。
- 仙骨前領域と連続する内腸骨領域は，尿管下腹神経筋膜を内側縁，内腸骨動静脈を外側縁とし，側臍索を境に近位領域（図178）と遠位領域（図179）に分類される。内腸骨領域近位の郭清部で，内側縁である尿管下腹神経筋膜内にしばしば下腹神経が透見される。下腹神経は足側で骨盤神経叢を形成するので，尿管下腹神経筋膜は自律神経温存術式において神経の位置を把握する際のランドマークとなる。
- 内腸骨遠位領域の郭清は，前立腺全摘除では膀胱血管茎を温存して行う。膀胱全摘除および膀胱部分切除の一部の症例では，膀胱血管茎を同時に処理する（図179）。内腸骨動静脈は下膀胱動静脈を分岐した後，内閉鎖筋背側のAlcock管内を走行するので，内骨盤筋膜頭側縁が郭清遠位端となる。内腸骨遠位領域の内側縁の尿管下腹神経筋膜内側に骨盤神経叢が存在する。
- 筋層浸潤性膀胱癌症例に対する膀胱全摘除に先行して行った骨盤リンパ節郭清終了時の術野を示す（図180〜182）。

⑥超拡大骨盤リンパ節郭清
　当施設では，cN+膀胱癌症例では，導入化学療法後に下腸間膜動脈起始部を頭側縁とする超拡大骨盤リンパ節郭清を行っている（図183）。膀胱全摘除施行症例では，膀胱全摘除後に行うことで5〜6cm程度の恥骨上シングルポートから十分に大動静脈下部の郭清を行うことができる。膀胱温存症例では，恥骨上の3〜4cmのシングルポートから骨盤リンパ節郭清を行った後，臍の高さの傍腹直筋部

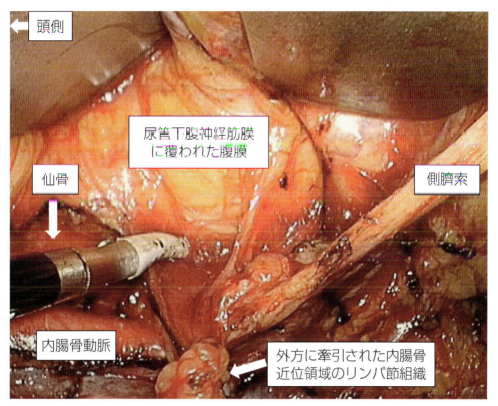

図178 内腸骨近位領域のリンパ節郭清
外側縁は内腸骨動静脈，内側縁は浅部で尿管下腹神経筋膜，深部で仙骨となる。

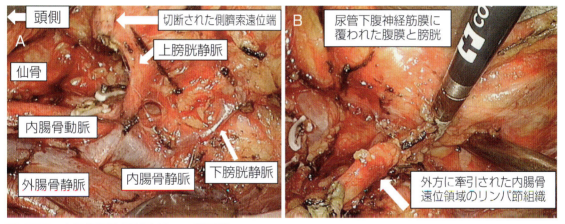

図179 内腸骨遠位領域のリンパ節郭清
膀胱全摘除では郭清と同時に膀胱血管茎の処理を併せて行う。側臍索をクリップ後切断したところ（A）。前立腺全摘除では膀胱血管茎を温存する。外側縁を内腸骨動静脈，内側縁を尿管下腹神経筋膜として，順行性に上膀胱静脈，下膀胱動静脈を内腸骨動静脈からの起始部で切断していく。郭清したリンパ組織は血管とともに膀胱全摘除標本に付着するので，リンパ組織を膀胱から切離して病理診断に提出する（B：下膀胱動静脈を膀胱流入部で切断しているところ）。

ポートが別途必要になる。膀胱温存症例に対する超拡大骨盤リンパ節郭清は，当施設では臍単一創（周状切開）から臍スライディングウィンドウ法を用いた腹膜外アプローチ（筋膜切開は恥骨上，左右傍腹直筋部の3ヵ所）で行っている[7]。

⑦摘除リンパ節の処理
- 膀胱全摘除や前立腺全摘除における摘除リンパ節数は，これらの手術の質の指標の1つとされる。郭清したリンパ節が病理部でカウントされ組織学的に評価されるように，以下を心掛けている。

ⅰ）摘除リンパ節は，領域ごとに分割して提出している。膀胱全摘除の場合，外腸骨外側，同内側，閉鎖，総腸骨，Marcille窩，仙骨前，内腸骨近位，同遠位と分割している。

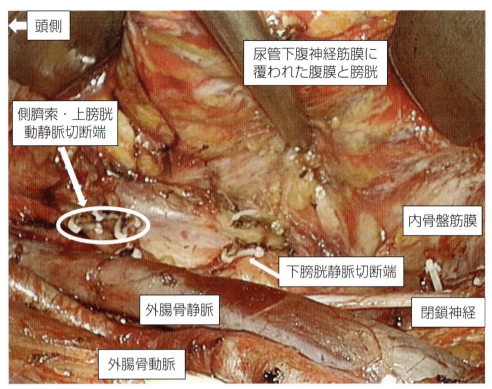

図180　内腸骨遠位領域のリンパ節郭清後の術野
膀胱血管茎の処理も終了している。

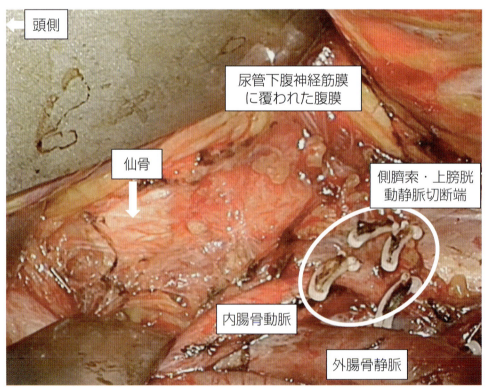

図181　仙骨前・内腸骨近位領域のリンパ節郭清後の術野

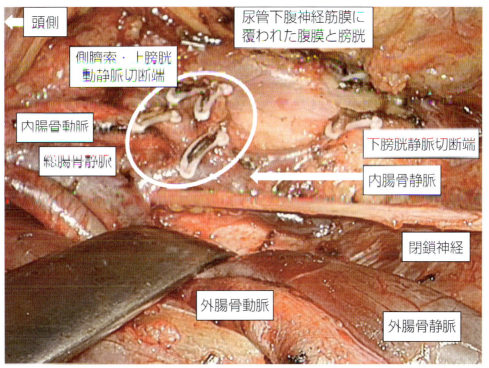

図182 右骨盤リンパ節郭清後，閉鎖領域を中心とする術野

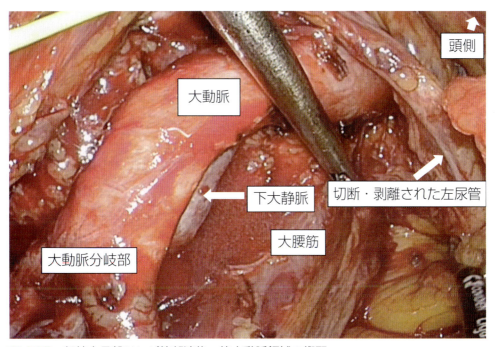

図183 超拡大骨盤リンパ節郭清後，傍大動脈領域の術野
cN2症例（導入化学療法施行後）に対し，下腸間膜動脈起始部の高さを目安として傍大動脈，大動静脈間，傍大静脈領域の郭清を行った。これら頭側領域の郭清は，膀胱摘出後に行うと，5〜6cm程度のシングルポートから広い操作スペースを使い容易に施行できる。

ⅱ）いわゆる「芋掘り」を行い，リンパ節を1つ1つ分けた上で領域ごとにホルマリン瓶に入れて病理部に提出する。リンパ節組織以外の脂肪組織や脈管組織も廃棄せずに提出している。

- 図182で提示した症例（膀胱癌cT3N0M0，術前補助化学療法後）の摘除リンパ節数は合計63個，ypN0であった。右骨盤リンパ節の領域ごとの摘除リンパ節数を示す。右骨盤リンパ節（計44個）：外腸骨外側8，外腸骨内側6，閉鎖18，総腸骨1，Marcille窩2，仙骨前4，内腸骨近位5，内腸骨遠位0。

●図 183 で提示した超拡大骨盤リンパ節郭清症例（膀胱癌 cT3N2M0，導入化学療法後）の摘除リンパ節数は合計 75 個，ypN2（4/75）であった。転移を認めた領域は左閉鎖（3/18）と左外腸骨（1/3）であり，頭側の左総腸骨（0/4），左 Marcille 窩（0/3），正中仙骨・仙骨前（0/4），傍大動脈（0/7），大動静脈間（0/5）には転移を認めなかった。

# VI

ロボサージャン・システムの解説

Ⅵ ロボサージャン・システムの解説

東京医科歯科大学大学院腎泌尿器外科
吉田宗一郎，木原和徳

　これからの手術の革新には，ロボット技術と人工知能（AI）が中心的な役割を果たすと想定されている。車の完全自動運転の実現が，手術の革新の具体的な将来像と実現の速さを象徴しているようでもある。電気自動車（脱 CO_2）も急速な潮流になっている。AIの医療への導入は周知のように目覚ましい。
　手術のロボット化の先駆けとして da Vinci 機器が登場したが，これは遠隔手術の形式であり，もう一つのロボット化の形式としては術者のロボット化（wearable robotic system）が考えられる。手術の自動化は，まず準自動手術つまり常に人の監視のもとに行われ，人による緊急対応がなされるという条件のもとに進められるとされているが，AI手術ロボットとロボット化術者の協力というモデルも有力候補のひとつになると思われる（巻頭図20）。
　私たちは，術者のロボット化をロボサージャン（RoboSurgeon）と呼んで開発を進めており，ガスレス・シングルポート手術の洗練に用いるとともに，将来の準自動手術へのワンステップとして期待している（図1，巻頭図12）。実際には，まだプロトタイプの段階であるが，ウエアラブルな各パーツごとに革新を取り込むというコンセプトであり，その将来性は高いと考えている。各パーツの現状を簡潔に述べる。

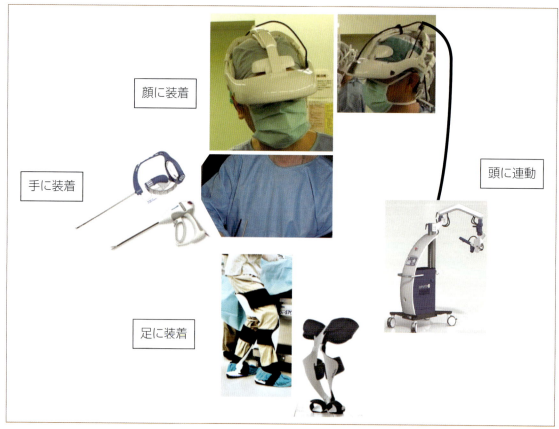

図1　ロボサージャン・システム

1. 顔に装着する機器

1) ロボサージャン・システムにおける3Dヘッドマウントディスプレイ (HMD)

ウエアラブルな機器で術者を機能強化するロボサージャン・システムでは，各構成要素がそれぞれ独立しているため，それぞれの機器を容易に変更，改良していくことができる[1]。まず，ロボサージャン・システムの主要機器であるヘッドマウントディスプレイ（医療用3D-HMDであるソニー社製のHMM-3000MT）の特徴と使用例およびその機能拡張について解説する。

(1) 医療用3Dヘッドマウントディスプレイ (HMM-3000MT) の特徴

安全で精緻な内視鏡手術を行うためには，的確な奥行き感や距離感を把握できる3D映像が2D映像よりも有用である。最近は，手術用2眼型3D内視鏡を導入することで，3D映像技術の臨床応用が進んでいる[2]。

通常，医療現場では3D内視鏡像を見る場合，3Dモニターにライン・バイ・ライン方式で表示された3D映像を，円偏光式眼鏡を装着して立体視する。この欠点として，円偏光式レンズにより視野が暗くなること，ライン・バイ・ライン表示方式では画面のラインごとに左眼用と右眼用の映像が表示されるため垂直方向の解像度が1/2になることがあげられる。一方，ソニー社製HMM-3000MT（内視鏡映像観察用の3D-HMD）では，左右それぞれの眼用に独立した二つのディスプレイが搭載されており，上下方向に解像度を低下させることなく3D映像を表示することができる(図2)。有機ELディスプレイが用いられており，高精細な映像を表示でき，術者は眼前に拡大表示される繊細な3D映像

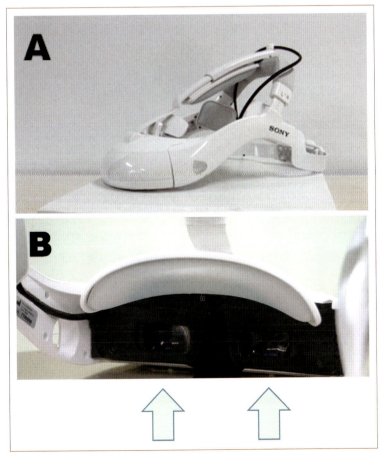

図2 ヘッドマウントディスプレイ
A：医療用ヘッドマウントディスプレイ（HMM-3000MT）およびヘッドマウントイメージプロセッサユニット（HMI-3000MT）。B：HMM-3000MTには左眼用と右眼用の映像を表示する独立した有機ELディスプレイが搭載されている。

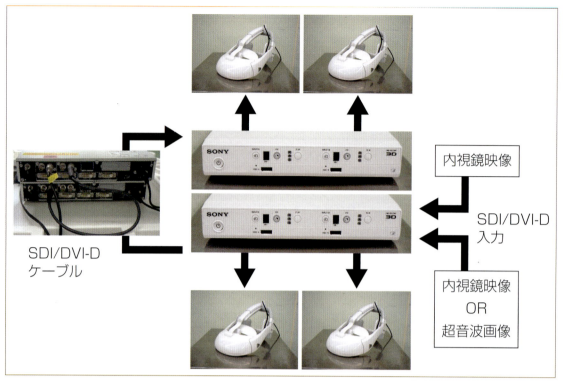

図3 機器の接続
ヘッドマウントイメージプロセッサユニット（HMI-3000MT）には，入出力にSDI入力およびDVI入力をそれぞれ2端子ずつ備えてあり，1台のプロセッサユニットに2台のヘッドマウントディスプレイが接続できる。そのため，2台のイメージプロセッサユニットを直列で接続し，3〜4台のヘッドマウントディスプレイに映像出力することができる。

を見ながら手術を行うことができる。

外部モニターを使用する場合と異なり，モニターの位置によって，術者の立ち位置や顔の方向を制限されることがなく，手術や医療行為に適した位置と姿勢を取ることができる。3D-HMDは，5視覚（拡大視，立体視，多画面視，誘導視，共有視）を提供することができ，視線を下方に移すことで俯瞰視もできる（巻頭図15参照）。

(2) 3Dヘッドマウントディスプレイの接続

ロボサージャン・システムの開発当初は，新興光器製作所製の2眼型3D内視鏡とソニー社製の民生用3D-HMDであるHMZ-T1を組み合わせて使用していた[2]。両機器の取り扱う信号形式には違いがあるため，接続にはドレミ社の信号変換器を用いる必要があった。2013年にHMM-3000MTが医療用の3D-HMDとして市販され，手術用内視鏡を含めた様々な医療情報の表示が問題なく行えるようになっている。

HMM-3000MTの基本設計は民生用の3D-HMDであるHMZシリーズのものを踏襲しているが，医療現場での使用を企図した改良が行われており，装着感の改善をはじめ，手術器具の受け渡しや直視での処置の併用をより容易にするべく下方に視野の開けた設計となっている。また，民生用のHMZシリーズへの映像入力はHDMI形式となっていたが，医療情報映像の入力とHMM-3000MTへの映像出力を行うヘッドマウントイメージプロセッサユニット（HMI-3000MT）は，入出力にSDI入力としてBNC型端子およびDVI入力としてDVI-D端子をそれぞれ2端子ずつを備えており，他の医療機器との接続にあたり便利である。

図3にHMM-3000MTおよびHMI-3000MTの接続図を示す。1台のヘッドマウントイメージプロセッサユニットには2台の3D-HMDを接続できる。そのため，スコピストを含め，3人もしくは4人の術者が参加するロボサージャン手術では，2台のヘッドマウントイメージプロセッサユニットを直列で接続し，3〜4台の3D-HMDに映像出力表示を行っている。複数台の3D-HMDを同時に接続する

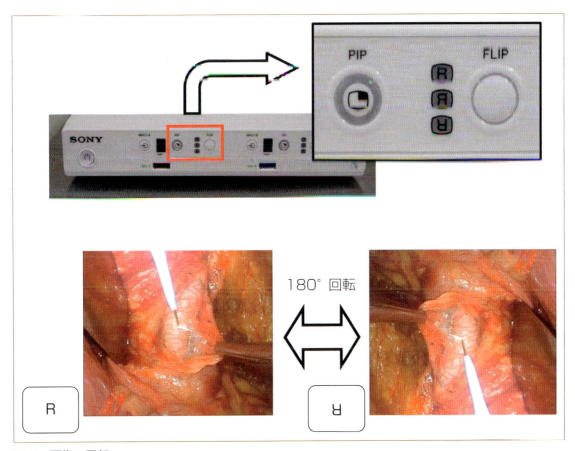

図4 画像の回転
ヘッドマウントイメージプロセッサユニットのFLIP機能により，ヘッドマウントディスプレイ内の映像を180度回転させて表示することができる。

際も，それぞれのHMDは完全に独立して作動するため，個人用のイメージモニターになる。術者の立ち位置に応じた画面回転機能や複数画面の選択表示はそれぞれのHMDごとに設定できる[3]。画面回転機能としては，ヘッドマウントイメージプロセッサユニットのFLIP機能により，HMD内の映像を180度回転させて表示することができる（図4）。たとえば，スコピストが執刀者の対面から内視鏡を挿入し，執刀者の内視鏡視野が上下左右の反転映像となる際に，HMD内に内視鏡映像を180度回転させた映像を表示させることにより，執刀者の視野の向きと内視鏡映像を揃えることができる。本機能によって，執刀者は内視鏡下の手技をスムーズに（視線運動協応の低下なしに）行うことができる。

(3) 3Dヘッドマウントディスプレイの多画面機能

多画面機能としては，ヘッドマウントイメージプロセッサユニットには，picture-in-picture機能が搭載されているため，手術ナビゲーション映像（超音波画像など）を体腔鏡映像と同時にイメージプロセッサユニットに信号入力することで，HMD映像の右下の小ウインドウにナビゲーション映像を同時表示することができる。そのため，術者はわずかな視線移動のみでナビゲーション映像を見ながら，手術操作を行うことができる。マルチプレクサを組み合わせることで，小ウインドウではなく全体を多画面にすることもできる。

実際の手術，たとえば腎癌に対する腎部分切除では，体腔鏡による腎の表面画像と超音波機器による腎の内部画像を，HMD上で同時に見ながら手術操作を進めることができる[4,5]。また，膀胱部分切除では，下腹部単孔からの体腔鏡による膀胱外画像と，経尿道内視鏡による膀胱内画像を同時に見ながら精緻な部分切除を行うことができる（私たちは筋層浸潤性膀胱癌の膀胱温存療法として，低用量化学放射線療法と膀胱部分切除を組み合わせている）[3,6]。

現在のバージョンのHMI-3000MTに搭載されるpicture-in-picture機能では，メイン画面およびサ

ブ画面がともに 2D 表示に限定されている。しかしながら，マルチビューワ機能を備えたマルチプレクサやフレキシブルスキャンコンバータとを組み合わせて使用することで，メイン画像を 3D 表示としたまま，サブ画面を表示することや，メイン画面およびサブ画面をともに 3D 表示することが可能であり，必要に応じて使用している。

(4) ロボサージャン・システムにおける 3D ヘッドマウントディスプレイの将来

多機能の HMD に多くの情報を集約するシステムと効率的に情報を選択するシステムが，今後さらに高度化していくものと思われる。また，HMD を用いた仮想現実 (VR) や拡張現実 (AR) なども手術の実践や訓練に導入されると予想される。

集約された情報の観察には前記の多画面表示が有効であるが，現状では画面を選択するのに，非清潔野でのスイッチャー操作が必要である。そのため，HMD 装着者が術中に使える user interface (UI) の搭載といった，HMD のさらなる高機能化が望まれる。たとえば，術者が手指を清潔に保ったまま行える新規 UI として，手指の動きによる信号や視線による信号など非接触型 UI の使用が考えられる。

これまで私たちは，HMD の前にかざした術者の手指の本数や動きを，HMD に搭載したカメラに認識させる，非接触型 UI の臨床応用を報告してきた[5,7,8]。しかしながら，手指を使用した非接触型 UI は，施行中の操作を中断させることになる。そこで，医療用入力 UI として視線検出の使用を検討している。視線検出器を HMD に設置するシステムは，使用者の視線を近距離で検知できるため HMD との相性に優れており，その良好な操作感を確認している。

HMD は，巻頭図 16 でも示したように，多くの領域（経尿道の検査・手術，前立腺生検，da Vinci 機器との併用，他科の検査・手術，患者の利用など）に有用であり，今後，広範に普及していくことが期待される。

これからのロボット技術の医療への応用の中でも，統合した医療情報を術者の眼前に提示する 3D ヘッドマウントディスプレイは，手術を含めた医療全体のロボタイゼーションにおける主要なウェアラブル型支援機器になるであろうと予測される。

参考文献
文献の章に記載。

2. 頭の動きに連動する機器

術者の 3D ヘッドマウントディスプレイに装着したジャイロシステムを介して，術者の頭の動きに連動する内視鏡操作ロボット EMARO®を導入している（図 5）。空気圧で駆動するため安全性が高い。フットスイッチを踏んでいる間のみ，頭の動きに連動する。手振れも防止することができる。ガスレス・シングルポート手術においては，対象の手術や操作プロセスを適切に選択すれば有用である。現時点では，さらなる使い勝手の良さも望まれる。空気圧を使い，術者に触感が伝わるシステムの実用化（治験）も具体化している。

3. 手に装着する（持つ）機器

ガスレス・シングルポート手術において血管シーリングデバイス，超音波凝固装置，ソフト凝固機器などは，人の能力を超えた非常に有効な機器であり，見方によっては手に持つロボサージャン機器とも捉えられる。単孔からの止血操作は，これらの機器の登場により著明に改善された。手首に嵌める高機能な多関節鉗子も最近登場している。安価で，必要十分な機能を持つ多関節鉗子の開発は各所

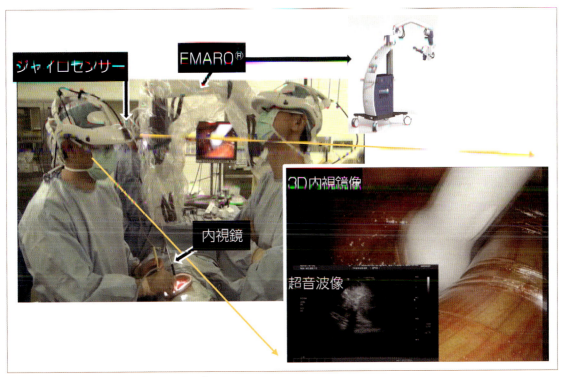

図5 腎部分切除における EMARO® の使用
EMARO® で内視鏡を動かしつつ，3D ヘッドマウントディスプレイ上で腎外の 3D 画像と腎内の超音波画像をともに見ながら，腎を切開している。

で進められている。今後，これらの機器の性能向上で，単孔からの操作はより容易になっていくものと考えられる。欧州では，指に装着して体内の機器をコントロールする機器の開発も試みられている。

4. 足に装着する機器

足に装着して，歩くことができて中腰を安定させることができる機器があれば，手術に有用である。そのような器具のひとつとして，ウエアラブルチェア，アルケリス®が開発され，現在，市販直前の状況にある。試用してみると，患者のそばに立って行うガスレス・シングルポート手術に適していると実感された。da Vinci 手術は，座位で手術ができることを利点としてあげているが，長時間の座位を避けて立位をとることを健康上推奨するトレンドもある。

(付記：ロボサージャンの開発の経緯は，「ミニマム創手術の来た道，行く道」医学図書出版，2017 に記載がある。)

VII

将来展望

VII 将来展望

1. ガスレス・シングルポート・ロボサージャン・準自動手術

　巻頭図20に，低侵襲と脱リスクをともに満たす，ガスレス・シングルポート・ロボサージャン・準自動手術という将来のモデルのひとつを示したが，これはロボット化術者と手術ロボットの協働システムでもある。今後，泌尿器科領域の最適設計の準自動手術に向けて，様々な革新的なアイデアが出されてくると思われる（図1）。

　直近では例として，空気やCO_2ガスの代わりに液体を用いる水中手術，ヘッドマウントディスプレイを用いた仮想現実や拡張現実の導入あるいはMRI支援下の手術（リアルタイムMRI画像による放射線治療はすでに実用化）などがあげられる。水中手術は，泌尿器科では経尿道的手術（TUR）が日常の手術であるので，イメージがつかみやすい。前のふたつについて現状を簡潔に記載する。

2. 灌流下鏡視手術（水中手術）とミニマム創手術の親和性

聖隷佐倉市民病院泌尿器科
五十嵐辰男
帝京大学ちば総合医療センター泌尿器科
納谷幸男
千葉大学フロンティア医工学センター
中村亮一

　尿路や関節腔では灌流下内視鏡手術が発達している。狭い空間では出血時でも灌流により良好な視野が保たれるからである。広い視点で考えると，灌流下手術は液体の特性を利用した治療であることがわかる。現在行われている開腹手術や腹腔鏡手術などでは，臓器が乾燥した気体に直接曝される点が非生理的である。体腔内を等張液で灌流した場合，湿性環境の提供[1,2]や洗浄効果，出血点の視認に加えて炭酸ガス気腹と同様な水圧による静脈性出血の抑制効果が得られる[1]。

　多量の生理食塩水による体腔内の洗浄の際，少量の出血でも洗浄液が混濁することは経験される通りである。術野の視野を維持するためには多量の灌流液による持続灌流が必要である。

　小切開創の上に設置した水槽[3]を介して灌流液を注入し，術野近傍から灌流液を回収することで手術操作の継続が可能になる（図2）。ブタを用いた実験では膀胱（図3）・前立腺全摘除や腎摘除・腎部分切除を完遂している。腹腔鏡手術のトロッカーから灌流液を注入すると，術野に向かう噴流が発生して血液を拡散する[2]。また腹腔鏡手術のように体腔内を閉鎖空間とした場合，注入した量の灌流液の回収が滞ると体腔内圧が過剰となり危険である。ミニマム創内視鏡下手術のような小切開創手術は開放創が「安全弁」になる。体腔内の水圧は水槽の液面の高さ以上にはならないからである。

　大量の灌流液を負荷する治療系であるが，術中PEEPで呼吸管理をすることで心肺系の有害事象は回避されることが判明している。体重増加は一過性であり，臓器浮腫は見られず，小切開創での検討では重篤な電解質異常などは見られない[4]。

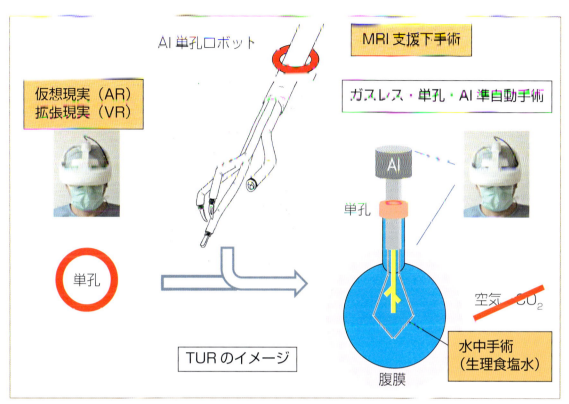

図1　将来の可能性
水中手術，新たな視覚（AR，VR）やMRIの導入などのアイデアがある。

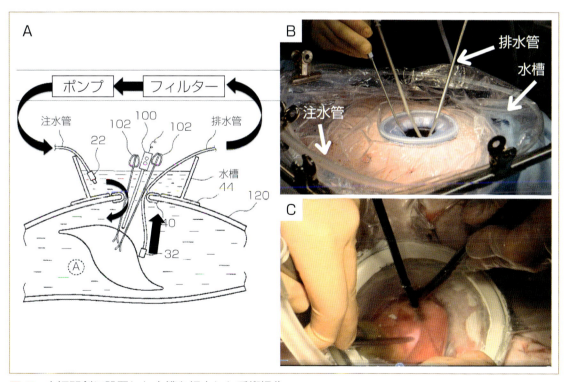

図2　小切開創に設置した水槽を経由した手術操作
A：全体の概念図（特許公報から文献1の図を引用し改変）（矢印：灌流液の流れ），B：側面，C：上面

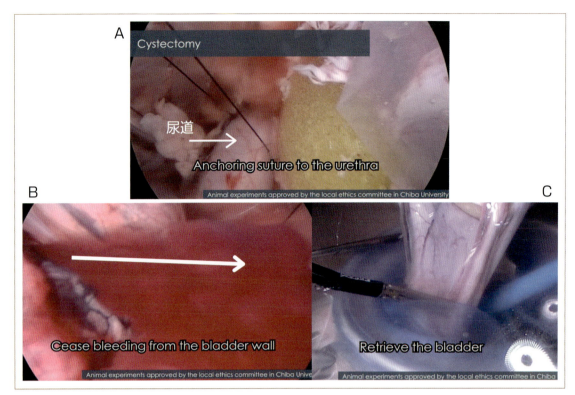

図3 ブタの膀胱全摘除
A：尿道の剥離，B：膀胱右側壁からの出血点目視と止血，矢印は出血点と出血の方向を示す．C：灌流液中からの膀胱の取り出し（元のビデオはネット上に公開中．https://www.youtube.com/watch?v=p-k0r64d-Ss）。

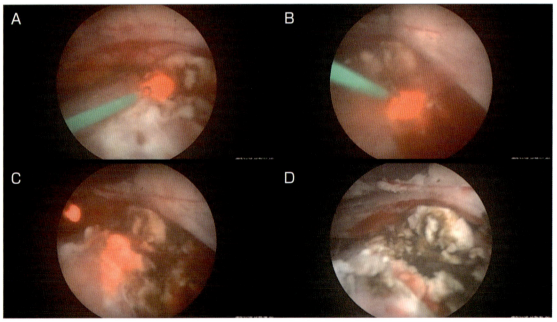

図4 Ho：YAGレーザーを用いた腎実質切開・止血
A～C：無阻血下に腎実質にレーザーを照射，D：切開凝固後の切開面

　ミニマム創内視鏡下手術は，灌流下手術と適合する手術であり，言い換えれば灌流下鏡視手術は灌流液内で行うミニマム創内視鏡下手術である．ミニマム創内視鏡下手術は後腹膜腔を対象としている点も，灌流下手術とよく適合している．後腹膜腔は腸管のように浮遊する臓器がないからである．
　ミニマム創内視鏡下手術は手術手順が確立しており，剥離面の同定も解剖学的によく構築されている．ミニマム創内視鏡下手術を灌流下に行う場合，新たな手順が必要と思われる．例えば，粗性結合織の剥離面を決定する際には，ウェットな状態にするのは避けるべきであるが，術野に灌流液を満た

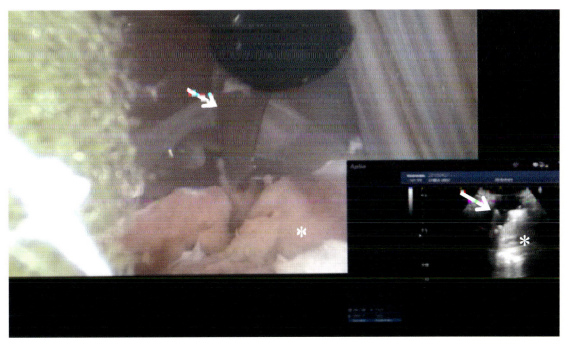

図5 エコー，腹腔鏡同時観察下の腎実質切開
右下にエコー画像を示す（矢印：剪刃，＊：腎実質）。

した場合，結合織の間に灌流液が染み込む状態での剥離面の見え方を明らかにする必要がある。また，灌流液下の手術には新たなデバイスが必要である。灌流液は血液中に混入することを考え電解質溶液を用いるべきだが，その場合モノポーラの電気メスは使えない。バイポーラや，マイクロ波および液体に吸収される波長帯のレーザーなどがデバイスの候補であり，これらの製品化が必要である（図4）。

ミニマム創内視鏡下手術を灌流液下で行った場合の利点はいかがであろうか？　まず，出血点の目視があげられる（図3B）。経尿道的手術と同様に，出血点が目視できるので開腹術の出血のように，血液中に出血点が埋もれることはない。また炭酸ガス気腹圧が静脈性出血を抑制するのと同じ効果が水圧でもたらされる。水圧と浮力の効果により骨盤内手術は頭低位の必要がなく，水平位で行うことができる。灌流液の洗浄効果は，創感染のリスクをさらに低減すると思われる。さらに，エコーと内視鏡映像の同時表示が可能なので（図5），これらを融合させることで，標的病変とデバイスの位置，および到達経路を指示する，精度の高いナビゲーションシステムの構築が可能になるなどの利点があると思われる[5]。

参考文献
　文献の章に記載。

3. 泌尿器科におけるVR/AR/MRナビゲーション手術

NTT東日本関東病院泌尿器科
志賀淑之

1）緒言

　日常生活の中で，ナビゲーション，ナビという言葉が氾濫するようになった（ドライブナビ，ぐるなび，リクナビ，レジナビなど）。初心者でも，初体験者や経験値が低い者でも，はじめからわかりやすく解説した○○ガイドのようなものという捉え方ができる。

　そもそもナビゲーションとはなんだろう？　辞書を紐解くと，航法とある。すなわち，出発地から経由地点，目的地までの航行を導く方法である。手術になぞらえると，皮膚切開やポート位置，アプローチ法（経腹膜的，経後腹膜的），腫瘍切除の範囲，深さなどは，普段われわれがCTやMRI画像をもとに執刀医の頭の中で想像，イメージした映像をもとに決められ，手術が進行する。しかし，助手やスタッフなど全く同じイメージを想像し，共有しているかは不明であり，疑問である。術者が勘違いしている可能性すらある。この誤差を少しでも低減させるのが，ナビゲーションの役割だと考える。車の運転をするときに地図をみながらの運転はしにくいし，危険である。ナビの音声と立体画像があれば直感的に理解が進み，危険地点でのアラートは多いに役立つ。手術においてもこのようなナビゲーションができないかという視点を持ち，われわれが行っている取組みを紹介したい。

2）VR/AR/MRとは？

　Virtual reality（VR）とは，コンピューター上に人工的な環境を作り出し，あたかもそこにいるかの様な感覚を体験できる技術で，日本語では「人工現実感」あるいは「仮想現実」と呼ばれる。Augmented Reality（AR）とは，現実空間に付加情報を表示させ，現実世界を拡張する技術のことをいう。昨今，世間を騒がせたポケモンGOはご存じだろうか？　現実空間（スポット）に人工的に作成したCG画像（キャラクター）を表示させ，それを捕獲するというものである。これはまさしくAugmented Reality（AR）である。Mixed Reality（MR）とは，複合現実と呼ばれ，CGなどで作られた人工的な仮想世界に現実世界の情報を取り込み，現実世界と仮想世界を融合させた世界をつくる技術である。すなわちVRは現実世界とは切り離された仮想世界に入り込むが，ARはあくまで現実世界が主体であり，ARとVRの合わせ技がMRと考えてよい。

3）手術への応用

　当科では2014年からこれまでにロボット支援下前立腺全摘除（RARP）（図6），腎部分切除（RAPN），開腹腎部分切除，腎盂形成術にVR/MRナビゲーションを応用してきた。紙面の制限もあるため，腎部分切除を中心に述べる。

　われわれは連続する腎部分切除100例のほぼすべてに，無阻血無実質縫合による部分切除を行ってきた経験があり，無阻血下に出血量を少なくするためにソフト凝固システムを使用している。2016年6月にロボット支援下腎部分切除を導入し，腫瘍位置が腹側でかつ突出型腫瘍の場合はロボット支援下腎部分切除を行うが，腎の背側かつ完全埋没型の場合は小腫瘍でも開腹手術の方針としている。

　完全埋没型腎小腫瘍は術中の腫瘍同定が困難なことがあり，核出に手間取ることを時に経験する。特に男性患者でGerota内の豊富な脂肪に覆われた完全埋没型腫瘍の場合，視触診ならびに術中エコーでも同定が困難なことがある。腫瘍を正確に同定できなければ，また形状をイメージできなければ，精度の高い部分切除，核出手術は不可能である。必然的に腫瘍周囲の正常組織を余剰に切除すること

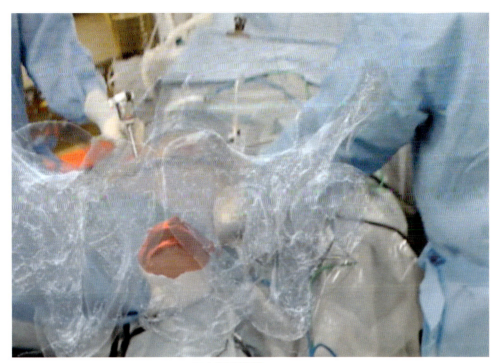
図6　VR/MRナビゲーション：前立腺全摘除

となり，ひいては出血量増加や腎杯損傷が広範囲となり，腎実質縫合を余儀なくされる。腎部分切除のtrifectaは，腎機能の保存（腎血流の確保），合併症の回避，断端陽性とならない確実な切除とされる。究極的には，無阻血無実質縫合でかつ確実な核出手術が可能であれば，trifectaを達成できることになる。そのためには，正しい腫瘍位置の同定のみならず，腫瘍サイズ・形状の把握が必須であり，さらには腫瘍栄養血管の走行，本数，腎杯との位置関係などのより詳細な情報が重要となる。

また術中エコーを使用することも多いが，腫瘍の位置により，また特に埋没型ではその形状は淡くしか描出されず，強く圧迫しないと描出できないため，腫瘍形状が変位して描出されることを多く経験する。無阻血切除の利点として，術前CT画像と全く同じ血流がある状況下での手術となるため，腫瘍形状の変化はほとんど考えなくてよいが，阻血した場合は腫瘍サイズに影響が出る可能性が高く，術前画像からイメージした切除とは差異が生じる。

それに比べ，術前CT画像を3D化したホログラム技術を利用した複合現実Mixed Realityによる手術ナビゲーション（MRナビゲーション）を無阻血下に併用すれば，直感的に腫瘍位置を同定でき，かつ腫瘍形状を立体的に多方向から観察可能となり，より確実な切除イメージを持てる（図7）。

しかもナビゲーションには赤外線センサーで術野位置をスキャンしながら，3Dホログラムを位置合わせできるHoloLensヘッドマウントを術者ならびに助手が同時に装着することで，同じ画像を共有でき，術式・工程の理解度が深まる利点もあった（図8）。

MRナビゲーションのもう一つの利点は，ジェスチャーにより滅菌状態でも術野空中で3D画像を自由に回転させ提示できることにある。ヘッドマウントは半透明であり，ホログラム画像と術野を同時に見ることが可能であり，実際に見えている術野との整合性を術者が確認できることも利点である。さらにHoloLensヘッドマウントは術者目線で録画ができ，手術記録の臨場感が増し，研修医の外科教育にも役立った。

一方，改善するべき点としては，ヘッドマウント重量が579gとやや重く，下向きにした場合に頸椎への負担が大きく，30分以上の連続使用は経験上困難な印象がある。また事前に画像処理する必要があり，関心領域（Region of Interest：ROI，この場合は腫瘍）を経験ある外科医がトレースする必要がある。また腫瘍栄養血管の同定には，造影CTの撮像タイミングや造影剤使用量など放射線科とも綿密な打ち合わせが必要となる。この点において，われわれはこれまで3Dプリンター製臓器立体

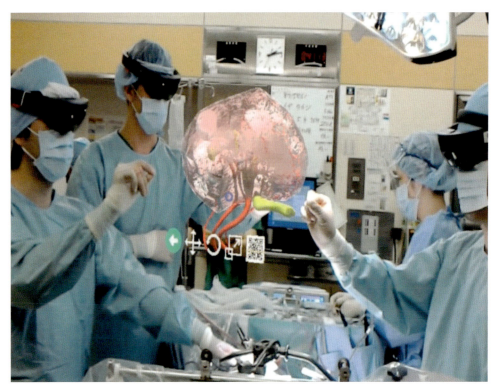

図7　MR ナビゲーション：腎部分切除

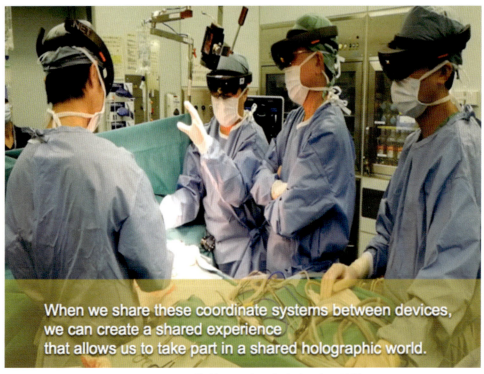

図8　HoloLens ヘッドマウントを術者ならびに助手が同時に装着

　模型を利用した腎部分切除や3Dナビゲーション手術そしてVRナビゲーション手術を実臨床で多数経験してきた。また放射線科読影医とも毎回情報をフィードバックし積み重ねており，より良いナビゲーションツールの構築へ日々努力している。

4）結語

　今回われわれは，CT 画像を 3D 化したホログラム技術を利用した複合現実 Mixed Reality による手術ナビゲーション（MR ナビゲーション）を併用して，腫瘍同定と核出術を無阻血下で容易に行い，より確実な腎機能温存が可能であることを紹介した。

　MR ナビゲーションは空間認識を向上させ，ナビゲーションだけでなくシミュレーションと教育にも有用なツールである。

　今後の開発，応用は加速度的に進展すると予測され，"VR/AR/MR ナビゲーションによる未来型の手術"はもうすぐそこまできているとも言える。

VIII

オピニオン―本手術と他の低侵襲手術との比較

Ⅷ オピニオン―本手術と他の低侵襲手術との比較

　ミニマム創内視鏡下手術と他の低侵襲手術（腹腔鏡手術，ロボット支援手術）の経験を積んだ医師は，両者の基本的な利点と課題を体感している。そのような医師による両手術の比較を本項に記載した（ここでのミニマム創内視鏡下手術では，ロボサージャン・システムは使用されていない）。

1. オピニオン -1) ミニマム創内視鏡下前立腺全摘除と腹腔鏡下ロボット支援前立腺全摘除（RARP）の比較

豊橋市民病院泌尿器科
長井辰哉

1）はじめに

　ミニマム創内視鏡下前立腺全摘除とRARPとの比較における重要なポイントは気腹の有無，腹膜外か経腹か，創の違い，そしてロボットアームの4つに集約されると考える。

2）気腹の有無

　気腹はRARPの術野確保に必須の要素であり，必要な空間が術者や助手の技量に依存せず，自動的に出現する。ミニマム創内視鏡下手術（ミニマム創手術）は小切開創から各種鈎を用いて術野を確保する必要がある。また気腹により血流減少が生じるが前立腺全摘除は出血がその手術成績に影響する手術であるため，手術にポジティブな影響をもたらす。ただしミニマム創手術でも，高精細内視鏡による血管の可視化により止血操作は以前より格段に容易になっている。
　さらに気腹により前立腺とその周囲臓器の位置関係にも変化が生じることに留意するべきである。軟部組織は外側に圧排されるため前立腺側方の空間がわずかではあるが広がり，側方の処理が容易になるが，前立腺そのものも圧排されるため前立腺が直腸前面にめり込むような状態になり，前立腺全体の形状把握に注意が必要である（図1）。

3）経腹か腹膜外か

　ミニマム創手術の小切開創は前立腺に対する最短の，そして最も理にかなったアプローチである。これに対しRARPは基本的に経腹手術であり，本来不要な腹膜損傷や腸管剥離操作，極端な頭低位の必要性などマイナスの影響が大きい。

4）創の違い（単一創か複数の創か，創の位置は前立腺の近傍か遠隔か）

　ミニマム創手術は小切開単一創から，RARPは恥骨から15～20cm程度頭側に扇状に配置された複数の創（当院ではロボットの4つのポート＋助手用に2つのポート）から手術を行う（図2）。ミニマ

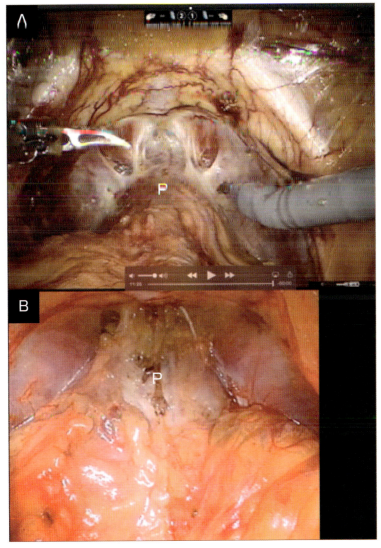

図1 術野確保
RARP（A）では前立腺は圧排され前立腺側方に空間ができる。ミニマム創内視鏡下手術（B）でも必要十分な空間が得られる。P：前立腺

ム創手術の創からは対象にまっすぐに対峙できるため，観察も手術操作もやりやすく前立腺全摘除の創として理想的である。一方，現行のRARPはポート部に仮想の支点を置くため，ポート間に一定の間隔（当院では8cmをめど）が必要となる。ロボット用に作る複数の創が形成する術野は前立腺全摘除の術野としては過大であり，これは患者のためではなくロボット側の都合に過ぎないと言うことは常に意識すべきである。

5）ロボットアームの有無

Endowristの自由な操作性は膀胱尿道吻合やDVCの処理時などにその真価を発揮し，慣れてくれば術者の疲労軽減に利することも実感として納得できるものであるが，一方で施設ごとの工夫の余地はない。

ミニマム創手術においては創の切開長以内であればどのような手術器具でも使用可能であり施設ごとに様々な工夫がなされ，またコスト面でも有利である。この標準的な器械がないことによる多様性は，ミニマム創手術の利点であり，逆に施設や術者ごとの成績のばらつきという意味においては欠点となる。

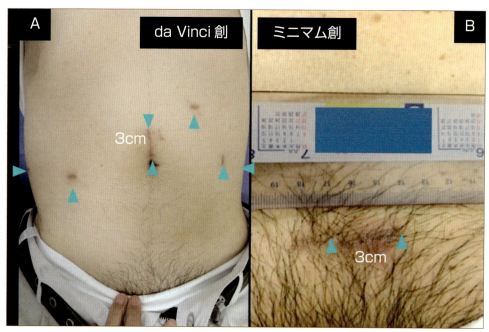

図2 RARP（A）とミニマム創内視鏡下前立腺全摘除（B）の創
矢頭は創を示す。

2. オピニオン-2）ミニマム創内視鏡下手術とロボット支援手術の比較—前立腺全摘除

埼玉県立がんセンター泌尿器科
影山幸雄

1）はじめに

　ロボット支援手術もミニマム創内視鏡下手術（ミニマム創手術）も，より低侵襲な手術を目指すという視点からは，同じ流れにあると言える。ただしそれぞれに特徴があり，当施設では症例の状況に合わせて両者を使い分けている。ここでは二つの手術を手がけてきた経験から，前立腺全摘除において，それぞれの利点，欠点について概説する。

2）出血のコントロール

　気腹と頭低位によりロボット支援手術における出血量は明らかに少ない。これは術者の経験の度合いに依存しないため，経験の浅い医師でも出血の少ない良好な視野で落ち着いて手術を進めることができる。ミニマム創手術では血管走行の知識を駆使することで出血をコントロールしていく。平均出血量は多くなるが現在では輸血を要する例はほとんどなく，輸血回避の観点からは両者に差はほとんどないと考えられる。

3）手術時間

　ロボット支援手術は機器の準備やポートの作成などのため，周辺時間を含めた所要時間はミニマム創手術よりも長くなる傾向にある。特に導入当初は長時間かかることが多いが，経験症例数とともに急速に手術時間は短くなる。ベテランであれば20～30例程度で総手術時間は2時間～2時間半となり，これはミニマム創手術とほぼ同等である。

4）断端陽性

ロボット支援手術では拡大視野と出血の少ない術野により前立腺の形状に合わせた剥離が比較的容易である。ただしミニマム創手術と比べて断端陽性が極端に減るわけではなく，特に導入当初はむしろ断端陽性が増える傾向にある。特に膀胱頸部はアプローチの関係から断端陽性となりやすい。

5）術後尿禁制

現在ではロボット支援手術にしろ，ミニマム創手術にしろ，尿道括約筋周辺の筋膜構造を極力温存する配慮がなされており，少なくとも当施設では術後の尿禁制に大きな差はみられていない。

6）性機能温存

神経血管束周辺の取り扱いは出血が少ないロボット支援手術の方が容易である。現時点では性機能の回復はミニマム創手術より若干良好な印象があるが症例数を重ねての検討が必要と思われる。

7）術後鼠径ヘルニア予防

ミニマム創手術では精索鞘状突起の剥離と切断によりヘルニアの発症を予防することが可能となっている。ロボット支援手術では腹膜を切開してしまうため腹膜の連続構造がなくなるためか，精索鞘状突起の切断のみでは期待するほどの予防効果は得られない。ミニマム創手術での成績に近づくためにはさらなる工夫が必要と考えられる。

8）合併症

腹腔内に操作が加わるロボット支援手術ではミニマム創手術にみられない合併症が生じる。当施設ではポートサイトヘルニア2例，イレウス管を要した高度の麻痺性イレウス1例を経験している。ポートサイトヘルニアは2例とも手術により修復したが，1例は腸管が脱出，嵌頓しており，術後も腸管機能の回復まで長時間を要した(図3)。後腹膜アプローチを原則とするミニマム創手術ではこうした合併症の懸念がほとんどない。

9）術後創痛および離床

ロボット支援手術は傷が小さいことから創痛は軽度であると予想していたが実際には術後鎮痛剤を要する痛みを呈する症例は少なくない。ミニマム創手術もロボット支援手術も術後創痛および離床の点で大きな差はないという印象である。

10）助手の負担

ミニマム創手術は助手による術野の展開が手術の難易度を大きく左右するため，経験豊富な医師の介助が必須である。一方，ロボット支援手術では出血が少ないことから助手の役割はそれほど大きくない。

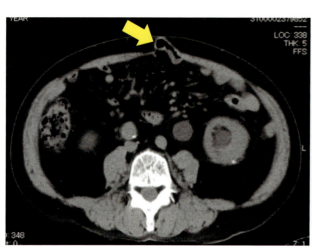
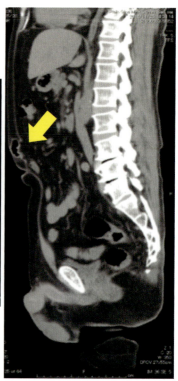

図3 ポートサイトヘルニア（矢印）

11）留意点

　以上の他，ロボット支援手術でリンパ節郭清時に出血をきたし，止血が困難であった事例を経験している。術野の展開に制限があること，（気腹圧の低下による出血の悪化のため）吸引による出血点の確認が十分にできないことなどから骨盤深部，特に閉鎖神経起始部周辺からの出血を止めるのは容易ではない。ミニマム創手術であれば簡単に止血できる出血でも止血困難をきたしうることは，ロボット支援手術で留意すべき課題の一つと考えられる。

3. オピニオン-3）
腹腔鏡，ロボット支援手術の経験をふまえてミニマム創内視鏡下手術を再考する

がん研有明病院泌尿器科
（現　国立がん研究センター東病院泌尿器・後腹膜腫瘍科）
増田　均

1）はじめに

　アプローチの異なる手術を習得することは，各手術の利点，欠点を実際の経験に基づいて比較できるだけでなく，解剖の理解の向上，技術的な引き出しの増加など，手術の総合力に対する貢献は大きい。経験年数が豊富な医師の多くは，ロボット手術経験後，開腹手術の技術が向上したと述べている。私個人の経験でも，ロボット手術で得られた解剖の理解は，ミニマム創内視鏡下手術（ミニマム創手術），開腹手術の技術向上にも役立っている。また，多数例の腹部・骨盤外科の手術が腹腔鏡手術で施行されるようになり，合同手術の局面では，複数の技術をもっていれば，対応しやすい。ミニマム創から，腹腔鏡，ロボット支援手術と学んだ経験から，各低侵襲手術を考察した。

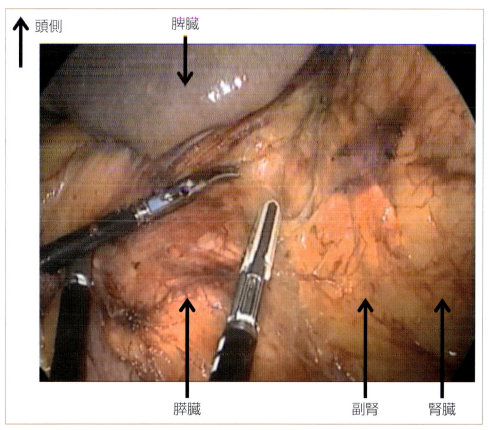

図4　脾臓・膵臓の脱転（左腹腔鏡下根治的腎摘）

2）腹腔鏡手術から学んだこと

　ミニマム創手術では問題にならない縫合・結紮が，腹腔鏡手術では，最大の難所であり，同操作を含む手術は，レベルの高い手術として分類される。多くの外科医は，これを術式自体の欠点とは考えず，その難しさゆえに向上心が刺激され，縫合・結紮に関する操作が，ドライボックスでの腹腔鏡手術練習で重要な位置を占めている。技術認定ビデオの大半は腎摘・副腎摘で，同操作を施行する場面は存在しない。

　しかしながら，腹腔鏡手術の基本は，左右の鉗子の協調運動であり，まさに匍匐前進しながら，組織を展開していく。縫合・結紮の訓練で，空間認知能，両手の協調運動が磨かれ，場の展開という手術で最も重要な基本技術が向上する。これは，ミニマム創手術での剥離・展開にもつながっていく。下記に，根治的腎摘除，腎部分切除について述べる。

（1）根治的腎摘除

　ミニマム創手術との最大の相違は，脱転という操作が加わることである。右は肝臓，左は脾臓，膵臓である。ミニマム創手術では，肝臓・脾臓・膵臓は腎臓の頭側の位置に固定された臓器であり，後腹膜アプローチで解剖学的剥離面に沿って，腎を下方に引き出してくるイメージである。一方，腹腔鏡手術では，肝臓・脾臓・膵臓は，腎と，ある程度頭尾方向に並走する臓器で，これを剥離して内側に自重で移動させ，その結果として腎臓を孤立させるイメージである（図4）。ミニマム創手術では，腎周囲の脂肪被膜と腹膜の間のラインを守って剥離することで，他臓器損傷のリスクをなくしているが，腹腔鏡では脱転で同様の目的を達成している。

　腹腔鏡手術のみ経験した術者は，腎が第12肋骨の創直下まで，おりてくるイメージが持ちにくいと思われる。一方，他臓器を含めた解剖学的理解は，腹腔鏡手術のほうが得られる。ミニマム創手術のみ経験した若手術者は，脾臓・膵臓を含めた周囲臓器との解剖学的関係の実感が乏しくなる。腹腔鏡

手術経験後のミニマム創手術では，腹膜外を推定しながら，剥離できるようになるので，早期に両術式を経験することが望ましいと思われる。

(2) 腎部分切除

無阻血・腎実質無縫合のコンセプトが大きなインパクトを与えた。このコンセプトを最も実行しやすい低侵襲手術がミニマム創手術であることに異論はあるまい。特に無縫合は，重大な合併症である仮性動脈瘤を劇的に減少させ，腎機能にも貢献する点で，腎実質縫合ありきという認識から抜けだせなかった腹腔鏡下腎部分切除にも大きな影響を与えた。

腹腔鏡手術では，腎杯や太い静脈が開放しなければ，ソフト凝固のみで切除面を止血し，タコシール®を貼り付けて終わりである。腎杯が開放した場合は，inner suture（中縫い）のみで，腎杯と血管のみを縫合し，スライディングクリップで固定して，タコシール®を塗布し，阻血を解除する。切除中に開放した腎杯にラパロクリップをかけて，閉じてしまうことも可能である。腎実質縫合を施行しない場合は，早期の腎機能の低下は明らかに少ない。腹腔鏡の気腹による圧倒的な止血効果とミニマム創手術で検証されてきた無縫合のコンセプトの導入は，劇的に阻血時間を短縮させ，腹腔鏡手術のqualityを高めたと思われる。しかしながら，完全埋没に近いような症例は，腫瘍位置の適切なマーキングが必須で，ミニマム創手術が向いている。いずれにしろ，実質縫合という呪縛から，離れた意義は大きい。

ロボット支援下腎部分切除では，圧倒的な縫合の容易さから，逆に安易に実質縫合する傾向にあり，再考すべきかと思われる。阻血に関しては，症例に応じて決めている。腹腔鏡手術で阻血をすると，切離面が極めて見やすいので，被膜に少し実質をつけた一定のラインで切除できる。ある程度埋没している症例でも，タコシール®をはって，阻血解除するまで25分以内であるので，腎機能への影響はそれほどない。さらに，部分切除時の腫瘍の固定・把持のため，ポートの追加，エンドループ®で腫瘍を持ち上げるなど工夫も必要である。

どのような症例でも臨機応変に対処できるのが，ミニマム創手術である。今後，ロボット支援の腎部分切除でも，両手術の経験で得られたコンセプト，工夫は受け継がれるものと思われる。

3）ロボット支援手術から学んだこと

今日，前立腺癌に対する前立腺全摘除において，ロボット支援手術は標準治療の地位を確立した。その多関節鉗子は，腹腔鏡手術における縫合の困難さを克服し，気腹・頭低位による出血量の減少と拡大視野は，前立腺尖部，尿道，骨盤底の解剖を十分に観察しながら，手術する余裕を生み出した。

以前は，背静脈群処理は，前立腺全摘除の最大のポイントであったが，ロボット支援手術では，気腹のため無結紮下でもその処理は可能である。ミニマム創手術は，出血させてしまうと，リカバリーが大変なので，出血させない処置を先行させる。ロボット手術でも無結紮で，背静脈群が引っ込み，止血のために過剰な運針が必要になることがある。そこで，ロボット支援手術でも無結紮をやめて，浅く運針を先行させ，結紮せず，針糸を持ち上げて，切断後に運針を追加，結紮している。ミニマム創手術で養った，止血先行の手技を再度，ロボット支援手術に導入している。また，開腹，ミニマム創手術での通常の術式として，前立腺拡大切除時の精嚢を持ち上げず，デノビエ筋膜を弧状に切開して，直腸筋層を出す方法もロボット支援手術に取り入れている。

当院では，ロボット手術以外に，後腹膜アプローチとして年間40〜50例のミニマム創手術・開腹手術も施行している。高度な腹腔内癒着が想定される場合，拡大リンパ節郭清をより確実に施行したい場合などに選択される。献血以内の出血，拡大リンパ節郭清を含めて3〜3.5時間程度で，ロボット支援手術で拡大リンパ節郭清を行う場合より，明らかに早い。拡大リンパ節郭清では，内腸骨リンパ節，閉鎖神経起始部付近をしっかり郭清することが重要（郭清は高くよりは深くが重要）であるが，ロボット手術のそれは，ミニマム創手術より明らかに行いにくい。

ロボット支援手術後の鼠径ヘルニアは10％程度と明らかに多く，推奨できる腹腔内からの予防処置は定まっていない。ミニマム創手術における優れた予防手術とは全く異なる。
　ロボット支援手術とミニマム創手術の難易度に患者の体型が与える影響は大きいと考えられる。ロボット支援手術では肥満の影響を受けにくく，中に入ってさえしまえばという印象である。かえって骨盤が広い患者は，アームの自由度が向上し容易である。米国で広がるわけである。体型に伴う創長の延長は当然ない。一方，痩せた患者のミニマム創手術は極めて容易であるが，ロボット支援手術では，アームが干渉して施行しにくい。
　今後は，前立腺ロボット支援手術後の直腸癌なども報告されてくるだろう。他院ロボット支援手術症例の術後尿失禁で，当院で人工尿道括約筋を埋め込んだが，今度は直腸癌がみつかり，手術時に上低いにはいったこともある。低リスク症例でもあり，患者にとっては，ロボット支援手術のメリットはなかったといえる。適応も重要な課題である。
　ロボット機器自体については，軍事における遠隔操作のコンセプトから始まったロボット支援手術におけるコンソールでの操作が，理にかなっていないと考えている泌尿器科医も少なからずいる。腹腔鏡手術の進化型がロボット支援手術という考えに反対する大腸外科医は多数である。ミニマム創手術も腹腔鏡手術も術者自身による手術器具の持ち替えが容易であるが，ロボット支援手術では助手の役割が大きい。術者自身でコントロールできない分，不確定要素も増える。コスト面を考えても，現行のコンソール型のみでは困難で，ロボサージャン支援手術のコンセプトが重要になってくると思われる。ロボット支援手術の多関節鉗子に匹敵する器具さえあれば，患者の脇で手術を施行するほうが，安心であることは言うまでもない。

4. オピニオン－4）編者のオピニオン

東京医科歯科大学腎泌尿器外科
木原和徳

　オピニオン1）～3）では，主にミニマム創内視鏡下手術とロボット支援手術による前立腺全摘除について比較がなされ，実臨床における忌憚のない実感が述べられている。
　米国では，他国に比べ圧倒的な数のロボット支援前立腺全摘が行われてきたが，2017年のAUA（泌尿器科学会年次総会）でのTake home messageは，繰り返しになるが次のようである。
・Open – robotic : outcomes and quality of life
（アウトカムと生活の質は，開放手術とロボット支援手術で同等である）
・Technique（whether it is open or robotic is）not as important as experience
（開放手術かロボット支援手術かということよりも，経験の豊かな医師を選ぶことの方が重要である）
　これは，信頼できる大枠の捉え方と思われる。ただ，開放手術の大切開と内視鏡不使用は，できれば避けるべきと考えられる。
　両手術の相違点として，出血量，手術時間，入院期間，創痛がよくあげられるが，ミニマム創内視鏡下手術とロボット支援手術との比較においても，上記のオピニオン1）～3）で言及されている。気腹が出血量を抑制することは共通意見であるが，気腹をしないミニマム創内視鏡下手術でも格段に減少しており，輸血は問題ではないというのも3者の一致した意見である。手術時間，入院期間，創痛に大差はないというのもおのおのの実感のようである。傷跡は，ミニマム創内視鏡下手術は単一で3～4cm台（慣れた施設），da Vinci手術は多箇所で計5cm台（3cm＋小孔）である。
　da Vinci手術の利点として，気腹と頭低位により出血が抑制された術野が容易に得られ，立体視をしながら多関節鉗子が使える，つまり目的の操作が比較的容易に行えることは共通した意見である。

経験の浅い医師でも出血の少ない良好な視野で落ち着いて手術を進めることができる，という実感も述べられている．

　ミニマム創内視鏡下手術の利点としては，経腹腔操作をしないため，これによる合併症を回避できること，鼠径ヘルニアの防止ができることがあげられる．また，安全に，十分にリンパ節郭清を行うことに適しているという意見も強い．気腹（＋強い頭低位）をしないことは，特に合併症を持つ患者へのリスク回避になるとともに，麻酔医への負担の軽減にもなる．一方，気腹をすれば術野の確保は容易であり，ミニマム創手術でこの容易さを獲得することは今後の課題とも言える．ミニマム創内視鏡下手術とロボット支援手術とで格段に異なる点は手術コストである．社会状況からは，費用対効果が今後一層重視されるようになると思われる．このように比較することで浮かび上がってくる両手術の特徴を十分に勘案して，各患者に合わせて適切な手術選択をすることが望ましいと思われる．

　腎部分切除においては，本文でも述べているように無阻血・無縫合で目的を達成できるのであれば，da Vinci機器による縫合のしやすさは，必ずしも大きな利点ではなくなるかもしれない．

　「低侵襲」から次に向かう方向は，患者に対するリスクを除く「脱リスク」が有力候補であろうと本文でも繰り返し述べたが，「脱リスク」と「費用対効果」に対する今後の焦点の当てられ方次第で，本手術の重要性が浮き彫りになるのではないかと考えている．

　いずれにしても，ロボット支援機器が革新的なテクノロジーであることは異論のないところであり，ミニマム創内視鏡下手術の先端型であるガスレス・シングルポート・ロボサージャン手術とロボット支援手術をともに習得することは，両者の利点と欠点を良く理解することにつながり，幅広い適切な対応力を持つ術者の養成につながると考えている．

IX 文献

IX 文献

1. 本文中の文献（参考文献のある項目のみ）

Ⅳ．10．1）ミニマム創内視鏡下手術における予防的抗菌薬の減量／無投与

1) Sakura M, Kawakami S, Yoshida S, et al：Prospective comparative study of single dose versus 3-day administration of antimicrobial prophylaxis in minimum incision endoscopic radical prostatectomy. Int J Urol 15：328-31, 2008
2) Araki S, Sakura M, Tatokoro M, et al：A single dose administration of antibiotic prophylaxis in minimally invasive radical prostatectomy；a prospective study of 300 consecutive cases. Eur Urol Suppl 10：192, 2011
3) 和田耕一郎，上原慎也，吉良慎一郎，他：「泌尿器科領域における周術期感染予防ガイドライン」に関する多施設共同研究．日泌会誌 104：505-12, 2013
4) Togo Y, Tanaka S, Kanematsu A, et al：Antimicrobial prophylaxis to prevent perioperative infection in urological surgery：a multicenter study. J Infect Chemother 19：1093-101, 2013
5) Yoshida S, Masuda H, Yokoyama M, et al：Absence of prophylactic antibiotics in minimum incision endoscopic urological surgery（MEUS）of adrenal and renal tumors. Int J Urol 14：384-7, 2007
6) Kijima T, Masuda H, Yoshida S, et al：Antimicrobial prophylaxis is not necessary in clean category minimally invasive surgery for renal and adrenal tumors：a prospective study of 373 consecutive patients. Urology 80：570-5, 2012

Ⅴ．2．1）ガスレス・シングルポート 腎無阻血・無縫合 腎部分切除：腎門型腫瘍

1) Huang WC, Elkin EB, Levey AS, et al：Partial nephrectomy versus radical nephrectomy in patients with small renal tumors-is there a difference in mortality and cardiovascular outcomes？ J Urol 181：55-61, 2009
2) Ljungberg B, Bensalah K, Canfield S, et al：EAU guidelines on renal cell carcinoma：2014 update. Eur Urol 67：913-24, 2015
3) Kihara K, Koga F, Fujii Y, et al：Gasless laparoendoscopic single-port clampless sutureless partial nephrectomy for peripheral renal tumors：perioperative outcomes. Int J Urol 22：349-55, 2015
4) Lane BR, Babineau DC, Poggio ED, et al：Factors predicting renal functional outcome after partial nephrectomy. J Urol 180：2363-8, 2008
5) Porpiglia F, Fiori C, Bertolo R, et al：Long-term functional evaluation of the treated kidney in a prospective series of patients who underwent laparoscopic partial nephrectomy for small renal tumors. Eur Urol 62：130-5, 2012
6) Simone G, Gill IS, Mottrie A, et al：Indications, techniques, outcomes, and limitations for minimally ischemic and off-clamp partial nephrectomy：a systematic review of the literature. Eur Urol 68：632-40, 2015
7) Simmons MN, Hillyer SP, Lee BH, et al：Functional recovery after partial nephrectomy：effects of volume loss and ischemic injury. J Urol 1667-73, 2012
8) Ota T, Komori H, Rii J, et al：Soft coagulation in partial nephrectomy without renorrhaphy：feasibility of a new technique and early outcomes. Int J Urol 21：244-7. 2014
9) Tanaka H, Fujii Y, Ishioka J, et al：Absence of renal artery pseudoaneurysm on computed tomography after minimally-invasive partial nephrectomy using clampless and sutureless techniques. Int J Urol 24：472-3, 2017

10) Kihara K, Fujii Y, Saito K, et al：Gasless Single-Port RoboSurgeon Retroperitoneoscopic Partial Nephrectomy. Gasless Single-Port RoboSurgeon Surgery in Urology, Springer, pp.43-64, 2015
11) Kihara K, Fujii Y, Masuda H, et al：New three-dimensional head-mounted display system, TMDU-S-3D system, for minimally invasive surgery application；procedures for gasless single-port radical nephrectomy. Int J Urol 19；886-9, 2012

V. 2. 2) ガスレス・シングルポート無阻血腎部分切除のポイント
1) 古賀文隆, 中西泰一, 福島啓司, 他：がん・感染症センター都立駒込病院におけるコイン創・腎部分切除；Trifecta達成率による評価. 日ミニ泌鏡外会誌 8：73-5, 2016
2) Kihara K, Koga F, Fujii Y, et al：Gasless laparoendoscopic single-port clampless sutureless partial nephrectomy for peripheral renal tumors；perioperative outcomes. Int J Urol 22：349-55, 2015
3) Tanaka H, Fujii Y, Ishioka J, et al：Absence of renal artery pseudoaneurysm on computed tomogrampy after minimally invasive partial nephrectomy using clampless and sutureless techniques. Int J Urol 24：472-3, 2017

V. 2. 3) 経臍アプローチによるミニマム創内視鏡下手術：腎部分切除と腎尿管全摘除
1) 木原和徳, 影山幸雄, 小林 剛, 他：ミニマム創内視鏡下泌尿器手術（第一版）. 木原和徳編著, 医学書院, 東京, pp.1-20, 2002
2) 長井辰哉, 田中篤史, 荒木英盛, 他：根治的腎摘除（傍腹直筋切開によるミニマム創内視鏡下腎摘除術）. 日ミニ泌鏡外会誌 2：35-40, 2010
3) 田中篤史, 山本晃之, 小嶋一平, 他：前方腹膜外到達法による小切開鏡視下腎尿管摘除術. 日ミニ泌鏡外会誌 3：95-9, 2011
4) 小嶋一平, 田中篤史, 山本晃之, 他：前方腹膜外到達法による小切開鏡視下腎部分切除術. 泌外 25：105-9, 2012
5) 長井辰哉：後腹膜外科の再構築と新たな可能性. 日ミニ泌鏡外会誌 3：81-6, 2011
6) 長井辰哉, 田中篤史, 荒木英盛, 他：臍創から行う腎部分切除術. 日ミニ泌鏡外会誌 6：65-70, 2014
7) 長井辰哉, 田中篤史, 荒木英盛, 他：臍創スライド法で行う腎部分切除術—導入のために必要なこと—. 日ミニ泌鏡外会誌 7：693-8, 2015
8) 橋本大定：臍部を利用した小切開鏡視下手術：Sliding Window 法. 泌外 20：237-40, 2007
9) 後藤隆文, 岩村喜信, 中原康雄, 他：我々の行っている臍を使う手術. 小切開・鏡視外科雑誌 1：147-52, 2010
10) 木原和徳：アドバンス・ミニマム創内視鏡下手術：腹直筋温存法と臍スライディング法. 泌外 20：239-42, 2007
11) 折笠精一, 庵谷尚正, 相沢正孝, 他：正中切開・腹膜外腎尿管到達法. 泌外 17：9-18, 2004

V. 3. 1) 臍単一創から行うガスレス・シングルポート腎尿管全摘除
1) 長井辰哉, 田中篤史, 荒木英盛, 他：臍創からの後腹膜へのアプローチ. 日ミニ泌鏡外会誌 5：73-8, 2013
2) 長井辰哉, 田中篤史, 荒木英盛, 他：臍創から行う腎部分切除. 日ミニ泌鏡外会誌 6：65-70, 2014
3) 古賀文隆, 中西泰一, 福島啓司, 他：臍単一創から行う3D-HMDシステムを用いた後腹膜鏡下手術〜腎尿管全摘除および超拡大骨盤リンパ節郭清〜. 日ミニ泌鏡外会誌 7：65-70, 2015

V. 4. 1) ガスレス・シングルポート前立腺全摘除のポイント—尖部処理法
1) 古賀文隆, 中西泰一, 福島啓司, 他：3D-HMDシステムを用いた完全鏡視下・コイン創・前立腺全摘除　高い根治性と尿禁制の両立を目指す新しい解剖学的尖部処理法. 日ミニ泌鏡外会誌 7：25-8, 2015
2) 古賀文隆, 中西泰一, 福島啓司, 他：3D-HMDシステムを用いたコイン創・後腹膜鏡下・前立腺全摘除の手術手技—高い根治性と良好な早期尿禁制回復を同時に達成しうる新しい解剖学的尖部処理法を中心に—. 日ミニ泌鏡外会誌 9：33-7, 2017
3) 川島清隆：ミニマム創による拡大前立腺全摘＋拡大リンパ節郭清—解剖と手技2012年アップデート—. 日ミニ泌鏡外会誌 5：3-9, 2013

V. 4. 3) 高リスク前立腺癌に対する解剖学的拡大前立腺全摘除— Anatomical En-bloc Radical Prostatectomy

1) 川島清隆：根治性向上を目指した解剖学的拡大手術の可能性について．泌外 24：141-7, 2011
2) Guimberteau JC, Armstrong C：Architecture of Human Living Fascia：The Extracellular Matrix and Cells Revealed Through Endoscopy. Handspring Publishing, 2015
3) Guimberteau JC, Delage JP, Wong J：The role and mechanical behavior of the connective tissue in tendon sliding. Chirurgie de la main 29：155-66, 2010
4) Myers TW：Anatomy Trains：Myofascial Meridians for Manual and Movement Therapists, 3e. Churchill Livingstone, 2013
5) 川島清隆，荒井啓暢，後藤健太郎，他：微小解剖の理解による超解剖学的手術の試み ―さらなる根治性向上，低侵襲性を目指して．日ミニ泌鏡外会誌 8：15-9，2016
6) 鳶巣賢一，村井 勝：Urologic surgery シリーズ 膀胱の手術．メジカルビュー社，東京，2002
7) 川島清隆：二人で行う小切開腹腔鏡補助下前立腺全摘術．日ミニ泌鏡外会誌 2：119-21，2010
8) 田口和己，小林大地，成山泰道，他：前立腺全摘術後に発症する鼠径ヘルニアの予防テクニックの確立調査．日泌会誌 100：212，2009
9) Fujii Y, Yamamoto S, Yonese J, et al：A novel technique to prevent postradical retropubic prostatectomy inguinal hernia：the processus vaginalis transection method. Urology 75：713-7, 2010
10) Thurairaja R, Studer UE, Burkhard FC：Indications, extent, and benefits of pelvic lymph node dissection for patients with bladder and prostate cancer. Oncologist 14：40-51, 2009
11) 川島清隆，新保正貴，田代康次郎，他：前立腺癌における拡大リンパ節郭清．泌外 25：1935-41，2012
12) Bader P, Burkhard FC, Markwalder R, et al：Is a limited lymph node dissection an adequate staging procedure for prostate cancer？ J Urol 168：514-8；discussion 518, 2002
13) 日本泌尿器科学会編：前立腺癌診療ガイドライン 2016 年版．メディカルビュー社，2016
14) Myers RP, Cahill DR, Devine RM, et al：Anatomy of radical prostatectomy as defined by magnetic resonance imaging. J Urol 159：2148-58, 1998
15) 川島清隆，市川寛樹：前立腺全摘術における根治性を高めるための正確な尖部処理―肛門挙筋への解剖学的アプローチによる早期尿道露出法．Audio-Visual Journal of JUA 15，2010
16) 藤元博行編集，垣添忠生監修：泌尿器癌．メジカルビュー社，東京，2001
17) 川島清隆：前立腺癌の治療 外科治療 拡大前立腺全摘術．Prostate Journal 1：35-41，2014
18) 川島清隆，田地一欽，杉野智啓，他：高リスク前立腺癌に対する拡大前立腺全摘術 新しい尖部処理，血管茎処理および止血について．日ミニ泌鏡外会誌 7：17-23，2015

V. 4. 4) 前立腺全摘除後の鼠径ヘルニア発症を防止する腹膜鞘状突起切断法

1) Fujii Y, Yamamoto S, Yonese J, et al：A novel technique to prevent postradical retropubic prostatectomy inguinal hernia：the processus vaginalis transection method. Urology 75：713-7, 2010
2) Yamada Y, Fujimura T, Fukuhara H, et al：Incidence and risk factors of inguinal hernia after robot-assisted radical prostatectomy. World J Surg Oncol 15：61, 2017
3) Fukuhara H, Nishimatsu H, Suzuki M, et al：Lower incidence of inguinal hernia after radical prostatectomy using open gasless endoscopic single-site surgery. Prostate Cancer Prostatic Dis 14：162-5, 2011
4) Fujii Y, Yamamoto S, Yonese J, et al：The processus vaginalis transection method to prevent postradical prostatectomy inguinal hernia：long-term results. Urology 83：247-52, 2014

V. 5. 1) ガスレス・シングルポート膀胱部分切除―膀胱内外アプローチによる3Dハイブリッドテクニック

1) Fujii Y, Kihara K, Yoshida S, et al：A three-dimensional head-mounted display system（RoboSurgeon system）for gasless laparoendoscopic single-port partial cystectomy. Videosurg Other Miniinvasive Tech 9：638-43, 2014

Ⅴ. 7. 1）ガスレス・シングルポート骨盤リンパ節郭清

1) Fajkovic H, Cha EK, Jeldres C, et al：Extranodal extension is a powerful prognostic factor in bladder cancer patients with lymph node metastasis. Eur Urol 64：837-45, 2013
2) Karl A, Carroll PR, Gschwend JE, et al：The impact of lymphadenectomy and lymph node metastasis on the outcomes of radical cystectomy for bladder cancer. Eur Urol 55：826-35, 2009
3) Seiler R, Studer UE, Tschan K, et al：Removal of limited nodal disease in patients undergoing radical prostatectomy：long-term results confirm a chance for cure. J Urol 191：1280-5, 2014
4) Touijer KA, Mazzola CR, Sjoberg DD, et al：Long-term outcomes of patients with lymph node metastasis treated with radical prostatectomy without adjuvant androgen deprivation therapy. Eur Urol 65：20-5, 2013
5) Zehnder P, Studer UE, Daneshmand S, et al：Outcomes of radical cystectomy with extended lymphadenectomy alone in patients with lymph node-positive bladder cancer who are unfit for or who decline adjuvant chemotherapy. BJU Int 113：554-60, 2014
6) Roth B and Burkhard FC：The role of lymphadenectomy in radical cystectomy. Eur Urol Suppl 9：19-24, 2010
7) 古賀文隆，中西泰一，福島啓司，他：臍単一創から行う3D-HMDシステムを用いた後腹膜鏡下手術〜腎尿管全摘除および超拡大骨盤リンパ節郭清〜．日ミニ泌鏡外会誌7：65-70, 2015

Ⅵ. 1. 1）ロボサージャン・システムにおける3Dヘッドマウントディスプレイ（HMD）

1) Gasless Single-Port RoboSurgeon Surgery in Urology. Edited by Kihara K, Springer, Tokyo, 2015
2) Kihara K, Fujii Y, Masuda H, et al：New three-dimensional head-mounted display system, TMDU-S-3D system, for minimally invasive surgery application：procedures for gasless single-port radical nephrectomy. Int J Urol 19：886-9, 2012
3) Fujii Y, Kihara K, Yoshida S, et al：A three-dimensional head-mounted display system（RoboSurgeon system）for gasless laparoendoscopic single-port partial cystectomy. Videosurg Other Miniinvasive Tech 9：638-43, 2014
4) Kihara K, Koga F, Fujii Y, et al：Gasless laparoendoscopic single-port clampless sutureless partial nephrectomy for peripheral renal tumors：perioperative outcomes. Int J Urol 22：349-55, 2015
5) Kihara K, Saito K, Komai Y, et al：Integrated image monitoring system using head-mounted display for gasless single-port clampless partial nephrectomy. Videosurg Other Miniinvasive Tech 9：634-7, 2014
6) Kihara K, Fujii Y, Saito K, et al：Gasless Single-Port RoboSurgeon Partial Cystectomy：A Hybrid Technique Combining an Intravesical and Extravesical Approach. In Gasless Single-Port RoboSurgeon Surgery in Urology, edited by Kihara K, Springer, Tokyo, pp.143-58, 2015
7) Yoshida S, Ito M, Tatokoro M, et al：Multitask Imaging Monitor for Surgical Navigation：Combination of Touchless Interface and Head-Mounted Display. Urol Int 98：486-8, 2017
8) Yoshida S, Kihara K, Takeshita H, et al：Instructive head-mounted display system：pointing device using a vision-based finger tracking technique applied to surgical education. Videosurg Other Miniinvasive Tech 9：449-52, 2014

Ⅶ. 2 灌流下鏡視手術（水中手術）とミニマム創手術の親和性

1) Igarashi T, Ishii T, Aoe T, et al：Small-incision laparoscopy-assisted surgery under abdominal cavity irrigation in a porcine model. J Laparoendosc Adv Surg Tech 26：122-8, 2016
2) Igarashi T, Shimomura Y, Yamaguchi T, et al：Water-filled laparoendoscopic surgery（WAFLES）：feasibility study in porcine model. J Laparoendosc Adv Surg Tech 22：70-5, 2012
3) 寺沼政幸，五十嵐辰男，関根　雅，他：体壁接触型水槽および体腔内液体灌流システム．特開2014-61132, 平成26年4月10日
4) Ishii T, Igarashi T, Naya Y, et al：Physiological and biochemical responses to continuous saline irrigation inside the abdominal cavity in anesthetized pigs. J Laparoendosc Adv Surg Tech 26：600-5, 2016

5) Otsuka R, Sato I and Nakamura R：GPU based real-time surgical navigation system with three-dimensional ultrasound imaging for water-filled laparo-endoscope surgery. Proc of 34th Ann Int Conference of the IEEE EMBS, pp.2880-2803, 2012

2. 本手術に関する主な手術書

1) 木原和徳編著：ミニマム創内視鏡下泌尿器手術．医学書院，東京，2002
2) 木原和徳：イラストレイテッド　ミニマム創内視鏡下泌尿器手術．医学書院，東京，2007
3) Gasless Single-Port RoboSurgeon Surgery in Urology. 1st ed., edited by Kihara K, Springer, Tokyo, 2015
4) 日本ミニマム創泌尿器内視鏡外科学会編：ガスレス・シングルポート泌尿器手術―入門編．医学図書出版，東京，2016
5) 関連書）木原和徳：ミニマム創手術の来た道，行く道．医学図書出版，東京，2017

3. 日本ミニマム創泌尿器内視鏡外科学会雑誌　掲載論文（計208編）

第1巻（2009年）
1) 木原　和徳：ミニマム創内視鏡下手術の現状と将来．1：3-11
2) 冨士　幸蔵，他：保険診療におけるミニマム創手術の問題点と今後の対応．1：13-7
3) 玉木　岳，他：ミニマム創内視鏡下手術の施設基準に対する旭川医科大学病院の取り組み．1：19-23
4) 石坂　和博，他：腹腔鏡下小切開手術の施設基準取得について．1：25-9
5) 古賀　文隆，他：ミニマム創内視鏡下手術認定施設の役割：本手術普及の観点から．1：31-3
6) 菅原　康志：創閉鎖のベストプラクティス―早期離床のための真皮縫合法．1：35-9
7) 篠原　尚，他：胃癌に対するガスレス低侵襲手術―トロッカー併用小開腹法による幽門側胃切除Roux-en-Y再建．1：41-6
8) 清水　一雄：甲状腺疾患に対するガスレス低侵襲手術―420例を超える経験から得られた工夫と改善．1：47-53
9) 長井　辰哉：腹腔鏡手術からミニマム創内視鏡下手術への移行：根治的腎摘除．1：55-60
10) 座光寺秀典，他：山梨大学泌尿器科若手医師を対象に行った根治的腎摘除術の術式に関するアンケート調査．1：61-3

第2巻（2010年）
1) 諸角　誠人，他：施設認定後の現状と今後の展望．2：3-6
2) 石坂　和博，他：腹腔鏡下小切開泌尿器腫瘍手術施設基準認定の効果．2：7-11
3) 冨士　幸蔵，他：施設認定の問題点と今後の課題―平成22年度診療報酬保険改定での変更点．2：13-7
4) 橋本　大定，他：NPO法人 小切開・鏡視外科学会の創立．2：19-22
5) 木原　和徳：ミニマム創内視鏡下手術の手術体系と教育体系．2：23-8
6) 増田　均，他：様々な副腎腫瘍に対するミニマム創内視鏡下副腎摘除．2：29-34
7) 長井　辰哉，他：根治的腎摘除術（傍腹直筋切開によるミニマム創内視鏡下腎摘除術）．2：35-40
8) 木原　和徳：ミニマム創内視鏡下超音波ガイド下無阻血腎部分切除術．1：41-45
9) 齋藤　一隆，他：ミニマム創内視鏡下腎尿管全摘除：ガスレス・2ポートアクセス腎尿管全摘除．2：47-51
10) 野原　隆弘，他：腎機能温存を目指したmodified anatrophic partial nephrectomyの治療成績．2：53-8
11) 井上　雅晴，他：小切開根治的腎摘除術における腎摘出用バッグの有用性の検討．2：59-63
12) 曽我倫久人，他：ミニマム創内視鏡下根治的腎摘除術（MIES-RN）における切開創延長例の検討．2：65-9
13) 岡田　洋平，他：ミニマム創内視鏡下根治的腎摘除：肥満例における検討．2：71-73

14) 石井　信行, 他：当科における内視鏡下小切開根治的腎摘出術. 2：75-8
15) 野村　照久, 他：腎腫瘍に対する腎部分切除術式の検討：ミニマム創手術と体腔鏡下手術の比較. 2：79-84
16) 宮野　佐哲, 他：腹腔鏡下小切開腎摘除術導入10例の経験. 2：85-8
17) 西松　寛明, 他：当院におけるミニマム創内視鏡下ドナー腎摘出術の検討. 2：89-94
18) 松村　　一：トラブルのない創閉鎖―真皮縫合の正しい理解とその手技. 2：95-8
19) 川渕　孝一：医療経済の現状と目指すべき方向について：泌尿器科を中心に. 2：99-101
20) 成島　雅博, 他：内視鏡ホルダー使用による2人で施行可能なミニマム創内視鏡下前立腺全摘出術. 2：103-9
21) 加藤　裕二, 他：短時間に2人で施行できるミニマム創内視鏡下泌尿器手術　市中病院に求められる低侵襲手術とは. 2：111-8
22) 川島　清隆：二人で行う小切開腹腔鏡補助下前立腺全摘術. 2：119-23
23) 石村　武志, 他：小切開前立腺全摘除術の習得効率に関する検討. 2：125-9
24) 駒井　好信, 他：術後CRPの経時的変化に基づくミニマム創内視鏡下前立腺全摘除の侵襲性と抗菌薬単回内服投与の解析. 2：131-4
25) 岩渕　郁哉, 他：ミニマム創内視鏡下前立腺全摘除術における直腸損傷の検討. 2：135-7
26) 鴨井　和実, 他：TRUSガイド下前立腺全摘除術における外科的切除断端陽性の予測因子の検討. 2：139-43
27) 荒木　英盛, 他：ミニマム創内視鏡下前立腺全摘術197例の5年PSA再発率の検討. 2：145-50
28) 川上　　理, 他：ミニマム創内視鏡下前立腺全摘除：臨床的臓器限局癌に対する腫瘍学的アウトカム. 2：151-4
29) 影山　幸雄：膀胱全摘術. 2：155-63
30) 古賀　文隆, 他：ミニマム創内視鏡下膀胱部分切除. 2：165-8
31) 古賀　文隆, 他：腹腔鏡下小切開手術認定施設および施設基準医の全国調査～2010. 2：181-2
32) 増田　　均, 他：ミニマム創内視鏡下前立腺全摘除術後の排尿機能の評価―16名の術者における検討. 2：183-9
33) 駒井　好信, 他：Martin Criteriaに基づくミニマム創内視鏡下前立腺全摘除における合併症の評価　16名の術者における検討. 2：191-5

第3巻（2011年）

1) 長井　辰哉, 他：ビデオ討論（前立腺全摘）. 3：2-8
2) 川島　清隆：ビデオ討論（前立腺全摘）小切開腹腔鏡補助下前立腺全摘術―完全摘出の為のポイント. 3：9-14
3) 加藤　裕二：ビデオ討論（前立腺全摘）. 3：15-22
4) 古家　琢也, 他：当科におけるミニマム創内視鏡下前立腺全摘除術. 3：23-6
5) 古家　琢也, 他：ミニマム創内視鏡下膀胱全摘除術の臨床的検討. 3：27-30
6) 成島　雅博, 他：当院でのミニマム創内視鏡下膀胱全摘出術. 3：31-8
7) 蜂矢　隆彦, 他：MIES施設基準認定取得後1年以内に実施されたMIES前立腺全摘の周術期成績. 3：39-45
8) 村蒔　基次, 他：腹腔鏡下小切開前立腺全摘除術および腹腔鏡下前立腺全摘除術施行症例におけるQOLの比較. 3：47-53
9) 野村　照久, 他：ELシート面発光ブレードの開発と腹腔鏡を必要としないミニマム創手術の試み. 3：55-61
10) 鴨井　和実, 他：術後の機能温存を目指した解剖学的知識に基づく小切開前立腺全摘除術. 3：63-7
11) 増田　克明, 他：九州厚生年金病院泌尿器科におけるMIES法に準じた根治的前立腺摘除術の初期経験の検討. 3：69-73
12) 福原　　浩, 他：ミニマム創内視鏡下前立腺全摘除術による術後鼠径ヘルニア発生率低下についての検討. 3：73-6
13) 藤井　靖久, 他：前立腺全摘術後の鼠径ヘルニア発症を防止する腹膜鞘状突起切断法：ミニマム創内視鏡下手術への導入. 3：77-80
14) 長井　辰哉：後腹膜外科の再構築と新たな可能性. 3：81-6
15) 五十嵐辰男, 他：ミニマム創手術における超音波画像の新たな役割について―およびWater-Filled Laparo-Endoscopic Surgery（WAFLES）の紹介. 3：87-9
16) 増田　　均, 他：ミニマム創内視鏡下腎尿管全摘除. 3：91-4

17）田中　篤史，他：前方腹膜外到達法による小切開鏡視下腎尿管摘除術．3：95-9
18）木原　和徳：ミニマム創内視鏡下手術の現状2010～2011．3：101-6
19）諸角　誠人，他：尿路結石に対する腹腔鏡下小切開手術の経験．3：107-9
20）野原　隆弘，他：副腎・腎のミニマム創手術における"腰部高位切開"の有用性．3：111-4
21）川野　圭三，他：土浦協同病院でのミニマム創内視鏡下副腎摘除術の成績．3：115-7
22）曽我　倫久人，他：ミニマム創内視鏡下根治的腎摘除術（MIES-RN）における満足度，QOL評価：特に術後創部痛と各種因子との関わりについて．3：119-23
23）岡田　洋平，：肥満例におけるミニマム創内視鏡下根治的腎摘除における臓器摘出のための最小皮膚切開創長の術前予測．3：125-8
24）宮野　佐哲，他：当院におけるミニマム創内視鏡下腎部分切除術の経験．3：129-31
25）近藤　恒徳：腎部分切除術のアプローチと手技の実際—開放手術と鏡視下手術．3：133-41
26）野村　照久，他：ミニマム創内視鏡下阻血下腎部分切除術．3：143-51
27）古賀　文隆，他：ミニマム創内視鏡下無阻血腎部分切除．3：153-6
28）荒木　英盛，他：当院におけるミニマム創内視鏡下腎部分切除術．3：157-61

第4巻（2012年）

1）加藤　晴朗：肉眼で見える前立腺全摘の解剖．4：3-10
2）武中　篤，他：ミニマム創前立腺全摘のための外科解剖．4：11-8
3）川島　清隆：小切開による拡大前立腺全摘術—En-bloc Radical Prostatectomy．4：19-24
4）長井　辰哉，他：ビデオ討論（前立腺全摘）．4：25-30
5）松岡　陽，：腹腔鏡下小切開手術施設基準医認定について．4：31-4
6）西川　晃平，他：当院におけるミニマム創内視鏡下前立腺全摘除術の臨床的検討．4：35-9
7）蜂矢　隆彦，他：リスク分類からみた腹腔鏡下小切開前立腺全摘除術の腫瘍学的アウトカム．4：41-6
8）鴨井　和実，他：術後の機能保持を目指した小切開前立腺全摘除術—第2報—片側筋膜温存術は可能か？ 4：47-50
9）荒木　英盛，他：精巣腫瘍に対するミニマム創内視鏡下経臍アプローチ後腹膜リンパ節郭清の経験．4：51-4
10）沼尾　昇，他：ミニマム創内視鏡下手術の教育システム．4：55-8
11）増田　均，：ミニマム創内視鏡下（ガスレス・シングルポート）副腎摘除：コイン創手術への展開．4：59-63
12）長井　辰哉，他：ビデオ討論（副腎摘除）前方腹膜外アプローチによる副腎摘除術．4：65-9
13）木原　和徳：ミニマム創内視鏡下手術におけるコイン創化と術者のロボット化：Gasless Single-port RoboSurgeon-type Surgeryの開発．4：71-7
14）木原　和徳：ミニマム創内視鏡下手術（ガスレス・シングルポート手術）の海外普及2011：中国への普及．4：79-82
15）竹田　雅，他：当施設における内視鏡補助下小切開ドナー腎採取術．4：83-7
16）曽我倫久人，他：ミニマム創内視鏡下手術によるドナー腎摘除の経験：single port手術とtwo port手術の比較も含めて．4：89-93
17）山田　泰司，：ミニマム創内視鏡下腎尿管全摘術．4：95-8
18）成島　雅博，他：名鉄病院におけるミニマム創内視鏡下腎部分切除術．4：99-103
19）瀬戸　親，他：ミニマム創内視鏡下腎部分切除術における「腰部高位切開」の有用性．4：105-9
20）近藤　恒徳：腎部分切除術の手技の実際とポイント—腹腔鏡下手術と開腹手術．4：111-7
21）古賀　文隆，他：Peripheral renal tumorに対するミニマム創内視鏡下腎部分切除：シングルポート（コイン創）/ガスレス/腹膜外/無阻血アプローチ．4：119-22
22）齋藤　一隆：Central/hilar renal tumorに対するミニマム創内視鏡下腎部分切除：シングルポート（コイン創）/ガスレス/腹膜外/無阻血・冷阻血アプローチ．4：123-6

第5巻（2013年）

1）川島　清隆：ミニマム創による拡大前立腺全摘＋拡大リンパ節郭清—解剖と手技2012年アップデート．5：3-9

2) 森實　修一, 他：ビデオ討論：ロボット支援根治的前立腺全摘除術. 5：11-20
3) 藤井　靖久, 他：3D-HMD・ガスレス・シングルポート・前立腺全摘除. 5：21-6
4) 長井　辰哉, 他：コイン創内視鏡下前立腺全摘術. 5：27-33
5) 上平　　修, 他：小牧市民病院における腹腔鏡下小切開前立腺全摘について. 5：35-40
6) 野原　隆弘, 他：当院におけるミニマム創内視鏡下ドナー腎採取術の検討. 5：41-4
7) 津島　知靖, 他：ミニマム創内視鏡補助下生体ドナー腎採取術―国立病院機構岡山医療センターでの経験. 5：45-9
8) 野村　照久, 他：ソフト凝固を使用したミニマム創無阻血無縫合腎部分切除術の経験. 5：51-5
9) 牧野　哲也, 他：ミニマム創内視鏡下膀胱全摘除術の検討. 5：57-61
10) 上川　禎則, 他：ミニマム創内視鏡下手術に対する看護師の評価と理解度. 5：63-8
11) 鴨井　和実, 他：術後の機能保持を目指した小切開前立腺全摘除術―第3報―筋膜温存術は術後勃起機能に貢献するか？ 5：69-72
12) 長井　辰哉, 他：臍創からの後腹膜へのアプローチ. 5：73-8
13) 寺沼　政幸, 他：人工腹水灌流下ミニマム創内視鏡下手術支援装置の開発. 5：79-82
14) 増田　　均, 他：3D-HMD・ガスレス・シングルポート副腎摘除：後腹膜アプローチ. 5：83-6
15) 齋藤　一隆, 他：3D-HMD・ガスレス・シングルポート腎尿管全摘除／根治的腎摘. 5：87-91
16) 古賀　文隆, 他：3D-HMD・ガスレス・シングルポート膀胱部分切除／膀胱全摘. 5：93-6
17) 竹下　英毅, 他：3D-HMD・ガスレス・シングルポート・無阻血腎部分切除―卒後9年の医師の経験. 5：97-101
18) 木島　敏樹, 他：ミニマム創内視鏡下手術における抗菌薬非投与：抗菌薬段階的減量試験およびMRSA検出率経時的調査. 5：103-6
19) 沼尾　　昇, 他：ミニマム創内視鏡下手術の教育システムの実践. 5：107-10
20) 石岡淳一郎, 他：ミニマム創内視鏡下手術に役立つ器具の紹介. 5：111-12
21) 木原　和徳：ミニマム創内視鏡下手術の最先端型：ガスレス・シングルポート・ロボサージャン手術. 5：113-8
22) 横山みなと, 他：ミニマム創内視鏡下（ガスレス・シングルポート）無阻血腎部分切除後の腎機能の検討：Tumor complexityは術後腎機能に影響を与えるか？ 5：119-23
23) 三浦　克紀, 他：当院におけるミニマム創内視鏡下腎部分切除術. 5：125-32
24) 米瀬　淳二, 他：ミニマム創腎部分切除の導入と初期経験. 5：133-6
25) 上平　　修, 他：小牧市民病院における腹腔鏡下小切開腎部分切除について. 5：137-42
26) 成島　雅博, 他：腎実質運針止血による無阻血ミニマム創内視鏡下腎部分切除術. 5：143-51
27) 平林　　淳, 他：ソフト凝固によるミニマム創無阻血腎部分切除術. 5：153-7
28) 藤井　靖久, 他：3D-HMD・ガスレス・シングルポート・無阻血腎部分切除. 5：159-64
29) 竹下　英毅, 他：3Dヘッドマウント・ディスプレイシステムの3D内視鏡外科手術における有用性の検討：術者, 助手, スコピスト別の評価. 5：165-71

第6巻（2014年）
1) 佐々木　裕, 他：ロボット時代の手術適応, 術式選択について. 6：3-7
2) 川島　清隆：解剖・出血を減らすコツ. 6：9-14
3) 長井　辰哉, 他：出血の少ない前立腺全摘術―背静脈群個別血管処理法による出血コントロール. 6：15-20
4) 松岡　　陽, 他：3D-HMDを用いたロボサージャン・ガスレス・シングルポート前立腺全摘除における出血を減らす工夫. 6：21-6
5) 近藤　幸尋, 他：腹腔鏡下前立腺全摘除術のコツ. 6：27-9
6) 服部　一紀, 他：ロボット手術からみた前立腺全摘術のコツ. 6：31-6
7) 藤元　博行：広汎前立腺全摘. 6：37-40
8) 米瀬　淳二：拡大前立腺全摘―膀胱頸部の処理. 6：41-5
9) 川村　研二, 他：ソフト凝固における出力設定の標準化. 6：47-50
10) 上川　禎則, 他：当院におけるミニマム創内視鏡下前立腺全摘除術の外科切除断端陽性部位の検討. 6：51-6

11）寺本　咲子，他：ミニマム創内視鏡下前立腺全摘除術後尿失禁の予測因子に関する検討．6：57-60
12）砂倉　瑞明，他：導入初期の腹腔鏡下小切開腎部分切除の trifecta による評価．6：61-4
13）長井　辰哉，他：臍創から行う腎部分切除術．6：65-70
14）野村　照久，他：バイポーラプレミアムフォーセプスおよびIO電極を使用したソフト凝固によるミニマム創超短時間阻血併用無縫合腎部分切除．6：79-83
15）古賀　文隆，他：3D-ヘッドマウントディスプレイシステムの導入による完全鏡視下・ガスレス・シングルポート手術．6：79-83
16）川島　清隆，他：会長講演：超解剖学的アプローチによる次世代前立腺全摘術―より美しく・より細密に　手術は今，Next stage へ．6：85-90
17）小嶋　一幸：胃癌の腹腔鏡下手術：ヘッドマウントディスプレイの臨床応用．6：91-5
18）木原　和徳：ガスレス・シングルポート・ロボサージャン手術システムと多領域への応用．6：97-102
19）藤井　靖久：腎部分切除：overview．6：103-10
20）近藤　恒徳：ロボット支援腹腔鏡下腎部分切除術の有用性．6：111-6
21）太田　智則，他：ソフト凝固を用いた無阻血無縫合腎部分切除―より理想的な手術に向けて．6：117-21
22）齋藤　一隆，他：3Dヘッドマウントディスプレイ使用ガスレス・シングルポートアクセス／腎無阻血・無縫合／腎部分切除．6：123-7

第 7 巻（2015 年）

1）影山　幸雄：ロボット支援手術の導入からミニマム創（小切開）手術を再考する．7：3-7
2）長井　辰哉，他：ミニマム創内視鏡下前立腺全摘術手術―ロボット支援手術との比較からみえてくるもの．7：9-15
3）川島　清隆，他：高リスク前立腺癌に対する拡大前立腺全摘術―新しい尖部処理，血管茎処理および止血について．7：17-23
4）古賀　文隆，他：3D-HMD システムを用いた完全鏡視下・コイン創・前立腺全摘除―高い根治性と尿禁制の両立を目指す新しい解剖学的尖部処理法．7：25-8
5）沼尾　昇，他：ガスレス・シングルポート・ロボサージャン（先端型ミニマム創内視鏡下）前立腺全摘．7：35-7
6）石岡淳一郎，他：ヘッドマウントディスプレイシステムの ミニマム創内視鏡下手術以外の，手術，検査への応用．7：35-7
7）吉田宗一郎，他：Head-mounted display のさまざまな臨床応用．7：39-44
8）福島　啓司，他：卒後 6 年目医師による 3D-HMD システムを用いた完全鏡視下・コイン創手術．7：45-8
9）中山　貴之，他：ガスレス・シングルポート・ロボサージャン手術の術者教育．7：49-53
10）佐々木麻美，他：透過型ヘッドマウントディスプレイを使用した器械出し看護師の補助システム．7：55-60
11）仁田有次郎，他：創を小さくするための工夫―手術機器の比較．7：61-4
12）古賀　文隆，他：臍単一創から行う 3D-HMD システムを用いた後腹膜鏡下手術―腎尿管全摘除および超拡大骨盤リンパ節郭清．7：65-70
13）曽我倫久人，他：ICG 近赤外線蛍光補助下のミニマム創内視鏡下腎部分切除術における，腫瘍組織と正常組織の蛍光定量化比較．7：71-6
14）津島　知靖，他：ミニマム創阻血下腎部分切除術．7：77-80
15）近藤　恒徳：ロボット支援腹腔鏡下腎部分切除―100 例の経験より．7：81-7
16）吉田　哲也，他：無阻血腹腔鏡下腎部分切除術の経験．7：89-92
17）長井　辰哉，他：臍創スライド法で行う腎部分切除術―導入のために必要なこと．7：93-8
18）齋藤　一隆，他：3D ヘッドマウントディスプレイ使用ガスレス・シングルポートアクセス／腎無阻血・無縫合／腎部分切除．7：99-103
19）川嶋　健嗣：da Vinci 手術に挑む日本のロボット手術．7：105-10
20）津島　知靖：会長講演：ミニマム創内視鏡下手術―われわれの取り組み．7：111-5

21) 木原　和徳：ガスレス・シングルポート・ロボサージャン手術の現状と多領域への応用．7：117-23
22) 三木　淳，他：慈恵医大における腹腔鏡下膀胱全摘術の検討．7：125-9
23) 武藤　智，他：ロボット補助下膀胱全摘除術─回腸導管造設術．7：131-6
24) 古賀　文隆，他：3D-HMDシステムを用いたミニマム創内視鏡下・膀胱全摘除．7：137-9
25) 川島　清隆，他：膀胱全摘術（開腹手術）─側方アプローチ．7：141-5
26) 藤井　靖久，他：ガスレス・シングルポート・ロボサージャン（先端型ミニマム創内視鏡下）膀胱部分切除：膀胱内外アプローチによるハイブリッド・テクニック．7：147-52

第8巻（2016年）

1) 石岡淳一郎，他：3D-HMD・ガスレス・シングルポート・副腎摘除．8：3-7
2) 沼尾　昇，他：ガスレス・シングルポート・ロボサージャン腎尿管全摘除．8：9-14
3) 川島　清隆，他：微小解剖の理解による超解剖学的手術の試み─さらなる根治性向上，低侵襲性を目指して．8：15-9
4) 武中　篤，他：cT3症例に対するロボット支援前立腺全摘除術．8：21-4
5) 影山　幸雄，他：小切開前立腺全摘術とロボット支援前立腺全摘術の接点および将来展望．8：23-29
6) 松岡　陽，他：内視鏡操作ロボットを用いたガスレス・シングルポート・ロボサージャン前立腺全摘．8：31-6
7) 福田　将義，他：消化器内視鏡検査における3Dヘッドマウントディスプレイの使用経験．8：37-40
8) 吉井　俊貴，他：脊椎内視鏡手術における3D converter，ヘッドマウントモニターの使用経験．8：41-5
9) 田中　洋次，他：脳神経外科領域におけるヘッドマウントディスプレイを用いた内視鏡下手術．8：47-50
10) 成島　雅博，他：ミニマム創内視鏡下無阻血腎部分切除術：腎実質運針法．8：51-3
11) 上平　修，他：実質クランプ法による腎部分切除の経験．8：55-60
12) 野村　照久，他：直視操作を主体とするクラシカルな腹腔鏡下小切開手術における工夫．8：61-71
13) 古賀　文隆，他：がん・感染症センター都立駒込病院におけるコイン創・腎部分切除：Trifecta達成率による評価．8：73-5
14) 古賀　文隆，他：3D-HMDシステムを用いたコイン創・前立腺全摘除における新しい解剖学的尖部処理法：腫瘍学的および機能的アウトカム．8：77-81
15) 志賀　淑之：3Dプリンター製実物大臓器モデルを利用したロボット支援腎部分切除術．8：83-6
16) 近藤　恒徳：腎部分切除ロボット支援腹腔鏡下腎部分切除をより優れた術式にするために─約200例の経験より．8：87-93
17) 田中　一，他：ガスレス・シングルポート・ロボサージャン腎部分切除（辺縁型腎腫瘍）─執刀経験の少ない医師からみた利点と留意点．8：95-8
18) 齋藤　一隆，他：3Dヘッドマウントディスプレイ使用ガスレス・シングルポートアクセス/腎無阻血・無縫合/腎部分切除：内視鏡操作ロボットの導入．8：99-103
19) 吉田宗一郎：2D内視鏡システムで3Dの手術を．8：105-110
20) 川嶋　健嗣：手術支援ロボットの開発動向と課題．8：111-118
21) 長井　辰哉，他：ミニマム創内視鏡下手術1,000例の経験と未来への取り組み．8：119-24
22) 木原　和徳：ガスレス・シングルポート・ロボサージャン手術の開発と展開．8：125-30
23) 古家　琢也，他：膀胱全摘除・膀胱部分切除・尿路再建─ロボット手術膀胱全摘除．8：131-4
24) 古賀　文隆，他：3D-HMDシステムを用いたミニマム創内視鏡下膀胱全摘除：手術手技（男性症例）と治療成績．8：135-8
25) 藤井　靖久，他：膀胱内外アプローチによるハイブリッド・テクニックを用いたガスレス・シングルポート・ロボサージャン（先端型ミニマム創内視鏡下）膀胱部分切除：3D multi-image integrated systemの導入．8：139-44

第9巻（2017年）

1) 川喜田睦司：腹腔鏡下およびロボット支援無阻血腎部分切除術．9：3-7

2）近藤　恒徳：標準的術式としてのロボット支援腹腔鏡下腎部分切除．9：9-14
3）齋藤　一隆，他：3Dヘッドマウントディスプレイ使用ガスレス・シングルポートアクセス／腎無阻血・無縫合／腎部分切除．9：15-8
4）深沢　賢，他：千葉県がんセンターにおけるロボット支援根治的前立腺摘除術（RARP）の取り組み―後方アプローチ，および腹膜外アプローチを中心として．9：19-24
5）川島　清隆，他：前立腺全摘術におけるさらなる根治性向上，尿禁制向上の取り組み―微細構造の理解による操作の精度向上と新しい尖部処理．9：25-31
6）古賀　文隆，他：3D-HMDシステムを用いたコイン創・後腹膜鏡下・前立腺全摘除の手術手技―高い根治性と良好な早期尿禁制回復を同時に達成しうる新しい解剖学的尖部処理法を中心に．9：33-7
7）松岡　陽，他：ガスレス・シングルポート・ロボサージャン前立腺全摘除の定型化．9：39-44
8）藤井　靖久，他：膀胱内外アプローチによるハイブリッド・テクニック（Retroperitoneoscopy and Endoscopy Cooperative Surgery：RECS）を用いたガスレス・シングルポート・ロボサージャン（先端型ミニマム創内視鏡下）膀胱部分切除．9：45-50
9）古家　琢也，他：ロボット支援膀胱全摘除術および体腔内回腸新膀胱造設術．9：51-53
10）齋藤　一隆，他：腹膜外操作先行ハンモックテクニックを用いたガスレス・シングルポートアクセス男性膀胱全摘除．9：55-8
11）影山　幸雄，他：ミニマム創手術とダビンチ手術の比較―前立腺全摘．9：59-62
12）長井　辰哉，他：ミニマム創内視鏡下手術と腹腔鏡下ロボット支援手術の比較．9：63-8
13）藤井　靖久：ガスレス・シングルポート・ロボサージャン手術：私の工夫と挑戦．9：69-75
14）木原　和徳：ガスレス・シングルポート・ロボサージャン手術の現状と将来―人工知能自動手術の夢．9：77-83
15）横山みなと，他：コイン創から行うガスレス・シングルポート・ロボサージャン副腎摘除．9：85-9
16）曽我倫久人，他：ミニマム創内視鏡補助下腎部分切除術時における，腫瘍部位認識補助としての近赤外蛍光法の有効性．9：91-5
17）吉田宗一郎，他：術者の視覚運動協応の向上を目的とした内視鏡映像回転調節機能．9：97-100
18）石岡淳一郎，他：3D-HMD・ガスレス・シングルポート腎尿管全摘除．9：101-3
19）増田　均，他：がん研究会有明病院における低侵襲手術の動向．9：105-9

（計　208論文）

4. 本手術に関する主な英文論文

1) Kageyama Y, Kihara K, Ishizaka K, et al：Endoscopicope-assisted minilaparotomy（endoscopic minilaparotomy）for retroperitoneal Schwannoma：Experience with three cases. Jpn J Clin Oncol 32：177-80, 2002
2) Kageyama Y, Kihra K, Yokoyama M, et al：Endoscopic minilaparotomy partial nephrectomy for solitary renal cell carcinoma smaller than 4 cm. Jpn J Clin Oncol 32：417-21, 2002
3) Kihara K, Kageyama Y, Yano M, et al：Portless endoscopic radical nephrectomy via a single minimum incision in 80 patients. Int J Urol 11：714-20, 2004
4) Kageyama Y, Kihara K, Kobayashi T, et al：Portless endoscopic adrenalectomy via a single minimal incision using a retroperitoneal approach：experience with initial 30 cases. Int J Urol 11：693-9, 2004
5) Koga F, Kihara K, Masuda H, et al：Minimum incision endoscopic nephrectomy for giant hydronephrosis. Int J Urol 14：774-6, 2007
6) Sakura M, Kawakami S, Masuda H, et al：Sequential bilateral minimum incision endoscopic radical nephrectomy in dialysis patients with bilateral renal cell carcinomas. Int J Urol 14：1109-12, 2007
7) Yoshida S, Masuda H, Yokoyama M, et al：Absence of prophylactic antibiotics in minimum incision endoscopic urological surgery（MEUS）of adrenal and renal tumors. Int J Urol 14：384-7, 2007

8) Iimura Y, Kihara K, Saito K, et al：Oncological outcome of minimum incision endoscopic radical nephrectomy for pathologically organ confined renal cell carcinoma. Int J Urol 15：441-7, 2008

9) Sakura M, Kawakami S, Yoshida S, et al：Prospective comparative study of single dose versus 3-day administration of antimicrobial prophylaxis in minimum incision endoscopic radical prostatectomy. Int J Urol 15：328-31, 2008

10) Kihara K, Kawakami S, Fujii Y, et al：Gasless single-port access endoscopic surgery in urology：minimum incision endoscopic surgery, MIES. Int J Urol 16：791-800, 2009

11) Kawakami S, Kihara K, Japanese Association for Minimum Incision Endoscopic Surgery et al：Surgical practices for urological tumors：a nation-wide survey in Japan in 2005. Int J Urol 16：257-62；discussion 262, 2009

12) Kamai T, Furuya N, Kambara T, et al：Single minimum incision endoscopic radical nephrectomy for renal tumors with preoperative virtual navigation using 3D-CT volume-rendering. BMC Urol 10：7, 2010

13) Hamada S, Azuma H, Inamoto T, et al：Clinical evaluation of minimum-incision endoscopic radical prostatectomy in initial 50 patients. Asian J Surg 33：181-7, 2010

14) Fujii Y, Yamamoto S, Yonese J, et al：A novel technique to prevent postradical retropubic prostatectomy inguinal hernia：the processus vaginalis transection method. Urology 75：713-7, 2010

15) Kihara K, Kobayashi S, Kawakami Y, et al：Minimum incision endoscopic surgery (MIES) in Japanese Urology：results of adrenalectomy, radical nephrectomy and radical prostatectomy. Aktuelle Urologie 41：S15-9, 2010

16) Koie T, Yamamoto H, Hatakeyama S, et al：Minimum incision endoscopic radical prostatectomy：clinical and oncological outcomes at a single institute. Eur J Surg Oncol 37：805-10, 2011

17) Iwai A, Koga F, Fujii Y, et al：Perioperative complications of radical cystectomy after induction chemoradiotherapy in bladder-sparing protocol against muscle-invasive bladder cancer：a single institutional retrospective comparative study with primary radical cystectomy. Jpn J Clin Oncol 41：1373-9, 2011

18) Fukuhara H, Nishimatsu H, Suzuki M, et al：Lower incidence of inguinal hernia after radical prostatectomy using open gasless endoscopic single-site surgery. Prostate Cancer Prostatic Dis 14：162-5, 2011

19) Koie T, Ohyama C, Yamamoto H, et al：Minimum incision endoscopic radical cystectomy in patients with malignant tumors of the urinary bladder：clinical and oncological outcomes at a single institution. Eur J Surg Oncol 38：1101-5, 2012

20) Kihara K：Application of gasless laparoendoscopic single port surgery, GasLESS, to partial nephrectomy for renal cell carcinoma：GasLESS-clampless partial nephrectomy as a multiply satisfactory method. Int J Urol 19：3-4, 2012

21) Kihara K, Fujii Y, Masuda H, et al：New three-dimensional head-mounted display system, TMDU-S-3D system, for minimally invasive surgery application：procedures for gasless single-port radical nephrectomy. Int J Urol 19：886-9, 2012

22) Kijima T, Masuda H, Yoshida S, et al：Antimicrobial prophylaxis is not necessary in clean category minimally invasive surgery for renal and adrenal tumors：a prospective study of 373 consecutive patients. Urology 80：570-5, 2012

23) Koga F, Kihara K, Yoshida S, et al：Selective bladder-sparing protocol consisting of induction low-dose chemoradiotherapy plus partial cystectomy with pelvic lymph node dissection against muscle-invasive bladder cancer：Oncological outcomes of the initial 46 cases. BJU Int 109：860-6, 2012

24) Sugihara T, Yasunaga H, Horiguchi H, et al：Wide range and variation in minimally invasive surgery for renal malignancy in Japan：a population-based analysis. Int J Clin Oncol 18：1070-7, 2013

25) Tatokoro M, Kihara K, Masuda H, et al：Successful reduction of hospital-acquired methicillin-resistant Staphylococcus aureus in a urology ward：a 10-year study. BMC Urol 13：35, 2013

26) Nojiri Y, Okamura K, Tanaka Y, et al：Influence of hospital surgical volume of radical prostatectomy on quality of perioperative care. Int J Clin Oncol 18：898-904, 2013

27) Sugihara T, Yasunaga H, Horiguchi H, et al：Regional, institutional and individual factors affecting selection of minimally invasive nephroureterectomy in Japan：a national database analysis. Int J Urol 20：695-700, 2013

28) Fujii Y, Yamamoto S, Yonese J, et al：The processus vaginalis transection method to prevent postradical prostatectomy inguinal hernia：long-term results. Urology 83：247-52, 2014

29) Matsuoka Y, Kihara K, Kawashima K, et al：Integrated image navigation system using head-mounted display in "RoboSurgeon" endoscopic radical prostatectomy. Videosurg Other Miniinvasive Tech 9：613-8, 2014

30) Fujii Y, Kihara K, Yoshida S, et al：A three-dimensional head-mounted display system（RoboSurgeon system）for gasless laparoendoscopic single-port partial cystectomy. Videosurg and Other Miniinvasive Tech 9：638-43, 2014

31) Ishioka J, Kihara K, Higuchi S, et al：New head-mounted display system applied to endoscopic management of upper urinary tract carcinomas. Int Braz J Urol 40：842-5, 2014

32) Yoshida S, Kihara K, Takeshita H, et al：A head-mounted display-based personal integrated-image monitoring system for transurethral resection of the prostate. Videosurg Other Miniinvasive Tech 9：644-9, 2014

33) Takeshita H, Kihara K, Yoshida S, et al：Clinical application of a modern high-definition head-mounted display in sonography. J Ultrasound Med 33：1499-504, 2014

34) Yoshida S, Kihara K, Takeshita H, et al：Instructive head-mounted display system：pointing device using a vision-based finger tracking technique applied to surgical education. Videosurg Other Miniinvasive Tech 9：449-52, 2014

35) Inoue M, Kihara K, Yoshida S, et al：A novel approach to patient self-monitoring of ultrasound examination using head-mounted display. J Ultrasound Med 34：29-35, 2015

36) Ito M, Kihara K, Yoshida S, et al：Patient's self-monitoring of transurethral surgical images using a head-mounted display. Urol Case Rep 3：27-9, 2015

37) Yoshida S, Fukui N, Saito K, et al：Novel image monitoring system using a head-mounted display for assistants in da Vinci surgery. Int. J Urol 22：520-1, 2015

38) Yoshida S, Kihara K, Takeshita H, et al：Head-mounted display for a personal integrated image monitoring system：ureteral stent placement. Urol Int 94：117-20, 2015

39) Kihara K, Koga F, Fujii Y, et al：Gasless laparoendoscopic singleport clampless sutureless partial nephrectomy for peripheral renal tumors：perioperative outcomes. Int J Urol 22：349-55, 2015

40) Yoshida S, Kihara K, Fukuyo T, et al：Novel three-dimensional image system for transurethral surgery. Int J Urol 22：714-5, 2015

41) Yoshida S, Sasaki A, Sato C, et al：A Novel Approach to Surgical Instructions for Scrub Nurses by Using See-Through-Type Head-Mounted Display. Comput Inform Nurs. 33：335-8, 2015

42) Ito M, Kihara K, Yoshida S, et al：Patient's Self-monitoring of Transurethral Surgical Images Using a Head-mounted Display. Urol Case Rep 3：27-9, 2015

43) Nakayama T, Numao N, Yoshida S, et al：A novel interactive educational system in the operating room--the IE system. BMC Med Educ 16：44, 2016

44) Yoshida S, Fukuyo T, Saito K, et al：Real-time three-dimensional image angle rectification to improve hand-eye coordination in single port laparoendoscopic surgery. Int J Urol 24：639-40, 2017

45) Yoshida S, Ito M, Tatokoro M, et al：Multitask Imaging Monitor for Surgical Navigation：Combination of Touchless Interface and Head-Mounted Display. Urol Int 98：486-8, 2017

X

本手術の沿革

X 本手術の沿革

2003年1月15日　　　　第1回ミニマム創内視鏡下泌尿器手術セミナー
　　　　　　　　　　　（於　東京医科歯科大学歯学部特別講堂、東京都）

2003年11月29日　　　 第1回ミニマム創内視鏡下泌尿器手術研究会
　　　　　　　　　　　（於　一橋記念講堂、東京都）

2004年12月4日　　　　第2回ミニマム創内視鏡下泌尿器手術研究会
　　　　　　　　　　　（於　灘尾ホール、東京都）
　　　　　　　　　　　テーマ：2大手術に焦点を当てて

2005年12月10日　　　 第3回ミニマム創内視鏡下泌尿器手術研究会
　　　　　　　　　　　（於　灘尾ホール、東京都）

2006年12月16日　　　 第4回ミニマム創内視鏡下泌尿器手術研究会
　　　　　　　　　　　（於　東京商工会議所国際会議場、東京都）
　　　　　　　　　　　テーマ：先進医療認定。貴院への導入に向けて

2006年7月　　　　　　**先進医療認定**。「ミニマム創内視鏡下手術」が「内視鏡下小切開手術」
　　　　　　　　　　　という名称で先進医療に認定。

2007年12月15日　　　 第5回ミニマム創内視鏡下泌尿器手術研究会
　　　　　　　　　　　（於　東京商工会議所国際会議場、東京都）
　　　　　　　　　　　テーマ：先進医療としてのミニマム創手術の普及

2008年4月　　　　　　**保険収載**。「ミニマム創内視鏡下手術」が「内視鏡下小切開手術」をへ
　　　　　　　　　　　て、「腹腔鏡下小切開手術」という名称で保険収載。

2008年11月　　　　　 **学会創立**。日本ミニマム創泌尿器内視鏡外科学会創立。

2008年12月20日　　　 第1回日本ミニマム創泌尿器内視鏡外科学会学術集会
　　　　　　　　　　　（於　東京商工会議所国際会議場、東京都）
　　　　　　　　　　　テーマ：ガスレス・シングルポート手術の確立に向けて〜
　　　　　　　　　　　　　　　保険医療としてのミニマム創内視鏡下手術

2009年12月19日〜20日　第2回日本ミニマム創泌尿器内視鏡外科学会学術集会
　　　　　　　　　　　（於　ベルサール神田、東京都）
　　　　　　　　　　　テーマ：ガスレス・シングルポートアクセス手術の確立に向けて
　　　　　　　　　　　　　　　〜ミニマム創内視鏡下手術の実践・普及 2009 Update

2010年12月4日～5日	第3回日本ミニマム創泌尿器内視鏡外科学会学術集会 (於　ベルサール九段、東京都) テーマ：ガスレスシングルポート手術の洗練・普及に向けて 　　　　～低侵襲医療をあまねくすべての患者のもとに
2011年12月17日～18日	第4回日本ミニマム創泌尿器内視鏡外科学会学術集会 (於　ベルサール九段、東京都) テーマ：ガスレスシングルポート手術の洗練・普及 　　　　～コイン創手術への展開～
2012年12月15日～16日	第5回日本ミニマム創泌尿器内視鏡外科学会学術集会 (於　東京医科歯科大学　鈴木章夫記念講堂、東京都) テーマ：ミニマム創内視鏡下（ガスレス・シングルポート）手術の最新の到達点～コイン創手術とロボサージャン
2013年12月21日～22日	第6回日本ミニマム創泌尿器内視鏡外科学会学術集会 (於　東京医科歯科大学　鈴木章夫記念講堂、東京都) テーマ：人と地球の未来のために～次世代手術を日本から
2014年12月20日～21日	第7回日本ミニマム創泌尿器内視鏡外科学会学術集会 (於　東京医科歯科大学　鈴木章夫記念講堂、東京都) テーマ：これからの低侵襲手術 　　　　～ロボット時代のミニマム創内視鏡下手術の方向性～
2015年12月19日～20日	第8回日本ミニマム創泌尿器内視鏡外科学会学術集会 (於　東京医科歯科大学　鈴木章夫記念講堂、東京都) テーマ：新低侵襲手術を世界へ～経済性、汎用性に優れたロボット化：ロボサージャンシステム～
2016年12月18日	第9回日本ミニマム創泌尿器内視鏡外科学会学術集会 (於　東京医科歯科大学　鈴木章夫記念講堂、東京都) テーマ：ガスレス・シングルポート手術の標準化 　　　　-最先端ガスレス手術と最先端ガス手術の両立に向けて～
2017年12月17日	第10回日本ミニマム創泌尿器内視鏡外科学会学術集会 (於　ホテル東京ガーデンパレス、東京都) テーマ：ロボット時代におけるガスレス・シングルポート・ロボサージャン手術

（付記：本手術の沿革は「ミニマム創手術の来た道、行く道」医学図書出版、2017に記載されている）

索 引

和文索引

あ
アルケリス　4, 177

い
インジゴカルミン　63, 70
インテグラン　28, 68, 70, 71

う
ウーンドリトラクター　16, 18, 43, 49, 58, 139, 150
ウエアラブル・ロボットシステム　4

お
オムニトラクト　18, 39, 148, 150

か
外側円錐筋膜　15, 16, 49, 57, 75, 76, 87, 88
解剖学的拡大前立腺全摘除　111
開放手術　2, 8, 42, 94, 133, 197
拡大リンパ節郭清　118
拡張現実（AR）　176, 180, 181
ガスレス　2, 21, 24, 26, 29, 32, 36, 38
ガスレス・シングルポート手術　2, 20, 172, 176, 177
ガスレス・シングルポート骨盤リンパ節郭清　157
ガスレス・シングルポート腎尿管全摘除　84
ガスレス・シングルポート前立腺全摘除　96, 133, 134
ガスレス・シングルポート副腎摘除　47
ガスレス・シングルポート膀胱全摘除　147
ガスレス・シングルポート膀胱部分切除　139
ガスレス・シングルポート無阻血腎部分切除　67
ガスレス・シングルポート無阻血・無縫合腎部分切除　56
仮性動脈瘤　56, 69, 70, 196
仮想現実（VR）　176, 180, 181, 184
下腹部ポート　11, 16, 30, 37, 92
画面回転機能　49, 56, 175

き
気腹　2, 3, 14, 42, 52, 101, 102, 104, 180, 183, 190, 192, 194, 196, 197, 198
共通手順　10, 11, 14, 16, 20, 21, 24, 26, 29, 32, 36, 38, 139, 150

く
クッシング症候群　47

け
経臍アプローチ　71
血管茎　114, 122, 166, 167, 168
血管網　114
原発性アルドステロン症　47

こ
コイン創　11, 21, 23, 24, 26, 28, 29, 32, 36, 38, 47, 53, 94, 96
後腹膜アプローチ　9, 193, 195, 196
肛門挙筋　32, 33, 96, 111, 120, 125, 130, 150
高リスク前立腺癌　111
骨盤筋膜腱弓　96, 97, 98
個別手順　10, 11, 20, 21, 24, 26, 29, 32, 36, 38, 59
根治的腎摘除　10, 11, 16, 20, 24, 30, 41, 42, 46, 47, 56, 58, 195

さ
臍スライディングウィンドウ　85, 86, 90, 91, 167
臍スライド法　30
臍創アプローチ　72
臍創スライド法　72, 81
細胞外マトリックス　112, 113
左腎部分切除　57

し
集学的膀胱温存　139
準自動手術　2, 172, 180, 181
準清潔手術　41, 42, 43
小径腎腫瘍　56, 67
シングルポート　6, 7, 8, 10, 11, 16, 18, 21, 24, 26, 29, 32, 36, 38, 39, 40, 49, 50, 51, 54, 57, 58, 68, 69, 84, 86, 87, 91, 96, 134, 139, 140, 141, 142, 145, 146, 147, 148, 150, 154, 155, 157, 158, 160, 166, 169
人工知能　172
浸潤性膀胱癌　37, 139, 139, 157, 158, 163, 166, 175
腎静脈　24, 25, 78, 87, 88, 89
腎洞脂肪　65, 70
腎洞脂肪組織　28, 63, 65
腎洞組織　59
腎動脈　24, 25, 59, 75, 78, 87, 89
腎尿管全摘除　10, 11, 29, 30, 41, 42, 71, 72, 73, 75, 76, 77, 78, 80, 81, 82, 83, 84, 88, 90
腎の可動性　26, 60
腎の授動　58, 68, 68
腎部分切除　3, 10, 11, 20, 26, 27, 28, 41, 42, 43, 55, 56, 67, 68, 70, 71, 72, 73, 75, 77, 78, 80, 81, 175, 177, 180, 184, 185, 186, 195, 196, 198
腎門型腫瘍　28, 56, 58, 59, 63, 65

す
水中手術　180, 181

せ
性機能温存　193
清潔手術　41, 42, 43

性腺静脈　24, 88, 89, 90, 91
精嚢　32, 38, 108, 110, 114, 115, 121, 122, 123, 124, 130, 131, 147, 148, 151, 152, 153, 168
前鞘　17, 91
前立腺全摘除　9, 10, 11, 19, 20, 32, 33, 41, 42, 94, 96, 101, 102, 108, 111, 133, 134, 150, 158, 160, 166, 167, 180, 185, 190, 191, 192, 196, 197
前立腺尖部　88, 90, 97, 101, 102, 104, 107, 108, 113, 116, 120, 121, 125, 126, 127, 128, 129, 130, 147, 148, 150, 196

そ

創痛　78, 193, 197
鼠径靱帯　17
鼠径ヘルニア　3, 32, 33, 94, 117, 133, 139, 150, 193, 197, 198
ソフト凝固　4, 27, 60, 63, 65, 67, 70, 119, 122, 123, 124, 125, 126, 130, 176, 184, 196
ソフト凝固パドル電極　68

た

第12肋骨先端部　15, 57, 68, 69
大腰筋　60, 67, 91, 119, 156, 169
タコシール　63, 66, 76, 196
脱リスク　2, 180, 198
断端陽性　96, 97, 101, 128, 130, 185, 193

ち

恥骨前立腺靱帯　33, 96, 97, 98, 99, 100, 103, 104, 120, 126
超音波凝固切開装置　60, 61, 62
超解剖　94, 95, 111
超拡大骨盤リンパ節郭清　166, 167, 169, 170
腸通過障害　3, 147

な

内視鏡操作ロボットEMARO®　140, 176

に

尿管下腹神経筋膜　159, 166, 167, 168, 169
尿禁制　96, 97, 101, 121, 125, 126, 128, 130, 193
尿路　71
尿漏　70

は

背静脈群　32, 33, 38, 96, 101, 102, 147, 148, 150, 151, 196
背静脈群の個別処理　101
ハンモック・テクニック　39, 148, 154

ひ

費用対効果　2, 198

ふ

風圧　101, 102, 104, 108
腹腔鏡手術　41, 47, 78, 101, 133, 147, 180, 190, 194, 195, 196, 197
腹腔内臓器損傷　147
腹腔内非操作　38
副腎静脈　21, 22, 47, 53, 54

副腎摘除　3, 10, 11, 21, 22, 41, 42, 43, 46, 47, 56
腹膜温存　3, 21, 24, 26, 29, 32, 36
腹膜鞘状突起切断法　133, 134, 138
ノンタクパッド　15
フレキシブルキャッチャ　91, 92

へ

閉鎖神経　118, 119, 161, 163, 164, 165, 168, 169, 194, 196
ヘッドマウントイメージプロセッサユニット　96, 173, 174, 175
ヘッドマウントディスプレイ　4, 36, 37, 47, 56, 67, 68, 82, 83, 84, 96, 138, 139, 141, 142, 147, 150, 157, 173, 174, 175, 176, 177, 180

ほ

膀胱温存　37, 166, 167, 175
膀胱下腹筋膜　161, 162, 164
膀胱カフ切除　29, 84, 90, 91, 92
膀胱憩室　139, 143, 144, 145
膀胱全摘除　10, 11, 38, 39, 40, 134, 146, 147, 157, 158, 159, 160, 166, 167, 182
膀胱部分切除　10, 11, 30, 36, 37, 83, 134, 138, 139, 140, 157, 158, 160, 166, 175
ホログラム技術　185, 187

ま

マッシュルームテクニック　26, 64

み

ミニマム創内視鏡下手術　41, 42, 43, 47, 71, 78, 81, 180, 182, 183, 190, 191, 192, 194, 197, 198

む

無阻血・無縫合　26, 55, 56, 198

よ

腰部ポート　11, 14, 29, 30
予防的抗菌薬　3, 41, 42, 43

り

立体的網目状構造　112, 113
リンパ節郭清　11, 18, 32, 36, 76, 88, 90, 100, 113, 117, 134, 139, 140, 141, 143, 150, 151, 156, 157, 158, 159, 164, 165, 166, 167, 168, 169, 194, 196, 198

ろ

ロボサージャン　2, 133, 134, 140, 172, 177
ロボサージャン・システム　2, 4, 20, 40, 47, 139, 147, 172, 173, 174, 176, 190
ロボットアーム　190, 191
ロボット支援手術　94, 101, 104, 147, 190, 192, 193, 194, 196, 197, 198
ロボット支援腹腔鏡下前立腺全摘除　100

欧文索引

数字
1円玉創　47, 51, 52, 53

A
Anatomical En-bloc Radical Prostatectomy　111
Augmented Reality（AR）　184

B
Briganti nomogram　157

D
da Vinci手術　2, 95, 133, 177, 197
DVC無縫合切断　96, 97, 99

F
Fascia　103, 104, 111, 112, 113, 114, 117, 118, 119, 120, 121, 122, 123, 124, 125
fascial plane dissection　113, 117
Flexible Catcher　77, 79

G
Gerota筋膜前葉　11, 16, 21, 24, 26, 29, 87, 88
Gerota筋膜後葉　11, 15, 21, 24, 26, 29, 49, 57
Gil-Vernet様アプローチ　59

M
Marcille窩　158, 161, 163, 164, 165, 167, 169, 170
Mixed Reality（MR）　184, 185, 187
Mushroom technique　60

P
picture-in-picture機能　175
PLES鈎　16, 18, 47, 68, 74, 75, 76, 84, 87, 88, 90, 96, 157, 159

R
Retroperitoneoscopy and Endoscopy Cooperative Surgery：RECS　139
RoboSurgeon　172

S
SurgeBlow®　102, 103, 104, 106

T
Trifecta　67, 185

V
Virtual reality（VR）　184

W
wearable robotic system　172

あとがき

　どのような手術開発も基本的な考え方は，"患者さんのために利点を取り入れて欠点を除くこと"であると思います．簡単に言えば，この本は"自分が患者であれば除きたいと思うリスク"を除くこと，一言で言えば「脱リスク」に大きな比重を置いています．脱リスクと精緻な低侵襲操作を合わせることで，患者にも医師にも社会にも良い3拍子揃った「真の低侵襲」が実現できるのではないかと考えています．

　本書のタイトルにも含まれている"気腹をしない，腹膜を傷つけない，過剰なコストをかけない単孔手術"が脱リスクに基づいた具体的なテーマです．これらをほぼ満たす手術は，後腹膜領域において定型化されており，比較的容易に安全に習得できることを伝えたいというのが，この手術書シリーズ作成のそもそもの動機です．入門編に続く上級編ということで，エキスパートの先生方が長年の研鑽を惜しみなく書き表してくださっていますが，もし十分に伝わらない点があるとしたら，それは編者の責任であり，この場を借りてお詫びいたします．

　もちろん，定型化されているとは言っても，さらなる洗練の途上でもあり，今後の進化が期待されるところではあります．

　皆さんも今，手術をしながら，自分なりの手術の将来像を描いているではないでしょうか．おそらく"術者に起因するリスクの回避"は，必ず思い浮かぶ重要テーマではないかと推察します．これを実現する最適設計の準自動手術は，（皆さんと同じく）編者の夢でもありますので，この点について本書では紙幅を取り過ぎたかもしれません．ご寛容いただければ幸いです．夢があれば，疲弊しがちな日常診療にも，力が沸いてくるような気がします．

　車の自動化（脱ヒト）と電動化（脱CO_2）という急速な世界の潮流をまのあたりにしますと，どちらも「脱リスク」であり，一世を風靡している気腹手技の次には洗練された非気腹手技，さらに非気腹・準自動手術へと焦点が移っていくように思われてなりません．また，危惧される国民皆保険の破綻が不幸にも起こったならば，high quality & low cost の本手術の出番だと，腕をまくるような思いがいつも頭にあります．

　紙幅も尽きますので最後にいたしますが，本書のエッセンスを医療の最前線で生かしていただけたら，また，もし将来の最適設計の低侵襲手術へと受け継いでくださったなら，高齢の編者にとって喜びこれに過ぎるものはありません．

　筆をおくにあたり，本書の出版を支えてくださった医学図書出版株式会社および編集担当の中村昌哉氏に深く感謝いたします．

平成 30 年 2 月吉日

日本ミニマム創泌尿器内視鏡外科学会　前理事長
木原和徳

ガスレス・シングルポート泌尿器手術　基盤・上級編
非気腹手技を修める先端型ミニマム創内視鏡下手術

2018 年 2 月 20 日　第 1 版発行

編　集　木原和徳
発行者　鈴木文治
発行所　医学図書出版株式会社
〒113-0033 東京都文京区本郷 2-29-8
Tel: 03-3811-8210 Fax: 03-3811-8236
ホームページ　http://www.igakutosho.co.jp
印刷：木元省美堂／製本：フォーネット社

検印省略 2018

ISBN978-4-86517-256-0
定価　（本体 7,500 円＋税）

・本書に掲載された著作物の翻訳・複写・転載・データベースへの取り込みおよび送信に関する許諾権は，小社が保有します。
・JCOPY ＜(社)出版者著作権管理機構委託出版物＞
本書の無断複写は，著作権法上での例外を除き禁じられています．複写される場合は，そのつど事前に(社)出版者著作権管理機構
（電話: 03-3513-6969，FAX: 03-3513-6979，E-mail: info@jcopy.or.jp）の許諾を得てください．